Prof. Dr. med. Horst Cotta

Der Mensch ist so jung wie seine Gelenke

SERIE GESUNDHEIT
PIPER/C & H
Band 2114

Zu diesem Buch

Dieses Buch geht junge und alte, gesunde und kranke Menschen an, denn Verschleißprozesse an der Wirbelsäule, an Gelenken, Muskeln und Sehnen treten oft schon in jungen Jahren auf. Das Buch gibt allen Ratschläge, die Gelenkschäden verhindern wollen. Für die 9. Auflage haben Professor Cotta und seine Mitarbeiter das Buch gründlich überarbeitet und neueste Erkenntnisse der medizinischen Forschung sowie neue Therapiemethoden (etwa beim Gelenkersatz) berücksichtigt.

Professor Cotta zum Anliegen des Buches:

Haltung: Gute Haltung ist abhängig von der funktionellen Leistungsfähigkeit und Belastbarkeit Ihrer Gelenke, Ihrer Wirbelsäule und Ihrer Muskulatur. Sie ist jedoch nicht nur Ausdruck Ihrer körperlichen, sondern auch Ihrer seelischen Verfassung.

Bewegung: Gezielte und dosierte, vor allem regelmäßige Bewegung bleibt Voraussetzung für die Funktionstüchtigkeit Ihres Haltungs- und Bewegungsapparates, aber auch für die Funktion von Kreislauf, Atmung und Stoffwechsel.

Ernährung: Richtige Ernährung erhält und fördert Ihre körperliche und geistige Leistungsfähigkeit. Wir geben Ihnen Tips für zweckmäßige Nahrung und Ernährung.

Sport: Fit sein hält jung; darum ist die sportliche Betätigung von großer Bedeutung für Ihr Wohlergehen. Aber auch Maßhalten ist wichtig; denn Nutzen und Schaden liegen beim Erbringen sportlicher Leistungen oft dicht beieinander. Unser Buch zeigt generell, wieviel Sie sich zumuten können.

Behandlung: Wir vermitteln Ihnen ein Wissen, das die Partnerschaft zwischen Arzt und Patient unterstützt und verbessert. Unser Ziel ist es, die Behandlung noch erfolgreicher durchzuführen, um dem Heilungssuchenden optimal helfen zu können.

Horst Cotta, Prof. Dr. med., geboren 1928 in Berlin, ist Ordinarius für Orthopädie an der Universität Heidelberg und Direktor der Orthopädischen Universitätsklinik. Er ist u. a. Autor eines Lehrbuchs der Orthopädie und Mitherausgeber der »Zeitschrift für Orthopädie«, der »Aktuellen Traumatologie« und des »Lehrbuchs der Krankengymnastik«.

Prof. Dr. med. Horst Cotta

Der Mensch ist so jung wie seine Gelenke

INFORMATIONEN UND RATSCHLÄGE

Haltung · Bewegung · Sport · Ernährung · Behandlung

Überarbeitete Neuausgabe

Unter Mitarbeit von Antje Hüter-Becker und
Dr. med. Desiderius Sabo

Mit 151 Zeichnungen von Horst Busse und 6 Fotos

PIPER MÜNCHEN
CHAPMAN & HALL WEINHEIM

SERIE GESUNDHEIT
PIPER/C&H

Prof. Dr. med. Horst Cotta
Dr. med. Desiderius Sabo
Antje Hüter-Becker
Orthopädische Universitätsklinik Heidelberg
Schlierbacher Landstraße 200a
69118 Heidelberg

In diesem Buch enthaltene Dosierungsangaben wurden mit aller Sorgfalt überprüft. Dennoch übernehmen Autor und Verlage – auch im Hinblick auf mögliche Druckfehler – keine Gewähr für die Richtigkeit. Dem Leser wird empfohlen, sich vor einer Medikation in jedem Fall über Indikationen, Kontraindikationen und Dosierung anhand des Beipackzettels oder anderer Unterlagen des Herstellers zu unterrichten. Das gilt insbesondere bei selten verwendeten oder neu auf den Markt gekommenen Präparaten.

ISBN 3-492-12114-4
Überarbeitete Neuausgabe 1994
9. Auflage, 74.–80. Tausend Oktober 1994
(1. Auflage, 1.–7. Tausend dieser Ausgabe)

Umschlag: Federico Luci
Foto: © Bildagentur Tony Stone Worldwide, München
Gesamtherstellung: Clausen & Bosse, Leck
Printed in Germany

Inhalt

Vorwort zur 9. Auflage

Das Buch »Der Mensch ist so jung wie seine Gelenke«, das erstmals 1979 erschien, liegt nun in der 9. Auflage vor. Im Laufe der letzten Jahre hat es eine ganze Reihe von Entwicklungen in der Erkennung und Behandlung von Erkrankungen am Haltungs- und Bewegungsapparat gegeben, so daß eine Überarbeitung erforderlich wurde. Außerdem sind für die Neuausgabe einige Abbildungen wesentlich verbessert worden.

Ziele und Inhalt dieses Aufklärungsbuches haben sich nicht geändert: allgemeinverständliche Informationen über Verschleißprozesse an Wirbelsäule, Gelenken, Muskeln und Sehnen zu geben. Das Buch soll dem interessierten Leser/Patienten ein Hintergrundwissen vermitteln, um die notwendigen Maßnahmen des behandelnden Arztes bei der Erkennung und Behandlung von Verschleißerscheinungen transparenter zu machen. Nicht zuletzt ist es die Absicht des Autors, das Arzt-Patienten-Gespräch verbessern zu helfen. Denn der Patient muß heute ein aktiver Partner des Arztes sein – oder es werden können.

An dieser Stelle sei den Kollegen Dr. A. C. Braun, Dr. B. M. Gärtner, Dr. F. U. Niethard, Dr. W. Stein und Dr. K. Steinbrück nochmals herzlich für ihre Unterstützung bei der Erarbeitung der Erstausgabe dieses Buches gedankt.

Heidelberg, im Mai 1994 *Horst Cotta*

Vorwort

Die Entwicklung der modernen Medizin hat zweifellos eine Wandlung des Arzt-Patienten-Verhältnisses mit sich gebracht. Die Vertrauensbasis allein ist nicht mehr Grundlage für eine erfolgreiche Behandlung, heute steht das Bedürfnis nach sachlicher Information im Vordergrund. Der in der Praxis tätige Arzt muß jedoch tagtäglich feststellen, daß diese Erwartungshaltung Probleme durch Verständigungsschwierigkeiten mit sich gebracht hat. Kranke sind sich meist über die Art ihrer Leiden nicht voll im klaren und stehen einer angebotenen Information oft unsicher gegenüber. Dem Patienten, dem im allgemeinen eine medizinisch fachliche Vorbildung fehlt, erschließen sich nur selten die großen Zusammenhänge und spezifischen Vorgänge im menschlichen Organismus; dadurch ist die Effektivität eines Arzt-Patienten-Gesprächs oft genug in Frage gestellt. In einer Sprechstunde kann aber auch nicht das an Kenntnissen vermittelt werden, wozu normalerweise ein langes Studium nötig war.

Aufgabe des vorliegenden Buches ist es, zwischen Arzt und Patienten eine Brücke zu schlagen, knapp und übersichtlich Hintergrundwissen zu vermitteln, um Ursache und Art von Beschwerden und deren Heilungsaussichten transparent zu machen. So wird der Heilungsuchende informierter und besser vorbereitet das nächste Gespräch mit seinem Arzt führen können.

Dieses Buch geht jung und alt, Kranke und Gesunde an, denn Verschleißprozesse an Wirbelsäule, Gelenken, Muskeln und Sehnen können häufig schon in jungen Jahren auftreten. Aus dem Bereich der Technik sind uns Begriffe wie Materialermüdung, Abrieb und Verschleiß längst geläufig. Ähnlichen Vorgängen ist auch der menschliche Haltungs- und Bewegungsapparat unterworfen. Ihre Ursachen versuchen wir Schulmediziner hier in allgemeinverständlicher Form und unterstützt durch zahlreiche Illustrationen darzustellen. »Der Mensch ist so jung wie seine Gelenke« bedeutet, frühzeitigen Verschleiß zu vermeiden, den Abnutzungsprozeß in Grenzen zu halten, um bis ins hohe Alter mobil, das heißt beweglich und beschwerdefrei, zu bleiben.

Unser Buch ist allerdings keine Anleitung zur Do-it-yourself-Behandlung. Eine Therapie darf immer nur unter Abwägung aller Umstände vom Hausarzt eingeleitet und durchgeführt werden. Der Patient, durch Aufklärung sicherer geworden, kann jetzt aber mit mehr Verständnis diese Behandlung unterstützen und sich – einmal durch richtige Ernährung, zum anderen durch dosierte Gymnastik – körperlich fit halten oder fit machen.

Ein besonderes Kapitel ist dem Sport gewidmet: Sport als Mittel zur Vorbeugung und Behandlung, Sport aber auch als Ursache von Überlastungsschäden. Auf die Verletzungsanfälligkeit in den populärsten Disziplinen wird ausführlich hingewiesen.

So könnte dieses Buch dem interessierten Patienten ein Wissen vermitteln, das ihm Therapievorschläge und -anordnungen verständlich werden läßt und ihn damit zugleich für die Durchführung einer Behandlung besser motiviert.

Denn: Gezieltes Wissen ist nicht nur Macht – Wissen macht auch Erfolge leichter erzielbar.

Horst Cotta

1 Einleitung

Verschleißprozesse sind für uns heutzutage zum alltäglichen Problem geworden. Wir sind es gewohnt, daß sich Gebrauchsgüter abnutzen, und veranschlagen beispielsweise die Haltbarkeit unseres PKW nach Kilometerleistung, die Lebensdauer unseres Fernsehgerätes nach Jahren. Wir wissen auch, daß eine unsachgemäße Behandlung zum vorzeitigen Verschleiß eines Gegenstandes führen kann. Ein ständig mit Vollgas gefahrener Motor wird eben früher seinen Dienst versagen als derjenige, der »gefühlvoll« behandelt worden ist. Nur in seltenen Fällen müssen wir uns fragen, ob nicht auch eine fehlerhafte Materialbeschaffenheit für die Entstehung eines Defektes verantwortlich ist.

Demgemäß interpretieren wir »Verschleiß« überwiegend als *Überbeanspruchungs-* bzw. *Aufbrauchschaden*. Als Überbeanspruchungsschaden dann, wenn bei anhaltend hoher Belastung des Materials – wie zum Beispiel bei einem übertourig gefahrenen PKW-Motor – vorzeitig Verschleißerscheinungen auftreten. Als Aufbrauchschaden bezeichnen wir den Verschleißprozeß, der bei normaler Beanspruchung früher oder später zu erwarten ist, weil wir noch nicht in der Lage sind, unbegrenzt haltbare Materialien herzustellen. Aus den genannten Definitionen geht bereits hervor, *daß dem Zeitfaktor bei der Entstehung von Verschleißprozesses eine wesentliche Bedeutung zukommt.* Ein Verschleiß kann nur dann als vorzeitig angesehen werden, wenn wir annähernd genaue Vorstellungen darüber haben, wie lange ein Material halten kann und muß. Im täglichen Gebrauch haben wir uns bereits an eine derartige Betrachtungsweise gewöhnt. Wenn wir unsere abriebfreudigen

Winterreifen so lange wie möglich erhalten wollen, müssen wir unser Fahrverhalten diesem Tatbestand anpassen. Vorbeugende Maßnahmen, die mit dem Titel dieses Buches »Der Mensch ist so jung wie seine Gelenke« angesprochen werden, sind also auf technischem Gebiet nichts Neues für uns. Allerdings ist immer wieder festzustellen, daß wir die Grenzen der Belastbarkeit von technischem Material kennen, die Grenzen der Belastbarkeit unseres eigenen Organismus jedoch nicht einschätzen können. Offensichtlich ist uns der Zusammenhang zwischen Ursachen und Auswirkungen einer Schädigung nur bei kurzen Zeitspannen begreiflich, wie sie zum Beispiel für die Haltbarkeitsdauer eines Kraftwagens zutreffen. Beim menschlichen Organismus liegen dagegen zwischen Ursache und Entstehung eines Verschleißprozesses oft viele Jahre. Wir sind unter diesen Umständen nur selten in der Lage, innere Zusammenhänge herzustellen. Letztlich ist uns zwar die Materialbeschaffenheit im technischen Bereich ein gängiger Begriff, die Qualität unseres eigenen körperlichen Gewebes wird dagegen stets unter dem Aspekt der unbegrenzten Haltbarkeit gesehen.

Die *Erkenntnisse aus der Technik sind ohne weiteres auf die Verschleißprozesse der Gelenke und der Wirbelsäule zu übertragen.* Ein Unterschied besteht lediglich darin, daß den genannten Faktoren verschiedenes Gewicht beigemessen werden muß. Belastbarkeit, Materialbeschaffenheit und Haltbarkeitsdauer sind im technischen Bereich auf tote Materialien bezogen. Das Gewebe unseres Körpers aber lebt. Es reagiert sehr variabel auf schädigende Einflüsse, das heißt auch auf höhere Beanspruchungen. Mit Hilfe von Anpassungsvorgängen können Zustände kompensiert werden, sie sonst bereits zu einem Versagen des Systems geführt hätten. So wird ein Knochen neue und stärkere Knochenbälkchen bilden, wenn eine Mehrbelastung aufgefangen werden muß. Ein vergleichbarer Vorgang ist im technischen Bereich undenkbar. Anpassungsvorgänge können also auch die Materialbeschaffenheit – die Qualität unseres Gewebes – verbessern bzw. modifizieren und sind ganz wesentlich von der Zeit abhängig.

Wird die Leistungsfähigkeit des Gewebes von Gelenken

oder der Wirbelsäule zeitlich überfordert und können die Anpassungsvorgänge mit der Mehrbeanspruchung nicht Schritt halten, so ist eine Dekompensation die Folge: Der beginnende Verschleißprozeß kündigt sich durch Schmerzen und Funktionseinbußen an den betroffenen Gelenken und der Wirbelsäule an. Durch vorbeugende Maßnahmen allein ist er nun nicht mehr zu beeinflussen. Eine gezielte ärztliche Beratung und Behandlung ist erforderlich.

Der Schmerz ist ein ganz empfindliches Signal für eine Überbeanspruchung und für beginnende Verschleißprozesse am Haltungs- und Bewegungsapparat.

Er kann als ziehender, fließender Schmerz empfunden werden. Hippokrates hat für derartige Krankheitsbilder den Namen »Rheumatismus« geprägt, was wir heute am ehesten mit Gliederreißen übersetzen müßten. In den Medien wurde den rheumatischen Erkrankungen in letzter Zeit ein breiter Raum gewidmet. Dabei wurden häufig durch falsche Terminologie Verwirrungen erzeugt. Abbildungen von Rollstuhlpatienten mit deformierten Händen, Füßen und eingesteiften Gelenken wurden mit dem Kommentar versehen, daß für den Rheumakranken eine lebenslange intensive Behandlung erforderlich sei, um derartige Spätzustände zu vermeiden. Zu unserem Glück stellen solche – im engeren Sinne – rheumatischen Erkrankungen mit fortschreitender Zerstörung der Gelenke, frühzeitiger Invalidität und äußerlich entstellenden Deformierungen nur einen Bruchteil derjenigen Erkrankungen dar, die in den Medien als rheumatisch bezeichnet werden. Es handelt sich hierbei um Veränderungen, die durch eine Entzündung der das Gelenk und die Wirbelsäule umgebenden Gewebe entstehen. Die Ursache dieser Entzündung ist noch weitgehend unbekannt, der Verlauf jedoch hartnäckig und therapeutisch manchmal nur schwer zu beeinflussen. In dieser Hinsicht haben wir es tatsächlich mit schweren Erkrankungen zu tun, die einer intensiven ärztlichen und fürsorgerischen Zuwendung bedürfen.

Bei weit mehr als 90 % aller vom »Rheuma« Betroffenen ist die Zuordnung zu dieser Gruppe jedoch nur aufgrund des beschriebenen Schmerzcharakters zulässig.

Die zahlenmäßig weit im Vordergrund stehenden Verschleißprozesse am Haltungs- und Bewegungsapparat, die im neueren Sprachgebrauch als »degenerativer Rheumatismus« bezeichnet werden, sollen in diesem Buch besprochen werden. Sie stehen von ihrer Ursache, ihren Krankheitserscheinungen und ihrer Auswirkung her im deutlichen Gegensatz zum »entzündlichen Rheumatismus«. Es liegt uns daran, zur Klärung dieser Begriffe beizutragen und die Unsicherheit zu beseitigen, die in der Sprechstunde von vielen Patienten im Hinblick auf die Bedeutung ihrer Krankheitssymptome gezeigt wird. Nicht zuletzt möchten wir zur Orientierung beitragen, Informationen und Hilfen über Art und Bewertung bestimmter Behandlungsmaßnahmen anbieten. Denn durch einen gewissen Sachverstand kann auch der Patient zu einer Verbesserung des gelegentlich strapazierten Arzt-Patienten-Verhältnisses beitragen.

2 Der Gelenkverschleiß

Wir müssen nicht unbedingt über Aufbau und Funktion unseres PKW-Motors Bescheid wissen, um regelmäßig Ölwechsel und Schmierdienst durchführen zu lassen. Ein mangelndes Verständnis über die Arbeitsweise des Motors verleitet jedoch nicht selten dazu, die Abstände zwischen Inspektionen und Ölwechsel immer länger werden zu lassen, um das Auto so billig wie möglich zu fahren. Bis dann plötzlich der festgefressene Kolben nachdrücklich darauf hinweist, daß ein Motor ohne Öl eben nicht betriebstauglich ist. Aus Schaden wird man klug. Wenn wir wissen, warum das Öl benötigt wird und welcher Schaden entsteht, wenn der Ölwechsel unterbleibt, entschließen wir uns leichteren Herzens zur regelmäßigen Wartung. Schließlich ist sie unter diesen Umständen ja sogar billiger als ein neuer Motor.

Mit den Organen unseres Körpers gehen wir nicht selten ähnlich um. Solange unsere Gelenke und die Wirbelsäule gut funktionieren, beschäftigen sich wohl nur die wenigsten mit deren Wartung und Pflege.

Macht sich jedoch der schmerzhafte Verschleißprozeß plötzlich bemerkbar, sind die Fragen nach dem Wie und Woher nicht weit. So werden auch Wartung und Pflege am Haltungs- und Bewegungsapparat erfahrungsgemäß nur dann effektiv durchgeführt, wenn wir Einblick in die Ursachen und Entstehungsmechanismen von Verschleißprozessen haben. *Nur wenn wir die Ursachen des Gelenk- und Wirbelsäulenverschleißes kennen, können wir das Problem an der Wurzel anpacken und vorbeugend wirksam werden. Nur wenn wir über die Entstehung von Verschleißprozessen informiert sind, wenn wir wissen, zu welchen Anpassungsvorgängen Gelenke und Wirbelsäule fähig sind, können sinnvolle Behandlungsmaßnahmen ergriffen werden.*

2.1 Was ist ein Gelenk?

In der Alltagswelt verstehen wir unter einem Gelenk eine Verbindung von Bauteilen, die es ermöglicht, daß sich all diese Teile gegeneinander bewegen. Beim Menschen kann ein Gelenk als eine mehr oder minder bewegliche Knochenverbindung definiert werden. Eine wesentliche Eigenschaft des Gelenkes besteht also in dessen Beweglichkeit. Dabei wird der Bewegungsumfang von der Form und Konstruktion des Gelenkes bestimmt.

Im technischen Bereich gibt es verschiedene Gelenkformen, die wegen ihres typischen Bewegungsspielraumes für unterschiedliche Aufgabenstellungen eingesetzt werden. Ein *Scharniergelenk* – wie wir es an jeder Türhalterung finden – gewährleistet nur Bewegungen in einer Ebene, wobei das Ausmaß der Bewegungen vom Anschlag der Gelenkkörper begrenzt wird (Abb. 2-1). Ein *Kugelgelenk* dagegen verleiht den beteiligten

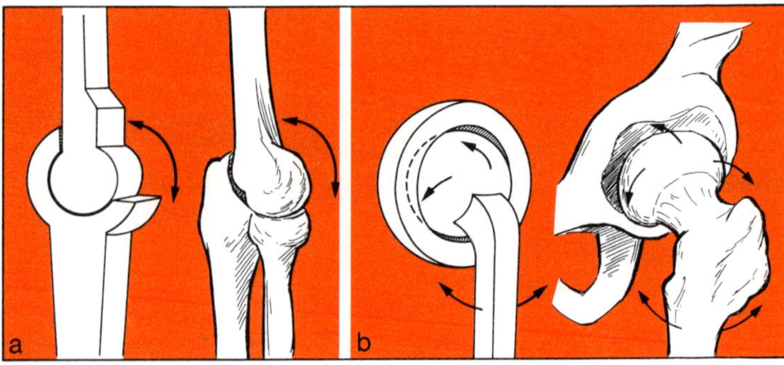

Abb. 2-1: a Ellenbogengelenk = Scharniergelenk b Hüftgelenk = Kugelgelenk

Bauteilen eine sehr viel größere Beweglichkeit. Die Gelenkrolle kann in alle Richtungen bewegt werden. Auch hier wird der Bewegungsumfang von der Form der Gelenkkörper beeinflußt. Wird die Gelenkkugel weitgehend von der Gelenkpfanne umschlossen, so liegt nur ein geringer Bewegungsspielraum vor. Ist die Gelenkpfanne dagegen flach und die Kugel nur wenig umkleidet, kann ein größerer Bewegungsumfang erzielt werden.

Dem Scharniergelenk vergleichbar ist das menschliche Ellenbogengelenk, die Verbindung zwischen Oberarm und Elle. Auch hier wird zum Beispiel die Streckung des Ellenbogengelenkes durch einen Anschlag der Elle am Oberarmknochen begrenzt. Kugelgelenke sind beispielsweise das Hüft- und Schultergelenk. Die besonders gute Beweglichkeit des Schultergelenkes ist darauf zuückzuführen, daß hier die Pfanne sehr flach entwickelt ist und daher kein knöchernes Hemmnis für die Bewegungen der Gelenkkugel vorliegt. Diese extreme Beweglichkeit ist für das Schultergelenk sehr sinnvoll, da wir nur unter diesen Umständen unsere »Greifwerkzeuge«, die Hände, unbehindert gebrauchen können. Für das Hüftgelenk würde eine flache Gelenkpfanne dagegen einen großen Nachteil bedeuten. Hier stehen die statischen Anforderungen ganz im Vordergrund. Das Gelenk muß nicht allein beweglich, sondern auch tragfähig sein. Dies aber ist nur durch eine gute Umfassung der Gelenkkugel in einer ausreichend tiefen Gelenkpfanne möglich. Wir sprechen dann von einer guten knöchernen Führung des Gelenkes.

Bis hierhin sind die mechanischen Probleme menschlicher und technischer Gelenke prinzipiell ähnlich.

Die Besonderheiten der menschlichen Gelenke bestehen darin, daß Beweglichkeit und Stabilität nicht nur von den knöchernen Bestandteilen, sondern auch von den umgebenden Geweben abhängig sind.

So werden die meisten Gelenke von straffen, bindegewebigen Bändern umgeben. Die durch die Bänder gewährleistete Stabilität der Gelenke wird *Bandführung* genannt. Schließlich trägt auch die *Muskulatur* zur Stabilisierung und Führung eines Gelenkes bei. Durch die Muskelkraft werden die Gelenkkörper gegeneinander bewegt. Bei anhaltender Anspannung ist die Muskulatur jedoch nicht nur für die Mobilität eines Gelenkes, sondern auch für dessen Stabilisierung verantwortlich. Ist an bestimmten Gelenken die *Knochenführung* unzulänglich, wie zum Beispiel am Schultergelenk, so muß die Band- und Muskelführung die notwendige Stabilität des Gelenkes gewährleisten. Mit Hilfe der beschriebenen Zusatzeinrichtungen, das heißt der Bänder und der Muskulatur, sind menschliche Gelenke den technischen weit überlegen.

Auch im Hinblick auf die Ausgestaltung der Gelenkflächen gibt es in der Technik nichts Vergleichbares. Die Leistungsfähigkeit des Gelenkknorpels und der Gelenkschmiere ist praktisch unübertroffen. Wir wissen, daß im technischen Bereich ein wesentliches Problem in der Schmierung von Gelenken liegt. Schmiermittel, wie zum Beispiel Öl, sollen die zwischen den Gelenken entstehende Reibung so gering wie möglich halten. An einem intakten menschlichen Gelenk ist die zwischen den Gelenkflächen entstehende Reibung 100mal geringer als zwischen zwei hochpolierten Eisflächen. Im Gegensatz zu Problemen aus der Technik kann daher die Reibung eines intakten menschlichen Gelenkes praktisch vernachlässigt werden. Die Leistungsfähigkeit des Gelenkknorpelgewebes ist damit aber noch nicht erschöpft. Der *Gelenkknorpel* ist infolge seiner Beschaffenheit in der Lage, entstehende Stoßeinwirkungen zwischen den knöchernen Gelenkteilen abzupuffern und schließlich mit seiner Verformbarkeit zum Ausgleich von Unebenheiten der Gelenkflächen beizutragen. Aus der Aufzählung dieser sehr wichtigen Aufgaben für die Mechanik des menschlichen Gelenkes geht bereits hervor,

daß jegliche Zerstörung des Knorpels die Mechanik des Gelenkes ganz wesentlich beeinträchtigen muß.

Wie ist es zu erklären, daß der Knorpel die Leistungsfähigkeit besitzt, nicht nur ein ganzes Leben lang, sondern auch unter Höchstbelastungen, z. B. im Hochleistungssport, seine Aufgaben zu erfüllen? Alle Versuche, derartiges im technischen Bereich nachzuahmen, waren bisher vergeblich.

Aufgrund seines Feinbaues ist der Gelenkknorpel für die an ihn gestellten Anforderungen optimal gerüstet. Wie in Abbildung 2-2 zu sehen ist, besteht der Knorpel aus einem Verbundsystem von Fasern, Knorpelzellen und wasserbindender Grundsubstanz, die zwischen Fasern und Knorpelzellen eingelagert ist. Durch diese Anordnung erhält der Knorpel seine Elastizität. Andererseits kann durch ständigen An- und Abbau des Knorpels eine Anpassung an veränderte mechanische Bedingungen erfolgen. Zur Aufrechterhaltung einer regelrechten, optimal angepaßten Feinstruktur muß die Knorpelzelle ununterbrochen mit Nährstoffen versorgt werden. Den reibungsarmen Gleitvorgang ermöglicht der Knorpel durch Ausbildung einer glatten Grenzschicht zum Gelenkraum hin.

Das Gelenk wird umschlossen von einer straffen, aus Bindegewebe bestehenden *Gelenkkapsel* und von Bändern, beispielsweise am Kniegelenk von Innen-, Außen- und Kreuzbändern (Abb. 2-6). Die Gelenkkapsel enthält zum Gelenkinnenraum hin eine feine Gewebshaut, die für die *Produktion der Gelenkschmiere* verantwortlich ist. Die Gelenkschmiere dient jedoch

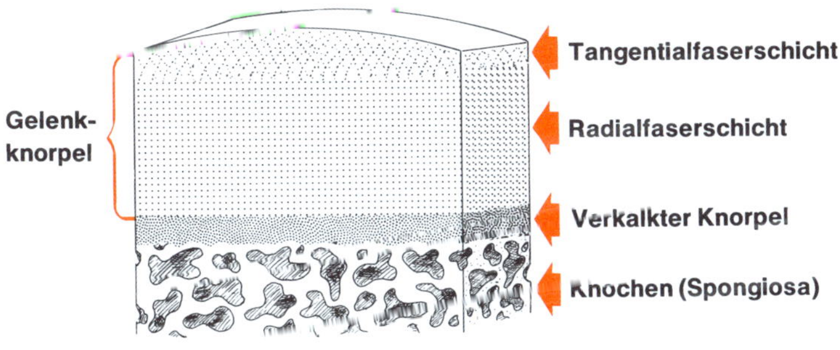

Abb. 2-2: Feinstruktur der Gelenkfläche und des Knorpels (Ansicht einer senkrecht zur Gelenkoberfläche gelegten Schnittebene)

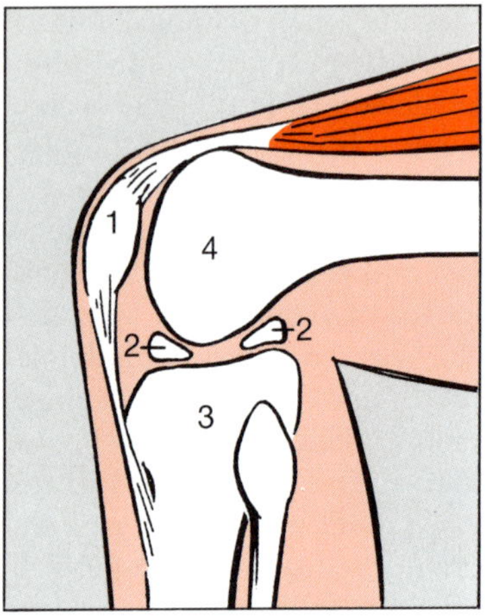

Abb. 2-3: Lage der Kniescheibe zum Oberschenkel in Beugehaltung: 1 Kniescheibe, 2 Meniskus, 3 Unterschenkelknochen, 4 Oberschenkelknochen

nicht nur der Reibungsverminderung im Gelenk, sondern vor allem der *Ernährung des Knorpels*, insbesondere des Gelenkknorpels. Die Produktion der Gelenkschmiere ist nur dann möglich, wenn die Gelenkinnenhaut ausreichend mit Nährstoffen versorgt wird. Neben zahlreichen Blutgefäßen finden wir in der Gelenkinnenhaut auch zahlreiche Nerven. Treten im Verlauf eines Verschleißprozesses Schmerzen auf, ist die Ursache häufig in einem *Reizzustand der Gelenkkapsel* zu sehen. Da im Knorpel selbst keine Nerven vorhanden sind, werden dort ablaufende Veränderungen nicht als schmerzhaft empfunden.

Die Gelenke werden von der das Gelenk umspannenden Muskulatur bewegt. Aufgrund des Muskelspannungszustandes sowie aufgrund von Hebelwirkungen, die durch verschiedene Ansatzpunkte der Muskulatur bedingt sind, treten mechanische Beanspruchungen des Gelenkes auf. So wird zum Beispiel, wie in Abbildung 2-3 ersichtlich, die Kniescheibe bei gebeugtem Knie durch den Muskelzug fest gegen den Oberschenkel gepreßt, während bei gestrecktem Knie die Kniescheibe relativ locker der Gelenkfläche des Oberschenkelkno-

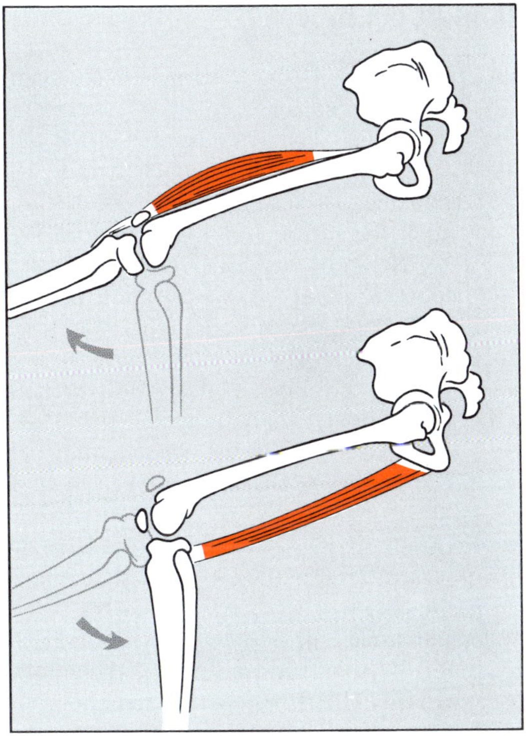

Abb. 2-4: Ursprung und Funktion eines zweigelenkigen Muskels, vom Becken zum Unterschenkel verlaufend

chens aufliegt. Die in einem Gelenk auftretenden Kräfte sind hierbei von der Wirkungsweise der das Gelenk umspannenden Muskulatur entscheidend abhängig. So kann die Muskulatur in sehr unterschiedlichem Abstand von der Gelenkachse am Knochen befestigt sein. Auch können Muskeln durch verschiedene Ansatzpunkte (Abb. 2-4) gleichzeitig auf zwei Gelenke einwirken.

2.2 Wie funktioniert ein Gelenk?

Ein Gelenk muß grundsätzlich zwei Ansprüchen genügen: Einerseits sollen die Gliederketten gegeneinander bewegt werden, um den Bewegungsradius beispielsweise der Arme und Beine zu vergrößern. Andererseits muß jedoch gerade bei Beingelenken eine ausreichende Stabilität gewährleistet sein.

Die Stabilität, das heißt die straffe Gelenkführung, ist von der Beschaffenheit der Gelenkkörper, der Gelenkbänder und der Muskulatur abhängig. Es wurde bereits erwähnt, daß ein Kugelgelenk nach allen Richtungen des Raumes hin beweglich und daß der Bewegungsspielraum von der Einbettung der Gelenkugel abhängig ist. So hat zum Beispiel das Schultergelenk als Kugelgelenk eine sehr kleine Gelenkpfanne und eine große Gelenkkugel. Die Folge sind eine geringe Knochenführung und große Freiheitsgrade in der Gelenkbeweglichkeit in allen Ebenen (Abb. 2-5a).

Im Hüftgelenk – ebenfalls ein Kugelgelenk – ist die Gelenkkugel (Hüftkopf) wesentlich tiefer in die Gelenkpfanne eingebettet und hat somit geringere Bewegungsausmaße (Abb. 2-5c). Andererseits ist jedoch dadurch eine bessere mechanische Stabilität gewährleistet. Ein Beispiel für ein Scharniergelenk ist das obere Sprunggelenk, ein Gelenk, das gerade bei Sportverletzungen sehr häufig betroffen ist (Abb. 2-5b). Hier findet sich eine sehr gute Gelenkführung, da die Gelenkrolle des Sprunggelenkes U-förmig von der Knöchelgabel umschlossen ist und somit nur Bewegungen in einer Ebene zuläßt. Ein weiteres scharnierartiges Gelenk ist das Kniegelenk (Abb. 2-6). Am Kniegelenk ist jedoch die Gelenkrolle nicht umschlossen, denn die runde Gelenkrolle des Oberschenkelknochens liegt einer fast ebenen Schienbeingelenkfläche gegenüber. Wenn wir also mit dem Kniegelenk nicht nach innen oder außen umknicken, so ist dies durch die straffe Führung des Gelenkes durch die Innen- und Außenbänder gewährleistet. Innerhalb des Kniegelenkes liegen zwei weitere Bänder, *das vordere und hintere Kreuzband*, die gewissermaßen ein Nach-vorn- und Nach-hinten-Gleiten der Schienbeingelenkfläche gegenüber der Ober-

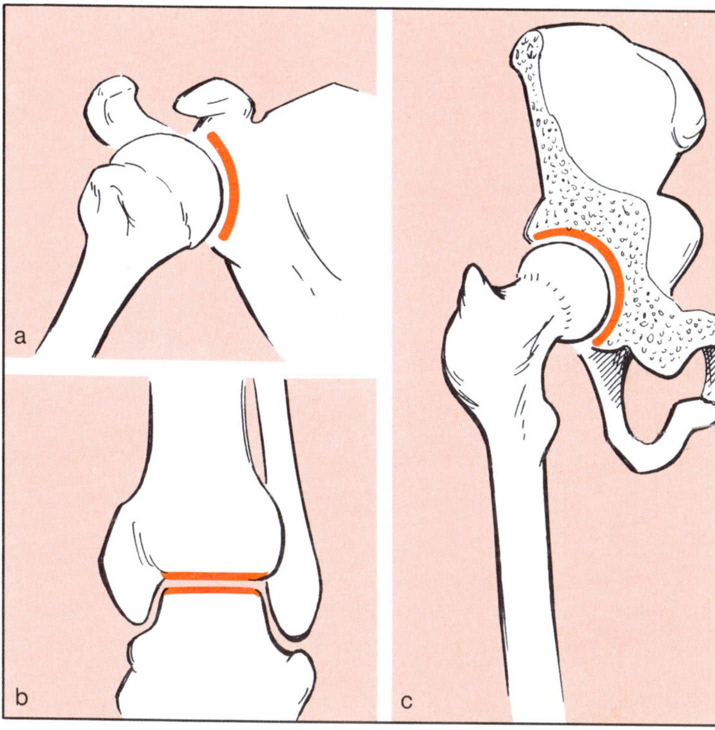

Abb. 2-5: a Flache Pfanne eines Schultergelenks; b Gelenkführung eines Scharniergelenks = oberes Sprunggelenk; c Tiefe Gelenkpfanne eines Hüftgelenks

schenkelrolle verhindern. Trotz dieser Bandführung ergeben sich durch die Form der Gelenkfläche bei bestimmten Gelenkstellungen Inkongruenzen, die durch die im Gelenkraum liegenden Zwischenknorpelscheiben, die Menisci, aufgefangen werden. Ist nun zum Beispiel am Kniegelenk die Bandführung nach Verletzung gestört, so kann die Stabilität nicht durch eine knöcherne Führung kompensiert werden. Hier kann dann lediglich durch die kräftige, das Kniegelenk umspannende Muskula-

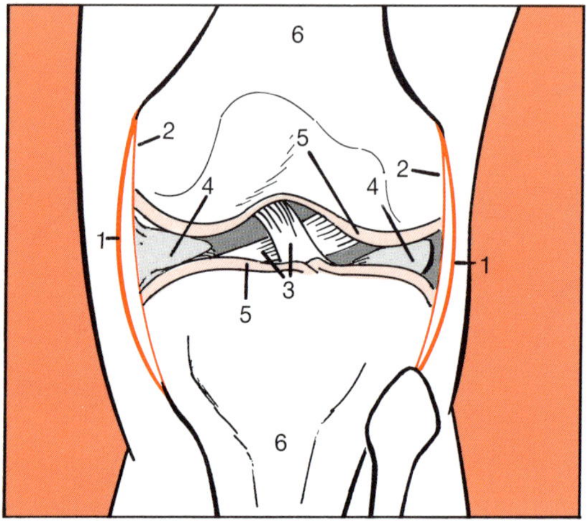

Abb. 2-6: Aufbau des Kniegelenks
1 Außenbänder
2 Gelenkkapsel
3 Kreuzbänder
4 Meniskus
5 Knorpel
6 Knochen

wisse Stabilität erhalten bleiben. Ist auch die Muskelführung geschwächt, so entsteht eine gewisse Instabilität des Gelenkes und eine Mehrbelastung der Gelenkfläche.

Nur wenn die Führung des Gelenkes unversehrt ist, findet ein reibungsloser Gleitvorgang der Gelenkkörper gegeneinander statt.

Dieser Gleitvorgang ist auch für die *Ernährung des Gelenkknorpels* von herausragender Bedeutung. Nur durch die *regelmäßige Bewegung* kann eine stete *Durchmischung der Gelenkflüssigkeit* stattfinden. Damit werden frische Nährstoffe von der Gelenkinnenhaut zum Knorpel transportiert und andererseits Abbauprodukte der Knorpelzellen abtransportiert.

Man muß sich – als wichtigen Punkt der gesamten Gelenkernährung – klarmachen, daß der für die Gelenkmechanik so wichtige Gelenkknorpel bei Erwachsenen allein über die Gelenkflüssigkeit ernährt wird, also keinen direkten Anschluß an das Blutgefäßsystem hat.

Nur beim Jugendlichen wird die Ernährung des Knorpelgewebes von Blutgefäßen übernommen, die im Knorpel verlaufen und nahe dem Knorpel liegen.

Wie läuft nun die *Ernährung des Knorpels* bei einem erwachsenen Gelenk ab? Das Schema (Abb. 2-7) zeigt die schraffiert gezeichnete Gelenkinnenhaut. Hier wird die Gelenkflüssigkeit produziert. Aus diesem Grund ist die Gelenkinnenhaut sehr reich mit Blutgefäßen ausgestattet. Die in den Gelenkinnenraum abgegebene Gelenkflüssigkeit wird durch die Bewegung des Gelenkes durchmischt. Bei der Gelenkbewegung wird gleichzeitig der zwischen den Knorpelflächen liegende Flüssigkeitsfilm in den Knorpel eingepreßt, so daß die Knorpelzellen mit den darin enthaltenen Nährstoffen versorgt werden. In den nicht belasteten Anteilen des Gelenkknorpels tritt die Gelenkflüssigkeit wieder aus, die nun mit Abfallprodukten des Knorpelzellstoffwechsels beladen ist. Diese Abfallprodukte werden dann wieder von der Gelenkinnenhaut aufgenommen und über die Blutgefäße abtransportiert.

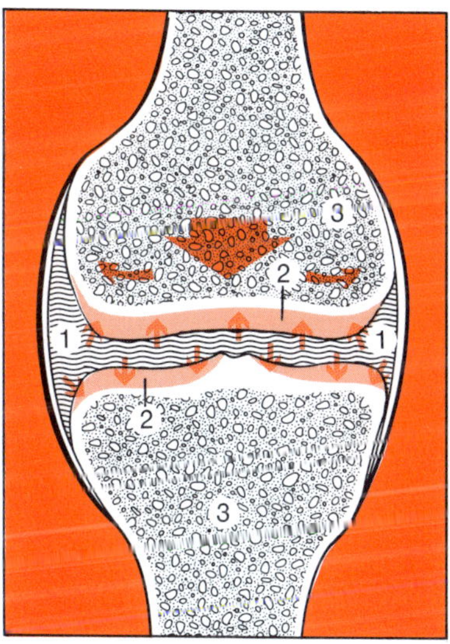

Abb. 2-7: Schema der Gelenk- und Knorpelernährung: Durch Wechseldruckbelastung (Pumpmechanismus) ist ein regelmäßiger Austausch von Nährsubstanzen im Knorpel gewährleistet.

1 Gelenkflüssigkeit
2 Gelenkknorpel
3 Knochen

2.3 Was ist Gelenkverschleiß?

Verglichen mit einem unversehrten Hüftgelenk sind die durch Gelenkverschleiß bewirkten Veränderungen auch für jeden Laien offensichtlich (Abb. 2-8). Auffällig ist zunächst beim Aufblick auf die Gelenkfläche der weitgehende Aufbrauch des Gelenkknorpels, der gelegentlich vollständig abgerieben sein kann. Man sieht dann direkt auf die blanke Oberfläche des darunterliegenden Knochens. Ein wesentliches Merkmal des Gelenkverschleißes sind auch die Verformungen der knöchernen Gelenkkörper. Im Bereich der Gelenkränder sind wuchtige Knochenzacken und Knochenleisten zu finden, die Ausdruck des Gelenkverschleißes sind. In der Abbildung 2-8 ist beispielsweise ein normales einem verschlissenen Hüftgelenk gegenübergestellt. Man sieht, daß beim Hüftgelenksverschleiß die Knochenbälkchen zum Teil verdickt sind. Unterhalb der Ge-

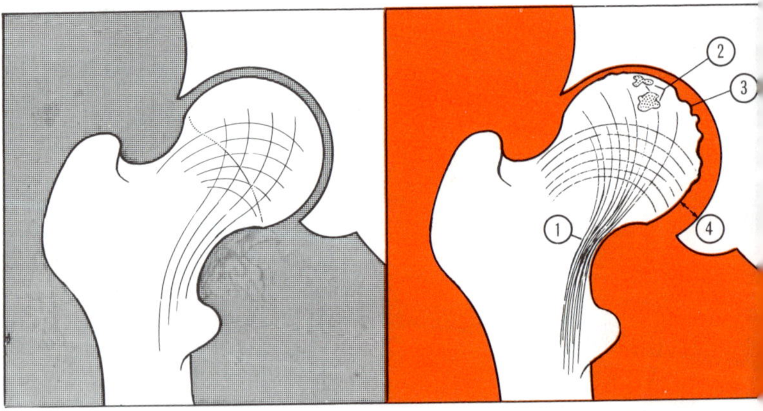

Abb. 2-8: Typische Veränderungen des Hüftgelenksverschleißes: 1. Verdichtung der Knochenbälkchen; 2. Hohlraumbildung in der Knochenstruktur des Hüftkopfes (Zysten); 3. Aufrauhung der knöchernen Gelenkoberfläche; 4. Ungleichmäßigkeit des Gelenkspaltes mit Verschmälerung in den oberen und Verbreiterung in den unteren Partien

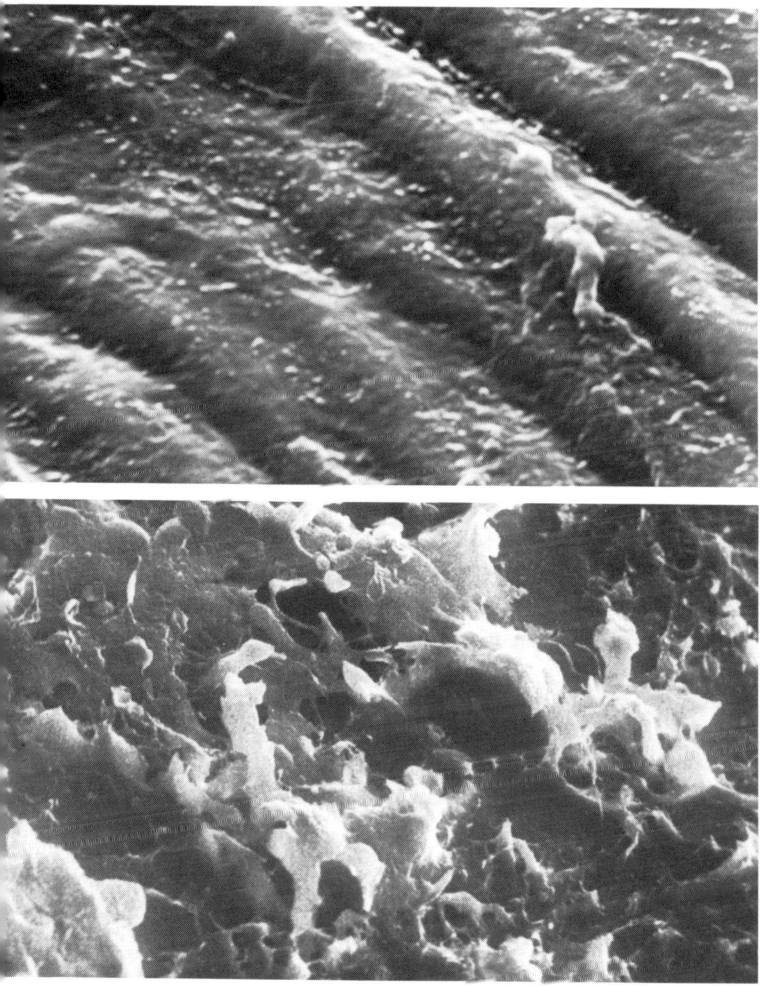

Abb. 2-9: Rasterelektronenmikroskopischer Befund einer normalen (oben) und einer geschädigten (unten) Knorpeloberfläche

lenkoberfläche finden sich Hohlräume, die von der Gelenkfläche her eingebrochenen Knorpel enthalten können. Die Oberfläche des Gelenkes ist aufgerauht und wellig. Der Gelenkspalt zeigt gegenüber dem normalen Gelenk im oberen Anteil eine Verschmälerung als Zeichen des Knorpelverlustes. Hierdurch tritt der Hüftkopf höher heraus und steht dann nicht mehr zentral in der Hüftgelenkpfanne. Aus diesem Grund erscheint der Gelenkspalt im unteren Anteil erweitert. Im Röntgenbild kann man diese Veränderungen ebenfalls beobachten. Als erstes Zeichen findet sich hier eine Verschmälerung des röntgenologisch erkennbaren Gelenkspaltes. Diese Höhenminderung des Gelenkspaltes entspricht der Verminderung der Knorpeldicke. Verdickungen der Knochenbälkchen erkennt man an Verdichtungen im Röntgenbild. Hohlraumbildungen stellen sich im Röntgenbild ebensogut dar wie Randwulstbildungen.

Bei all diesen Veränderungen handelt es sich jedoch bereits um ein fortgeschrittenes Stadium des Gelenkverschleißes. Im Anfangsstadium ist zunächst nur die Oberfläche des Gelenkknorpels betroffen. Diese Veränderungen sind noch nicht im Röntgenbild erkennbar. Die gesunde Knorpeloberfläche erscheint normalerweise völlig glatt. Beim Eintreten von Verschleißprozessen findet eine Aufrauhung der Oberfläche statt. Hier sieht man dann eine samtartige und nicht mehr glänzend glatte Oberflächenbeschaffenheit des Knorpels. Bei der Betrachtung mit dem Rasterelektronenmikroskop sind die Unterschiede zwischen einer normalen und einer bereits geschädigten Knorpeloberfläche besonders deutlich erkennbar (Abb. 2-9).

Das Schema 2-10 zeigt eine Schnittfläche durch einen derart geschädigten Knorpelbezirk. Hier sieht man gegenüber der früheren Abbildung eines normalen Knorpels, daß die Faserstrukturen aufgerissen und aufgesplittert und die Knorpelzellen kleiner geworden sind. Der Knorpel hat seine Prall-Elastizität verloren, weil das Gewebe nun weniger Wasser enthält. Durch diese Veränderungenen im Feinaufbau des Knorpels wird verständlich, daß einerseits durch die Aufrauhung der Oberfläche der Gleitvorgang der Gelenke nicht mehr reibungs-

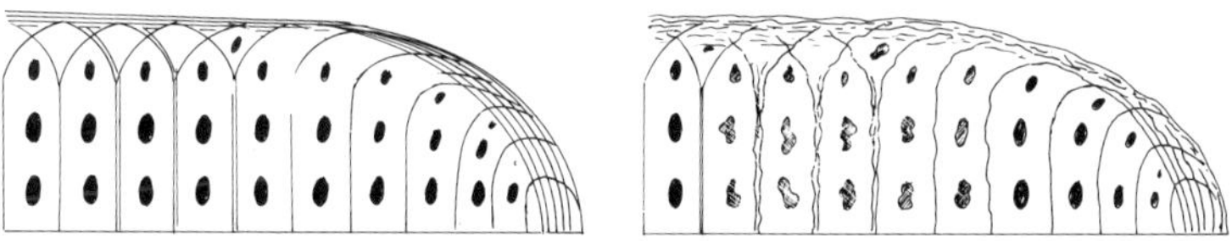

Abb. 2-10: Typische Veränderungen des beginnenden Knorpelverschleißes: Aufsplitterung der Faserstruktur, Absterben von Knorpelzellen, Verlust der Elastizität

los funktioniert, sondern daß ein vermehrter Abrieb erfolgt, wie das auch in einem Kugellager der Fall ist, bei dem eine Kugel aufgerauht ist. Andererseits wird auch durch das Aufreißen der Fasern und durch den Flüssigkeitsverlust des Knorpels die Stoßelastizität vermindert. Diese Vorgänge führen zu einer Erhöhung der Stoßübertragung, so daß ein einmal eingetretener Verschleißprozeß, analog technischen Gelenken, aus mechanischen Gründen zu immer weitergehenden Veränderungen führen muß: *Ein krankhafter Vorgang automatisiert sich.*

Prüfen wir nun unsere Gelenke ohne Zuhilfenahme von Röntgenstrahlen, so werden wir bei beginnendem Gelenkverschleiß aufgrund der erhöhten Reibung und der Knorpelunebenheiten zunächst ein Gelenkreiben spüren. Schmerzen oder Bewegungseinschränkung werden wir in diesem Stadium noch nicht feststellen. Hier muß nochmals betont werden, daß sich das menschliche Gewebe durch seine Reaktionsfähigkeit anders verhält, als wir es von technischen Verhältnissen gewohnt sind. In einigen Fällen, insbesondere auch bei anhaltender oder zunehmender sportlicher Belastung, ist ein außerordentlich rascher Fortgang des Gelenkknorpelunterganges zu beobachten. Ursache derartiger Abläufe ist die Zerstörung von Gewebestrukturen. Aus diesen Geweben werden Substanzen freigesetzt, die zu einem schnellen Abbau von weiteren Knorpelanteilen beitragen können. Hierbei handelt es sich um *Fermente*, die aus Zellen stammen und durch direkten Angriff an der Knorpelsubstanz mit der Auflösung des Knorpels Defekte an der Gelenkoberfläche zurücklassen können. Diesen Vorgang müssen wir als Teufelskreis bezeichnen, der auf dem folgenden Schema dargestellt wird (Abb. 2-11).

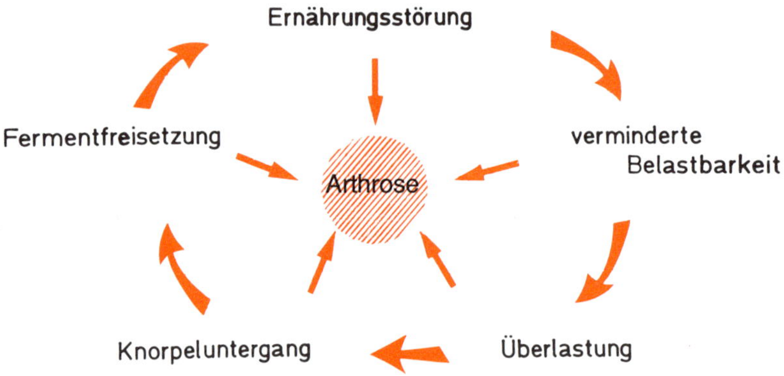

Abb. 2-11: Wechselspiel zwischen mechanischen und biologischen Faktoren bei der Entstehung von Verschleißprozessen

Treten nun bei einem Verschleißprozeß Schmerzen auf, rühren sie meist von einer Gelenkinnenhautentzündung her. Diese Entzündung kann sich in jedem Stadium dem Verschleißprozeß aufpfropfen. Die Reaktionen der Gelenkinnenhaut, die bei der Betastung des Gelenkes zumeist an einer Flüssigkeitsvermehrung im Gelenkinnenraum und an einer Überwärmung des Gelenkes erkannt werden, sind von entscheidender Bedeutung für das Beschwerdebild der Verschleißprozesse: *Verschleißerscheinungen allein sind nicht unbedingt mit Bewegungseinschränkungen oder Schmerzen verbunden.* So sind fortgeschrittene Verschleißprozesse an Kniegelenken bei Bundesligafußballspielern bekannt, ohne daß diese Spieler in ihrer Leistungsfähigkeit eingeschränkt wären. *Erst wenn sich dem Verschleißprozeß ein Reizzustand, das heißt eine Entzündung der Gelenkinnenhaut, aufpfropft, wenn wir also von einem sogenannten »aktivierten Verschleißprozeß« sprechen können, ist auch mit Symptomen wie Schwellung, Überwärmung und*

Schmerz im Bereich des Gelenkes zu rechnen. Dieser Reizzustand des Gelenkes wird vom Orthopäden richtig als Synovitis, das heißt Gelenkinnenhautentzündung, bezeichnet. Oftmals wird pauschalierend leider auch der Begriff der Arthritis, das heißt der Gelenkentzündung, gebraucht. Bei einer Arthritis liegt jedoch immer ein sehr viel schwerwiegenderes Leiden vor, wie wir es zum Beispiel beim entzündlichen Rheumatismus finden.

Die Auftreibung des Gelenkes durch Kapselschwellung und Vermehrung der Gelenkflüssigkeit ist also Hinweis auf eine entzündliche Komponente bei dem zugrundeliegenden Prozeß. Es sei jedoch darauf hingewiesen, daß das Wort Entzündung in der medizinischen Fachsprache nicht zwangsläufig eine Entzündung, bedingt durch Viren oder Bakterien, bedeutet. Es ist vielmehr nur eine bestimmte Reaktionsform des Gewebes mit Schwellung, Überwärmung und Schmerz gemeint, die beispielsweise auch durch Fermente und hormonähnliche Substanzen ausgelöst werden kann.

Schreitet der einmal in Gang gekommene Verschleißprozeß eines Gelenkes fort, so ist in jedem Fall auch mit funktionellen Ausfällen, das heißt Bewegungseinschränkung sowie Belastungs- und Bewegungsschmerzen im Bereich des betroffenen Gelenkes, zu rechnen. Zunächst wird das Gelenk nur bei Überlastungen, vielleicht mit einem Belastungsschmerz, reagieren. Bei weiterem Fortschreiten des Verschleißprozesses ist dann die Bewegung des Gelenkes schon schmerzhaft. Im Endstadium ist eine Beruhigung der Gelenkinnenhautentzündung überhaupt nicht mehr zu erreichen, und es besteht ein Ruheschmerz. Mit den verschiedenen Stadien der Schmerzempfindung geht die zunehmende Bewegungsbehinderung einher. Dabei braucht sich jedoch keine absolute Parallelität zu ergeben.

Letztlich kann jeder Verschleißprozeß zu einer erheblichen Bewegungseinschränkung und zu einer Versteifung des Gelenkes führen. In dieses ganze Geschehen ist auch die gelenküberspannende Muskulatur mit einbezogen. So kann man praktisch die Muskulatur auch als Erfolgsorgan eines Gelenkes ansehen. Es ist Ihnen sicherlich verständlich und aus eigener Erfahrung bekannt, daß der Mensch automatisch versucht, schmerzhafte Bewegungen zu vermeiden. Sind nun bei einem Gelenk Bewegungsschmerzen vorhanden, so werden diejenigen Muskeln vermehrt angespannt, die in Gegenrichtung der schmerzhaften Bewegungsrichtung wirken. Dieser vermehrte Spannungszustand wird dann dauernd aufrechterhalten: Es kommt zu einer Verspannung und letztlich zu einer Schrumpfung der Muskulatur. In diesem Stadium sind die Bewegungen in Gegenrichtung der Muskelzugwirkung auch bei Schmerzausschaltung nicht mehr möglich: Es liegt eine sogenannte »Kontraktur« vor.

2.4 Wie entsteht der Gelenkverschleiß?

Aus dem Bereich der Technik und Elektronik kennen wir Verschleiß in der Bedeutung minderwertige Materialbeschaffenheit, aber auch in dem Sinne von Folgen einer verstärkten Belastung. Dies gilt analog auch für das menschliche Gelenk.

Verschleißerscheinungen des Gelenks entstehen, wenn ein Mißverhältnis zwischen Belastung und Belastbarkeit des Gelenks vorliegt.

Eine vermehrte Belastung entsteht durch übermäßige körperliche Belastung wie auch durch ein zu hohes Körpergewicht. Das bedeutet noch keineswegs Überbelastung oder gar Verschleiß, denn im Gegensatz zu den Konstruktionen und Materialien der Technik kann sich zum Beispiel ein Gelenk einer Belastung anpassen und so seine Belastbarkeit verändern oder gar verbessern. Solche Anpassungsreaktionen finden sich:

- am Knochen, der bei stärkerer Belastung entsprechend kräftiger ausgebildet ist; bei Entlastung, beispielsweise im Gipsverband, ist er in der Masse verringert, was man röntgenologisch an einer Entkalkung feststellen kann;

- am Gelenkknorpel, der sich, abhängig von der Ernährungssituation und abhängig vom Lebensalter, den Belastungen anpassen kann;
- an der Gelenkinnenhaut, die durch Einschränkung bzw. Verbesserung der Produktion von Gelenkschmiere mittelbar über den Knorpelstoffwechsel die Anpassungsfähigkeit des Gelenks beeinflußt;
- an der Gelenkkapsel mit Verstärkungsbändern, die sich unter Belastung kräftigen und damit eine bessere passive Gelenkführung trotz vermehrter Belastung bieten;
- und nicht zuletzt an der Muskulatur, die besonders deutlich unter Belastung durch Kraftzuwachs reagieren kann und damit eine verbesserte aktive Führung der Gelenke ermöglicht.

Der Schlüssel zu diesen Anpassungsvorgängen liegt somit in der Bewegung (Sport), das heißt, in der körperlichen Aktivität des einzelnen Menschen, der damit aber auch selbst über Belastung, Überlastung oder gar Verschleiß des Haltungs- und Bewegungsapparates mitentscheidet. Der Arzt kann den biologischen Rhythmus dieser Vorgänge – dieser Anpassungsmechanismen am Gelenk – nur wenig beeinflussen.

Die wesentliche Beeinflussungsmöglichkeit besteht heutzutage auf der mechanischen Seite, das heißt in der Beeinflussung der Belastung.

2.4.1 Gelenkverschleiß durch mechanische Ursachen

Eine mechanische Überlastung des Gelenkes ist auf verschiedenen Wegen möglich. Einerseits kann ein regelrecht angelegtes Gelenk in seiner Gesamtheit überlastet werden. Dies liegt zum Beispiel bei sportlicher Überlastung oder bei Übergewichtigen vor, die oftmals über Gelenkbeschwerden im Bereich der beanspruchten Beingelenke klagen. Eine Überlastung von bestimmten Gelenken kann auch vom Beruf abhängig sein. So sind Verschleißerscheinungen der Kniegelenke bei Bergarbeitern, die hauptsächlich in hockender und kniender Stellung tätig sind, bekannt. Jedoch auch akute Einwirkungen, das heißt kleine Unfälle, können einen Verschleißprozeß im Bereich der Gelenke in Gang setzen. Beispielhaft dafür sind zahlreiche frühzeitige Verschleißerkrankungen nach Sportverletzungen der Kniegelenke. In den letzten Jahren haben wir unser Wissen über Ursachen und Entstehung von Verschleißprozessen nach Unfällen ganz wesentlich erweitern können. So bleiben gehäufte Prellungen und Verstauchungen sicherlich nicht ohne Folgen auf die Gesamtfunktion eines Gelenkes. Gelegentlich kann es soger anläßlich eines Bagatellunfalls zu Zerreißungen der knorpeligen Gelenkfläche kommen. Derartige Verletzungen bereiten bei der Diagnostik besondere Probleme, weil ja der Knorpel im Röntgenbild nicht zu beurteilen ist. Neuere Untersuchungsmethoden, die es zum Beispiel ermöglichen, in ein Gelenk hineinzublicken, haben uns jedoch auch in dieser Hinsicht weitergebracht. Durch die Gelenkspiegelung (Arthroskopie) läßt sich der innere Gelenkbefund eindeutig beurteilen und je nach Ausprägung des Befundes auch entsprechend behandeln (Abb. 2-12). Auch die modernen bildgebenden Verfahren wie Magnetresonanztomographie, Computertomographie und Sonographie haben wesentlich zur verbesserten Gelenk-Diagnostik beigetragen.

Wir wissen heute, daß ein unfallbedingter Knorpelschaden im Erwachsenenalter vom Körper nicht mehr vollkommen repariert werden kann.

Am Ort des unfallbedingten Knorpelschadens wird auf Dauer ein vermindert belastbarer Ersatzknorpel – eine sogenannte Knorpelnarbe – gebildet. Dieser Anteil des Gelenkes hält der normalen Belastung nicht mehr stand und fällt dem Verschleiß zum Opfer. Die Verschleißerscheinungen greifen aber auch auf den benachbarten, noch normalen Knorpel über: Langfristig wird dann das ganze Gelenk verschlissen.

Die mechanische Beanspruchung eines Gelenkes ist jedoch nicht nur auf von außen einwirkende Faktoren zurückzuführen. Dafür sind auch anlagebedingte *Konstruktionsmängel, das heißt Formvarianten der Gelenke*, verantwortlich. Reichliches Anschauungsmaterial hierfür bietet das Hüftgelenk, das im

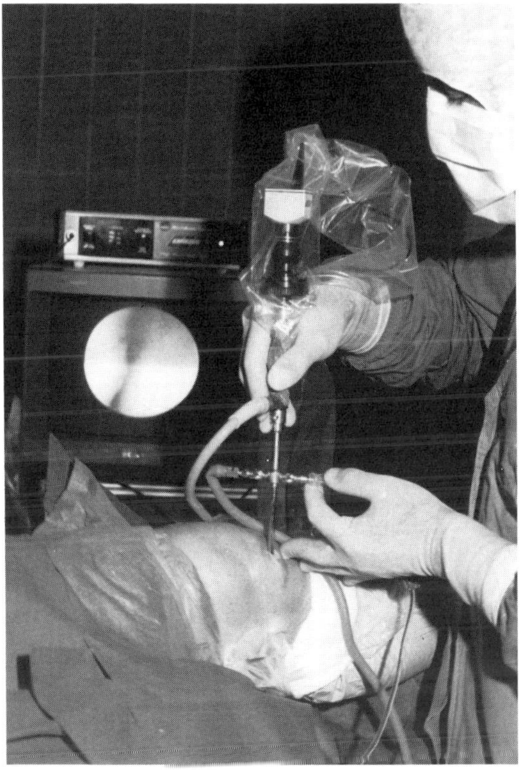

Abb. 2-12: Kniegelenkspiegelung (Arthroskopie): Über Videokamera und Monitor können Kniegelenksbinnenstrukturen exakt beurteilt werden

Rahmen der anlagebedingten Unterentwicklung (Hüftdysplasie) eine ausgeprägte Streubreite der Formbildung aufweist. Im Normalfall stehen die Hüftpfanne und der Hüftkopf in einem bestimmten Verhältnis zueinander. Ist nun der Hüftkopf nur zum Teil von der Hüftpfanne überdacht, so konzentriert sich die im Gelenk auftretende Kraft auf eine kleinere Fläche (Abb. 2-13). Die Abbildung veranschaulicht deutlich diese Verhältnisse, wobei die Druckaufnahmezonen im Bereich der Hüftpfanne herausgestellt sind. Bei einem normalen Erwachsenen wird nun das Hüftgelenk in Abhängigkeit vom Körpergewicht und von Hebelverhältnissen beim Gehen mit ungefähr 200 kg belastet. Bei normaler Druckaufnahmezone zwischen Oberschenkelkopf und Hüftpfanne verteilt sich das Gewicht auf den Knorpelüberzug so, daß daraus eine Belastung von etwa 15 kg/cm^2 resultiert. Wird die Druckaufnahmezone durch Fehlstellung verkleinert, so kann sich die Belastung pro Quadratzentimeter auf das 10- bis 15fache erhöhen; das heißt, es liegen dann Belastungen von 150–200 kg/cm^2 vor. Diese extreme Belastungszunahme wird selten toleriert und bedingt daher in der Regel einen frühzeitigen Verschleiß. Jedoch nicht nur am Hüftgelenk spielen die Ausbildung der Druckaufnahmezone und die Stellung der Gelenkkörper zueinander eine wesentliche Rolle. Eine besondere Bedeutung spielt die Winkelstellung der Gelenkkörper zueinander auch im Bereich

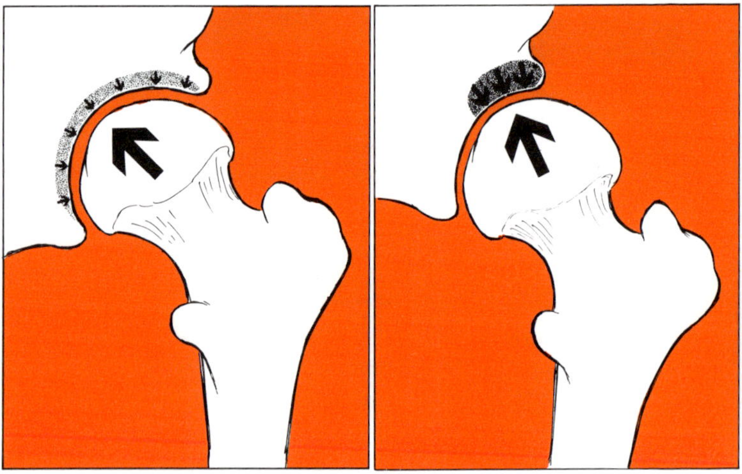

Abb. 2-13: a Druckverteilung bei normalem Hüftgelenk
b Bei flacher Hüftgelenkspfanne Druckverlagerung auf den oberen Pfannenanteil (kräftige Pfeile)

des Kniegelenkes. So ist zum Beispiel eine Abweichung von der normalen Gradstellung im X- oder O-Sinne mit einer vermehrten Belastung der entsprechenden Gelenkflächenanteile verbunden.

Liegt zum Beispiel eine X-Beinstellung vor (Abb. 2-14), so wird der äußere Kniegelenkspalt stärker druckbelastet und dementsprechend vorzeitig verschlissen. Die gleichen Verhältnisse finden sich natürlich auch bei der O-Beinstellung, nur läuft hierbei die Überlastung an der Innenseite des Kniegelenkes ab. Wandert dann die Schwerpunktlinie nach innen über den inneren Kniegelenkspalt hinaus, so ist im Bereich des äußeren Kniegelenkspaltes nicht nur mit einer Verminderung des Drucks, sondern sogar mit dem Auftreten von Zugkräften zu rechnen (Abb. 2-15). Dies bedeutet nun, daß auch die Bänder an der Außenseite des Kniegelenkes vermehrt beansprucht werden und im Laufe der Zeit eine Bandlockerung eintreten wird. Damit wird aber die Belastbarkeit des bereits geschädigten Kniegelenkes weiterhin herabgesetzt.

Derartige Bandlockerungen, die auch unfallbedingt oder anlagebedingt auftreten können, führen bereits für sich allein zu einer vermehrten Beanspruchung von Gelenkbereichen. Hier spielt dann hauptsächlich die schlechte Bandführung des Gelenkes eine Rolle, die ein Auftreten von zusätzlichen Scher- und Drehkräften begünstigt. Gerade nach Unfällen sind die durch eine Bandlockerung entstehenden mechanischen Beeinträchtigungen eines Gelenkes derart kompliziert, daß sich strenge Richtlinien über die Entstehung und Lokalisation des zu erwartenden Verschleißprozesses nicht aufstellen lassen. Es ist jedoch von großer Bedeutung, ob Bandlockerungen im Bereich der statisch stark belasteten Beingelenke oder im Bereich der Armgelenke vorliegen. Verschleißprozesse sind an gleichzeitig mechanisch stark beanspruchten Gelenken, wie zum Beispiel dem Kniegelenk, viel früher zu erwarten als bei einer lockeren Bandführung im Bereich des Schultergelenkes. Gerade an den Armgelenken kann eine gut ausgeprägte Muskulatur eine lockere Bandführung fast vollständig kompensieren

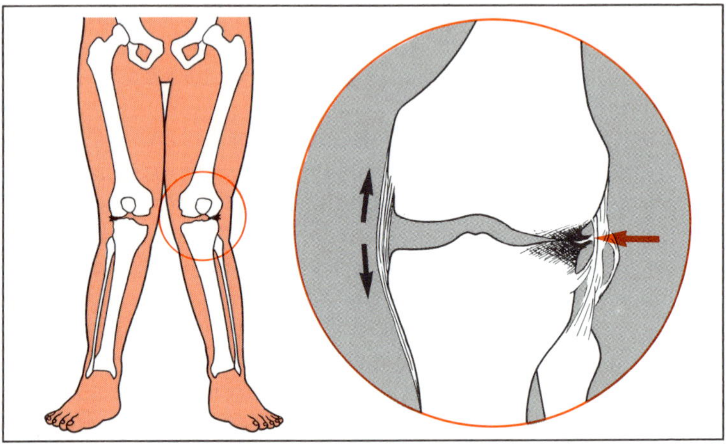

Abb. 2-14: X-Bein mit deutlichen Verschleißerscheinungen am äußeren Gelenkspalt infolge Überlastung

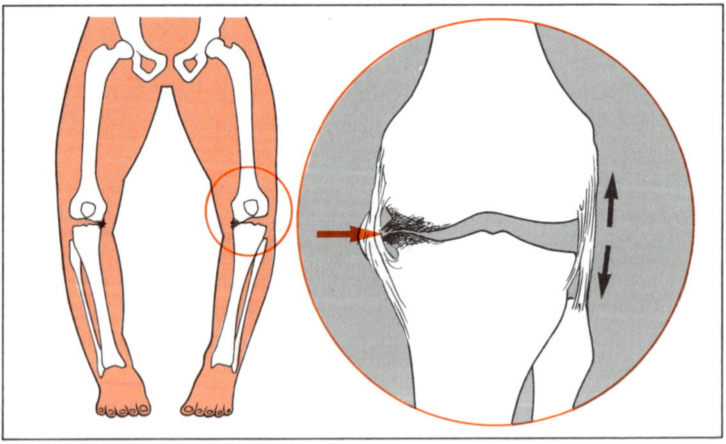

Abb. 2-15: O-Bein mit deutlichen Verschleißerscheinungen am inneren Gelenkspalt infolge Überlastung

Eine vermehrte Gelenkbelastung kann bereits bei qualitativ oder quantitativ unzureichender Muskelführung des Gelenkes entstehen.

Die Bedeutung dieses Faktors ist jedoch nicht genau zu ermessen, weil gerade die Entwicklung der Muskulatur einer äußerst großen Schwankungsbreite unterliegt. Immerhin sind Patienten bekannt, bei denen infolge einer Nervenerkrankung das feine Muskelspiel empfindlich gestört ist, so daß ein regelrechter Bewegungsablauf, zum Beispiel im Bereich der Beingelenke, nicht mehr möglich ist. Daraus kann ein frühzeitiger Verschleißprozeß mit voluminösen Veränderungen im Bereich der knöchernen Gelenkkörper resultieren. Gleichermaßen sind Veränderungen bei Leistungssportlern zu sehen, die infolge einer unzureichenden Technik, das heißt eines unkoordinierten Bewegungsablaufes, eine vermehrte Beanspruchung der Gelenke erleiden. Bekannt sind zum Beispiel frühzeitige Verschleißerscheinungen im Bereich der Ellenbogengelenke bei Speerwerfern, die, nach Bewegungsstudien zu urteilen, keine optimale Wurftechnik beherrschen. Gleiches gilt für frühzeitige Abnutzungserscheinungen der Kniegelenke bei Fußballspielern und für Verschleißerkrankungen der Wirbelsäule bei Turnern und Turmspringern. Aber auch in der Sportvorsorge und Beratung des Freizeitsportlers sind diese Erkenntnisse von ganz entscheidender Bedeutung.

2.4.2 Gelenkverschleiß durch biologische bzw. biochemische Ursachen

Gelenkverschleiß kann nicht nur durch grobe Formveränderungen (Hüftdysplasie) hervorgerufen werden, sondern auch bei Veränderungen in der *Feinstruktur* der gelenkbildenden Anteile. Faktoren, welche die Feinstrukturen der gelenkbildenden Anteile beeinflussen, sind beispielsweise: Die *Vererbung*, das *Wachstum*, das *Altern*, die *Ernährung*, *hormonale Vorgänge* und das *Kreislaufsystem*.

Über *Erbfaktoren*, die Einfluß auf die Qualität unserer Gelenke haben, wissen wir nur wenig. So gibt es zum Beispiel eine angeborene, *übermäßige Beweglichkeit der Gelenke*, die bestimmte Menschen zu Spitzenleistungen in Sport und Artistik befähigt. Es ist jedoch nicht zu beweisen, daß solche Gelenkigkeit die Gelenke verfrüht verschleißen läßt. Man muß aber davon ausgehen, daß unser Bindegewebe, das heißt das gesamte Gewebe, das ein Gelenk bildet, mit unterschiedlicher Qualität angelegt worden ist. Genau wie die Haut von Mensch zu Mensch unterschiedlich auf Sonneneinstrahlung reagiert, so kann zum Beispiel auch der Knorpel bei verschiedenen Menschen unterschiedlich gegenüber mechanischer Belastung reagieren.

Wir wissen, daß die zentralen Strukturen am Gelenk aus Bindegewebs- und Knorpelzellen bestehen. Fehlzusammensetzungen der Grundbestandteile des Bindegewebes, abweichende Fasertexturen des Kollagens in Knorpel- und Knochengewebe sind entscheidende Faktoren für die Belastbarkeit der Gelenkstruktur. Erbfaktoren können somit die Belastbarkeit der Gelenke beeinträchtigen.

Auch das Alter muß als biologische Ursache der verminderten Gelenkbelastung angesehen werden.

Im *Alter* finden sich *Gelenkkapselveränderungen*. Die Gelenkinnenhaut wird dicker. Dann ist die *Transportstrecke* für die Nährstoffe (vom Blutgefäß durch die Gelenkkapsel zum Gelenkinnenraum) *verlängert*. Die Ernährungssituation des Knorpels wird dadurch verschlechtert. Wasserverlust sowie eine veränderte Zusammensetzung der Faser- und Grundsubstanz sind die Folge. Die mechanische Belastbarkeit nimmt ab. Diese Erkenntnisse müssen zum Beispiel bei der *Wahl und Ausübung einer Sportart im Alter* und damit bei der sportmedizinischen Beratung in hohem Maße berücksichtigt werden.

Unsere *Ernährung* spielt eine ebenso wichtige Rolle. Die Überernährung führt über die Übergewichtigkeit zur vermehrten mechanischen Beanspruchung der Gelenke. Außerdem kann die Überernährung eine Zuckerkrankheit, Gicht und andere Stoffwechselleiden verursachen. Es handelt sich dabei um Störungen des *Kohlenhydrat-*, *Eiweiß-* und *Fettstoffwechsels*. Wir wissen inzwischen, daß der Stoffwechsel im Gelenk bei diesen Erkrankungen mitbetroffen ist. Damit wird zwangsläufig die Funktion und Belastungsqualität des Knorpels beispielsweise beeinträchtigt.

Als weitere ungünstig wirkende biologische Faktoren müssen *Konsumgifte* wie *Alkohol* und *Nikotin* zumindest mit einbezogen werden. Sicher ist, daß Alkoholiker gehäuft an Durchblutungsstörungen auch der Gelenkkörper erkranken. Auch Zerfallsprozesse an Knochen und Knorpel werden im Zusammenhang mit Alkoholmißbrauch beobachtet. Nikotin verschlechtert unter anderem die Durchblutung der Peripherie. Hierdurch werden auch wichtige Funktionsglieder der Gelenke betroffen. Nikotinabusus und Gelenkverschleiß sind nicht weit voneinander entfernt.

2.5 Ist ein Gelenkverschleiß zu verhindern oder aufzuhalten?

In gewissem Umfang sind an Arm- und Beingelenken folgende Maßnahmen gegen den Gelenkverschleiß möglich: An erster Stelle steht die *Vermeidung mechanischer Extrembelastungen* unserer Gelenke. Erinnern wir uns an das wichtigste Prinzip des Gleichgewichts von Widerstandsfähigkeit des Knorpels und seiner mechanischen Belastung. Da die Überlastung nur in bestimmtem Umfang durch Anpassung der Gewebe aufgefangen werden kann, wird man dem Verschleißprozeß eines Gelenkes am ehesten durch Vermeidung von Belastungspitzen und hohen Dauerbelastungen entgegenwirken können. Dies ist möglich durch (1) *Reduktion von Übergewicht*, (2) durch *Korrektur ungünstiger Arbeitshaltung* und (3) durch *Einschränkung übertriebener sportlicher Aktivitäten*, wie wir sie vor allem im Hochleistungssport erleben.

Die Belastbarkeit des Gelenkes, das heißt der biologische Entstehungsmechanismus des Gelenkverschleißes, ist dagegen nur wenig beeinflußbar.

Allerdings kann, wie gesagt, durch Vermeidung von Konsumgiften wie Nikotin und Alkohol sowie durch eine ausgewogene Ernährung, die Stoffwechselstörungen wie der Gicht oder der Zuckerkrankheit keinen Vorschub leistet, die normale Anpassungsbreite des Gelenkes besser erhalten werden.

Es ist nicht sinnvoll, die funktionelle Leistungseinbuße eines Gelenkes, die sich zunächst durch Schmerz bemerkbar macht, durch schmerzlindernde oder -beseitigende Mittel zu überwinden. Der Schmerz ist der empfindlichste und wichtigste Indikator für den Verschleißprozeß.

Er weist darauf hin, daß gerade diejenige Anforderung, unter der er auftritt, von dem betreffenden Gelenk nicht mehr toleriert wird. Jeder Herzkranke weiß, daß er sich der Leistungsfähigkeit seiner »Pumpe« anpassen muß. Im Bereich der Gelenke wird dies allgemein viel zu wenig beachtet.

Das frühzeitige Erkennen und Akzeptieren schädigender Einflüsse auf das Gelenk soll nun aber nicht zu einer allgemeinen Immobilisierung führen. Ganz im Gegenteil: Es ist ja bereits mehrfach darauf hingewiesen worden, daß Ruhigstellung und Bewegungsarmut eine erhebliche Einschränkung der Stoffwechseltätigkeit von Knochen, Knorpel und Bandapparat bedeuten.

Erst das physiologische Bewegungsspiel trägt zur Aufrechterhaltung der normalen Gelenk- und Knorpelernährung bei.

Das Sprichwort »Wer rastet, der rostet« trifft den Nagel auf den Kopf. *Das Problem der richtigen Gelenkbelastung ist eine Frage der richtigen Dosierung.* Wir sollten uns vor Augen halten, daß wir unser Ziel, nämlich die Lebensdauer unserer Gelenke zu verlängern, auf einem recht breiten Pfad erreichen können, der zwischen dem ungesunden Zuviel und der Bewegungsarmut entlangführt.

3 Der Wirbelsäulenverschleiß

Verschleißprozesse an der Wirbelsäule sind nur bedingt mit denjenigen der Gelenke vergleichbar. Das liegt in erster Linie an dem differenzierten Aufbau der Wirbelsäule, der Ausdruck ihrer vielfältigen und zum Teil unterschiedlichen Aufgaben ist. Die komplizierte Struktur des Wirbelsäulengefüges läßt auch komplexe Ursachen und Mechanismen bei der Entstehung von Verschleißprozessen verständlich werden.

Einerseits besitzt die Wirbelsäule wesentliche *Tragfunktion*. Sie übernimmt die Last des Rumpfes, der Arme und des Kopfes. Im Extremfall – wie zum Beispiel beim Gewichtheber – ist sie in der Lage, ein Vielfaches des Körpergewichts zu tragen (Abb. 3-1). Die ihr damit abverlangte Stabilität kommt im täglichen Sprachgebrauch zum Ausdruck, wenn wir vom »Rückgrat« reden. Andererseits soll die Wirbelsäule auch eine ausreichende *Bewegungsfunktion* gewährleisten. Nur mit einer gut beweglichen Wirbelsäule ist der gezielte Einsatz unseres Oberkörpers und damit auch unserer Greifwerkzeuge, der Hände, in ausreichendem Bewegungsumfang möglich.

Schließlich ist eine genügende Wirbelsäulenbeweglichkeit auch für den normalen Gangablauf erforderlich. Bei einer starren Wirbelsäule ist das mit jedem Schritt stattfindende Auspendeln des Oberkörpers nicht möglich. Ist die Wirbelsäule, wie zum Beispiel bei einigen entzündlich rheumatischen Erkrankungen, durchgehend versteift (Bechterewsche Erkrankung), so können die Abläufe des täglichen Lebens zur Tortur werden. Welche Bewegungsleistungen die Wirbelsäule vollbringen kann, wird uns besonders bei den akrobatischen Verrenkungen der »Schlangenmenschen« klar (Abb. 3-2).

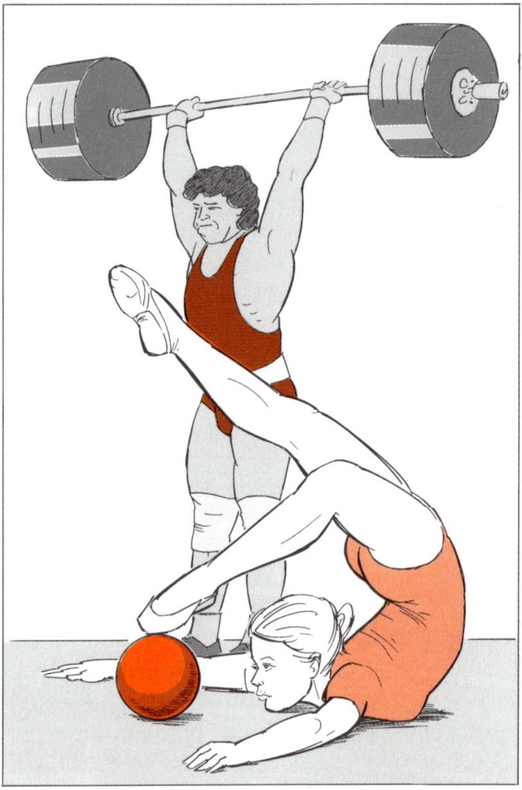

Abb. 3-1: Extreme Beanspruchung der Wirbelsäule beim Sport

Stabilität und Beweglichkeit müssen also im gleichen Umfang von der Wirbelsäule übernommen werden.

Eine besondere Aufgabe kommt der Wirbelsäule schließlich als *Schutz des Rückenmarkes* zu. Das Rückenmark ist Teil unseres zentralen Nervensystems. Es steht in unmittelbarer Verbindung mit dem Gehirn und ist als Leitungs- und Schaltstelle für die Nerven aufzufassen, die entlang der gesamten Wirbelsäule in das Rückenmark ein- und austreten. Die Wirbelsäule birgt das Rückenmark in sich und kann so das leicht verletzliche Nervengewebe vor äußeren Einwirkungen schützen. Die sonst vorteilhafte Umkleidung des Rückenmarkes durch die Wirbelsäule kann allerdings dann besondere Probleme bereiten, wenn die Wirbelsäule selbst erkrankt und das Nervensystem in diesen Prozeß mit einbezieht. *Verschleißprozesse an der Wirbelsäule unterscheiden sich daher auch im Hinblick auf ihre Auswirkungen ganz wesentlich von denjenigen der Gelenke.* Über

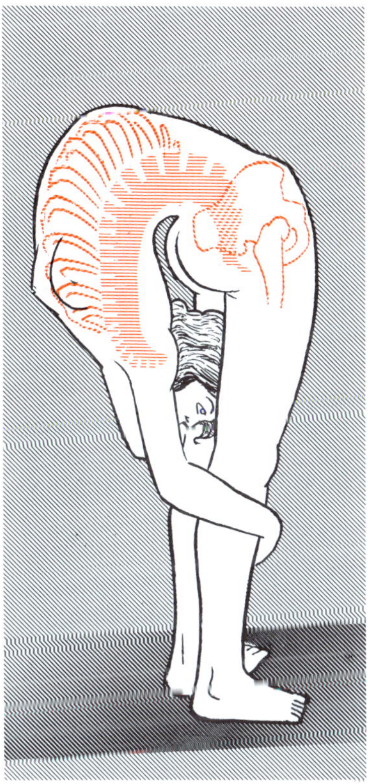

Abb. 3-2: Extreme Wirbelsäulenbeweglichkeit beim Schlangenmenschen

die Schmerzhaftigkeit und die Funktionsstörungen an der Wirbelsäule hinaus *ist eine Störung des Nervensystems möglich*, die in vorbeugende und therapeutische Überlegungen mit einbezogen werden muß.

3.1 Wie ist die Wirbelsäule aufgebaut?

Den zum Teil gegensätzlichen Anforderungen an eine optimale Tragfunktion und Beweglichkeit wird die Wirbelsäule durch ihre Untergliederung mit einem Wechsel von festen, knöchernen und weichen, bindegewebigen Strukturelementen gerecht. Im Normalfall *besteht die Wirbelsäule aus 24 einzelnen Wirbelkörpern und dem Kreuzbein* (Abb. 3-3). Die Halswirbelsäule umfaßt 7, die Brustwirbelsäule 12 und die Lendenwirbelsäule in der Regel 5 Wirbelkörper. Die gesamte Wirbelsäule ruht auf dem Kreuzbein, das wiederum zu beiden Seiten durch Gelenke und zahlreiche, äußerst starke Bänder mit den Beckenschaufeln verbunden ist. Daraus ergibt sich die federnde Verspannung der gesamten Wirbelsäule im Becken, die für die Dämpfung von Stoßwirkungen von wesentlicher Bedeutung ist. Zur Abpufferung von Stauchungen der Wirbelsäule dient auch ihre S-förmige Krümmung, die im Lendenwirbelsäulen- und Halswirbelsäulenbereich als Hohlschwingung, im Bereich der Brustwirbelsäule als leichte Buckelbildung erscheint. In der Aufsicht von hinten dagegen besitzt die Wirbelsäule keine seitliche Verbiegung. Jede Krümmung der Wirbelsäule zur Seite, die als Skoliose bezeichnet wird, muß in Abhängigkeit von deren Ausmaß als krankhafte Veränderung gelten (Abb. 3-4).

Die Wirbelsäule kann demnach insgesamt als eine Gliederkette mit leichter S-Krümmung aufgefaßt werden; sie ist eine wichtige Voraussetzung für kräftesparendes und ermüdungsfreies Stehen und Gehen. Das bedeutet, daß bei einer optimalen Wirbelsäulenkrümmung die wirbelsäulenumkleidende Muskulatur den geringsten Aufwand bei Bewegung und Verfestigung der Wirbelsäule zu leisten hat. Ein Flachrücken, Rund-

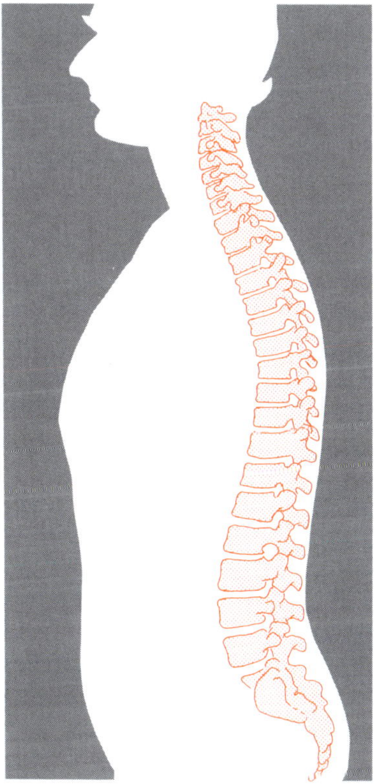

Abb. 3-3: Normaler Aufbau der Wirbelsäule mit Hohlkrümmung im Hals- und Lendenwirbelsäulenbereich (Lordose), leichter Rundrückenbildung im Brustwirbelsäulenbereich (Kyphose)

rücken oder auch Hohlrundrücken stellt dagegen größere Anforderungen an die Leistungsfähigkeit der Rückenmuskulatur und des gesamten Wirbelsäulengefüges (Abb. 3-5).

Allerdings muß berücksichtigt werden, daß die Wirbelsäule nicht allein von der die Wirbelkörper unmittelbar umgebenden Rückenmuskulatur wie von Tauen verspannt wird, sondern daß auch andere Muskulatur und Organe bei der Formgebung der Wirbelsäule eine wichtige Rolle spielen. So sind der pralle Brust- und Bauchraum als sogenannte *Hilfstragorgane* ganz wesentlich an der Stabilisierung der Wirbelsäule beteiligt. Sie

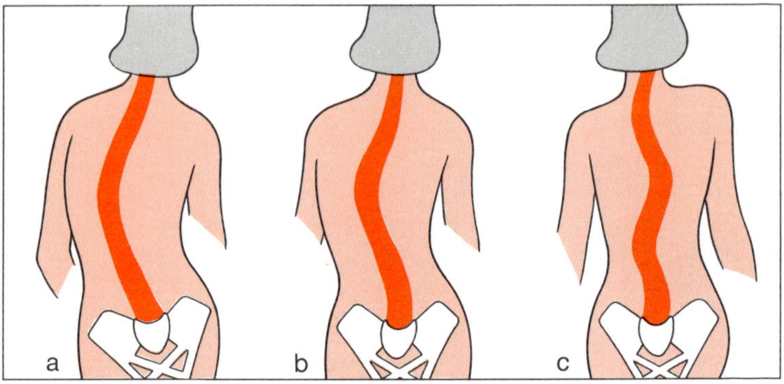

Abb. 3-4: Skolioseformen:
a C-förmig, b S-förmig, c zusammengesetzte Skoliose

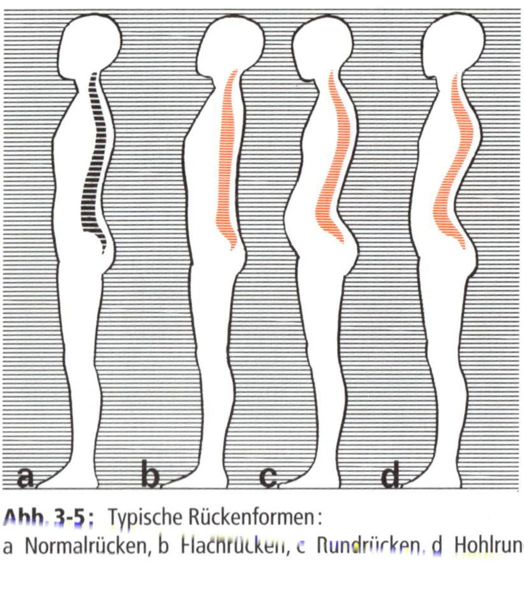

Abb. 3-5: Typische Rückenformen:
a Normalrücken, b Flachrücken, c Rundrücken, d Hohlrundrücken

übernehmen einen nicht unerheblichen Anteil ihrer Tragfunktion. Diesen Mechanismus können wir besonders beim Gewichtheben sehr deutlich beobachten, wenn der Athlet tief Luft holt und die Bauchdecken anspannt, um so vor dem Hochreißen der Hantel die Stabilisierung der Wirbelsäule durch die Bauchmuskulatur zu unterstützen. Andererseits mußt die Wirbelsäule bei einer funktionsuntüchtigen Bauchmuskulatur ihre Aufgabe als tragendes Organ weitgehend selbst übernehmen, was sich dann besonders ungünstig bei krankhaften Veränderungen auswirken kann. *Die bestmöglichen Ausgangsbedingungen für die Funktion der Wirbelsäule liegen dann vor, wenn sie zwischen der Rückenmuskulatur einerseits und der Bauchmuskulatur andererseits wie ein Schiffsmast verspannt ist* (Abb. 3-6).

Unter diesen Umständen können die Tragfähigkeit und Be-

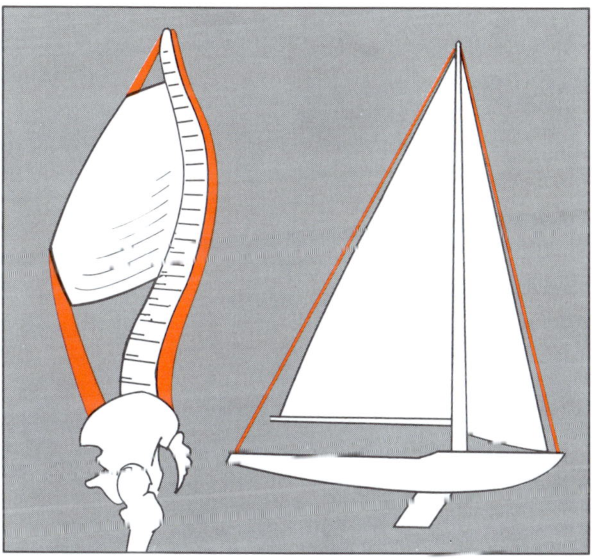

Abb. 3-6: Muskuläre Stabilisierung der Wirbelsäule durch Bauch- und Rückenmuskulatur verglichen mit der Vertauung eines Segelmastes

weglichkeit der Wirbelsäule mit geringstem Aufwand der Muskulatur garantiert werden. Jede Lockerung dieser Verspannung muß aber zu einer vermehrten Beanspruchung des »Schiffsmastes«, das heißt in diesem Fall der Wirbelsäule selbst, führen.

Neben der von den Hilfstragorganen und der Muskulatur beeinflußten äußeren Stabilität der Wirbelsäule wird ihre innere Festigkeit durch Gelenke und Bandverbindungen gewährleistet. Zwischen den Wirbelkörpern liegen die *Bandscheiben*, runde bis ovale Scheiben, die aus einem zentral gelegenen Bandscheibenkern und einem umgebenden Ring aus straffem Bindegewebe bestehen (Abb. 3-7). Sie verleihen der Wirbelsäule sozusagen »*Sandwichcharakter*«. Der Bandscheibenkern besteht aus einer quellfähigen Substanz. Er gibt dem gesamten Bandscheibengewebe die Funktion eines Wasserkissens, auf dem die Wirbelkörper Schaukelbewegungen durchführen können. Die prallelastische Beschaffenheit der Bandscheibe ist für die Abdämpfung von Stoßkräften zwischen den Wirbelkörpern von ähnlicher Bedeutung wie die Elastizität des Gelenkknorpels für die Stoßdämpfung an Arm- und Beingelenken.

Entlang den Wirbelkörpern verlaufen zahlreiche Bänder, die nun eine stärkere Verschiebung der Wirbelkörper gegen-

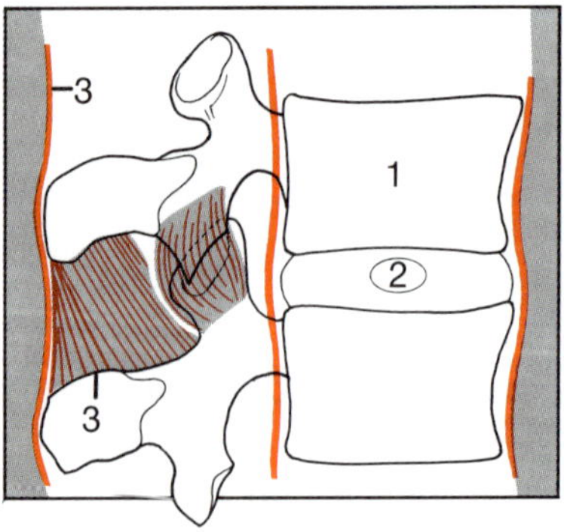

Abb. 3-7: Seitenansicht der Wirbelsegmente:
1 = Wirbelkörper
2 = Bandscheibe mit Kern
3 = Bänder

einander verhindern. So sind zum Beispiel zwischen den rückenwärts ausladenden Dornfortsätzen kräftige Bänder auch unter der Haut tastbar, die sich beim Vorbeugen anspannen und eine stärkere Distanzierung der rückwärts gelegenen Wirbelkörperstrukturen verhindern (Abb. 3-7). Die feste Verzahnung der Wirbelkörper miteinander wird von den dachziegelartig übereinandergreifenden *Wirbelbogengelenken* gewährleistet, die auch als die *kleinen Wirbelgelenke* bezeichnet werden. Blickt man von oben auf einen Wirbelkörper, so sind im Prinzip zwei Strukturen voneinander abzugrenzen (Abb. 3-8). Bauchwärts ist der eigentliche Wirbelkörper zu erkennen, zwischen den die Bandscheiben als stoßdämpfendes Element eingeschaltet sind. Rückenwärts schließt sich an den Wirbelkörper der *Wirbelbogen* an, der spitz in den *Dornfortsatz* ausläuft und ein Loch umschließt, das sich bei Aneinanderreihung der Wirbelkörper zum *Wirbelkanal* formt. Es soll bereits hier darauf hingewiesen werden, daß sich in diesem Wirbelkanal das *Rückenmark* und die *Nervenwurzeln* befinden. Bei seitlichem Aufblick auf einen Wirbelkörper ist im Bereich des Wirbelbogens kopf- und steißbeinwärts jeweils die Ausstülpung von *zwei Gelenkfortsätzen* zu erkennen. Diese Gelenkfortsätze stellen mit ihrer Verzahnung die eigentliche gelenkige Verbindung der Wirbelkörperreihe her. Es handelt sich dabei um paarig angelegte kleine Gelenke, die praktisch die knöcherne Führung der Wirbelkörperreihe gewährleisten. Sie besitzen wie an Arm- und Beingelenken sowohl eine Gelenkkapsel wie einen Knorpelbelag und sind diesen Gelenken durchaus vergleichbar. Allerdings sind sie für den Untersucher unter dem starken Muskelpolster nur sehr schwer zu tasten. Von den Wirbelbögen entspringen seitlich jeweils paarige *Querfortsätze* der Wirbelkörper, die in unterschiedlicher Länge als Ansatz für die Muskulatur dienen. Im Brustbereich sind die Querfortsätze weniger stark ausgeprägt, zumal hier die Rippen mit den Wirbeln verbunden sind.

Diesen anatomischen Beschreibungen ist zu entnehmen, daß die verschiedenartigen Wirbelstrukturen unterschiedliche Aufgaben haben. Die Wirbelkörperreihe mit den dazwischen ein-

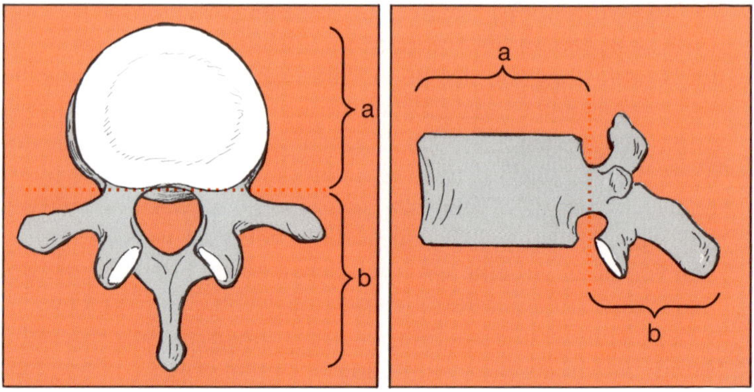

Abb. 3-8: *links* Wirbel von oben gesehen
a Wirbelkörper (vorderer Wirbelsäulenpfeiler)
b Wirbelbögen mit Dorn- und Querfortsätzen (hinterer Wirbelsäulenpfeiler)
rechts Seitliche Ansicht des Wirbels

geschalteten Bandscheiben wird als der *vordere Wirbelsäulenpfeiler* bezeichnet, der überwiegend die Tragfunktion der Wirbelsäule, also eine statische Aufgabe zu erfüllen hat, während der *hintere Wirbelsäulenpfeiler* vorwiegend dynamische Funktionen hat. Die hier gelegenen Wirbelbogengelenke sind für die Führungsfunktion und die Bewegungen der Wirbelkörper gegeneinander verantwortlich. Zwischen vorderem und hinterem Wirbelsäulenpfeiler sind im *Wirbelkanal das zentrale Nervensystem in Form des Rückenmarkes und die austretenden Nerven weitgehend geschützt*. Um eine ausreichende Verschiebbarkeit des Nervengewebes gegenüber den Wirbelkörperstrukturen zu gewährleisten, ist das Rückenmark frei im Wirbelkanal aufgehängt (Abb. 3-9). Das Rückenmark selbst reicht vom Gehirn über die Hals- und Brustwirbelsäule bis in Höhe des 1. Lendenwirbelkörpers. Weiter kreuzbeinwärts sind ausschließlich Nervenstränge im Wirbelkanal enthalten. Diese Nervenstränge treten jeweils rechts und links zwischen den

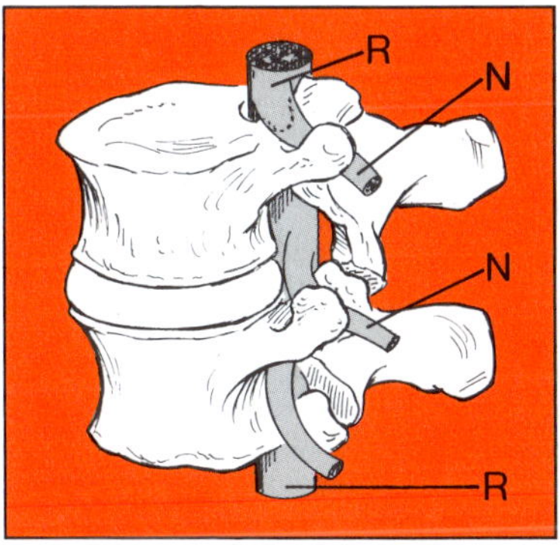

Abb. 3-9: Räumliche Beziehung zwischen Rückenmark (R), Nervenwurzeln (N) und Wirbelsäule

Wirbelbögen der benachbarten Wirbelkörper seitlich aus der Wirbelsäule aus und ziehen von dort zu den entsprechenden Organen. Sie enthalten Nervenfasern für die Muskulatur, die Haut und auch für die inneren Organe.

Die enge örtliche Beziehung zwischen Nervenstrukturen und der Wirbelsäule bedingt, daß sich Verschleißprozesse der Wirbelsäule direkt auf das Nervensystem und dessen Funktion auswirken können.

Die gesetzmäßige Zuordnung bestimmter Nervenstrukturen zu bestimmten Wirbelkörperetagen gestattet es, derartige Beeinflussungen exakt zu diagnostizieren. Wird zum Beispiel der zwischen dem 4. und dem 5. Lendenwirbelkörper auf der rechten Seite austretende Nervenstrang durch einen Verschleißprozeß der Wirbelsäule beeinträchtigt, so können nur in den von diesem Nerv versorgten Haut- und Muskelregionen Veränderungen festgestellt werden. Es handelt sich dann um streng lokalisierte Störungen der Gefühls-, Temperatur- und Druckempfindung in bestimmten Hautbereichen des rechten Beines. Ferner können Lähmungen bestimmten Muskelgruppen zugeordnet sein, die auf den Ort der Schädigung hinweisen. *Inso-*

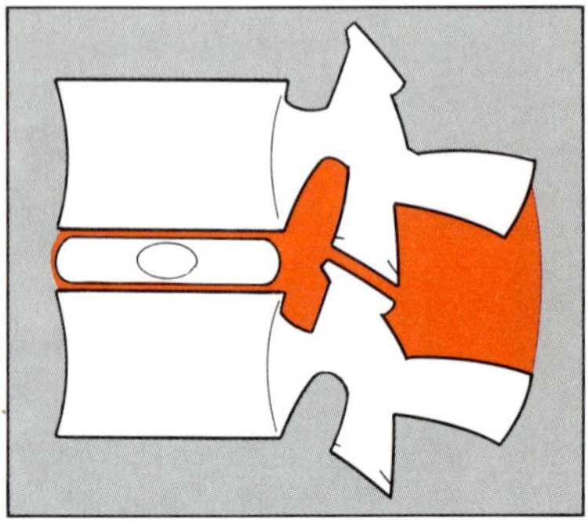

Abb. 3-10: Bewegungssegment der Wirbelsäule

fern sind die Nervenstränge elektrischen Leitungsbahnen vergleichbar, bei denen der Ort der Unterbrechung im Leitungskreis genau bezeichnet werden kann, wenn das Schaltbild bekannt ist.

3.2 Wie funktioniert die Wirbelsäule?

Der dreifachen Aufgabe als Trag-, Bewegungs- und schließlich Schutzorgan des Nervensystems kann die Wirbelsäule nur dann einwandfrei nachkommen, wenn Wirbelkörper, Wirbelbogengelenke, Bänder und Bandscheiben in ihrer Funktion vollständig aufeinander abgestimmt sind. Da die sich daraus ergebenden Probleme sich prinzipiell in jeder Wirbelsäulenetage (Hals-, Brust- oder Lendenwirbelsäule) wiederholen, läßt sich die Funktion vorteilhaft an einem beliebigen Abschnitt der Wirbelsäule anhand des sogenannten *Bewegungssegmentes* verdeutlichen. Das Bewegungssegment umfaßt zwei benachbarte Wirbelkörper mit der dazwischenliegenden Bandscheibe, den Bändern, den Wirbelbogengelenken und im weiteren auch der zugehörigen Muskulatur (Abb. 3-10). Mit der Vorstellung vom Bewegungssegment ist es möglich, die funktionelle Zusammengehörigkeit aller Wirbelsäulenstrukturen zu erklären. Es wird deutlich, daß sich jede Stellungsänderung der Wirbelkörper zueinander nicht nur im vorderen, sondern auch im hinteren Wirbelsäulenpfeiler auswirkt. Bei Vorbeugung der Wirbelsäule wird zum Beispiel die Bandscheibe in den bauchwärts gelegenen Anteilen zusammengedrückt. Der im Bandscheibenzentrum liegende gallertige Kern muß demzufolge nach rückwärts verlagert werden. Er kann damit auf den randständig die Bandscheibe umkleidenden festen Faserring und die dort liegenden Bandverbindungen drücken, wird jedoch in der Regel im Zwischenwirbelraum zurückgehalten (Abb. 3-11). Die Kraft, mit der der Bandscheibenkern nach rückwärts verlagert wird, ist von der Belastung der Wirbelsäule entscheidend abhängig. Wird zum Beispiel ein größeres Gewicht bei gebeugtem Oberkörper angehoben, so wird der Bandscheibenkern mit nicht unerheblicher Gewalt gegen den Bandscheibenring gedrückt (Abb. 3-12). Wird die Festigkeit des straffen, bindegewebigen Bandscheibenrings überfordert und reißt dieser ein, so kann Bandscheibengewebe nach rückwärts austreten und auf die dort verlaufenden Nervenstrukturen drücken. Es handelt sich in diesem Fall um einen sogenannten *Bandscheibenvorfall*, für den der beschriebene auslösende

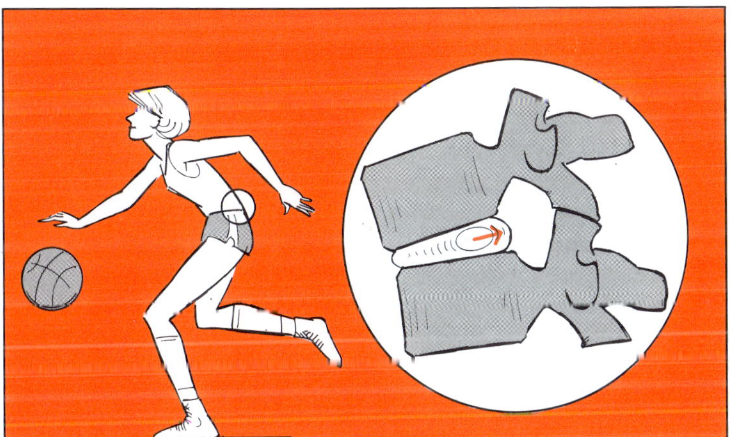

Abb. 3-11: Belastung des Bewegungssegments bei Beugehaltung

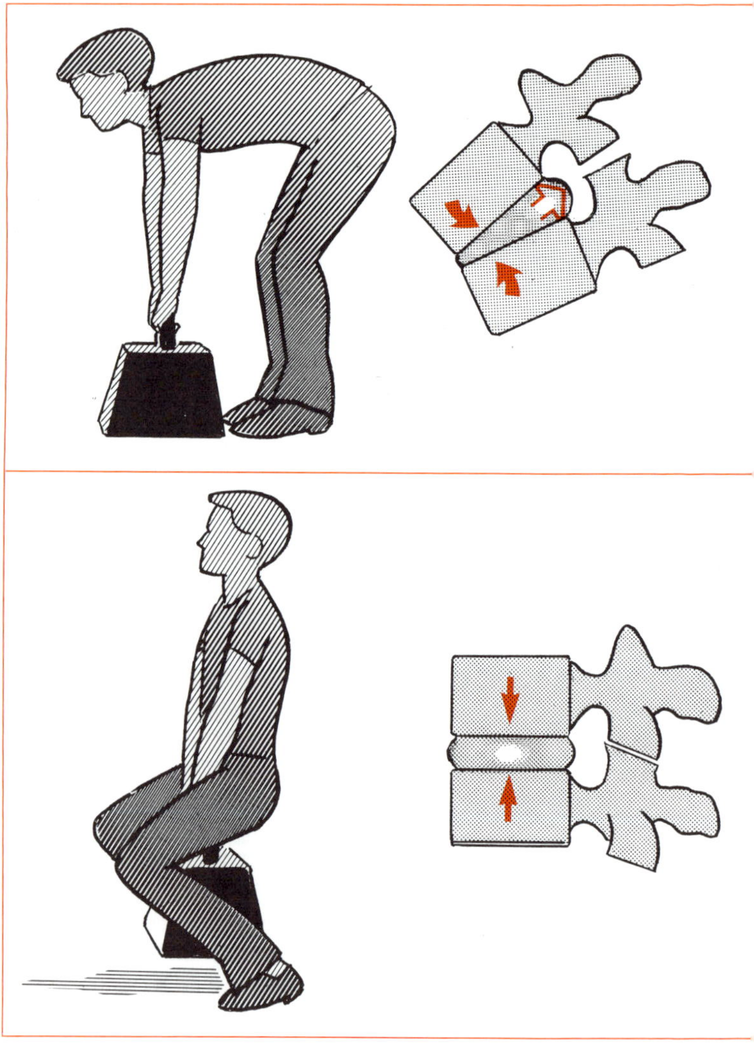

Abb. 3-12: Bei richtiger Hebetechnik (unten) läßt sich eine ungünstige Beanspruchung des Bandscheibengewebes (oben) vermeiden

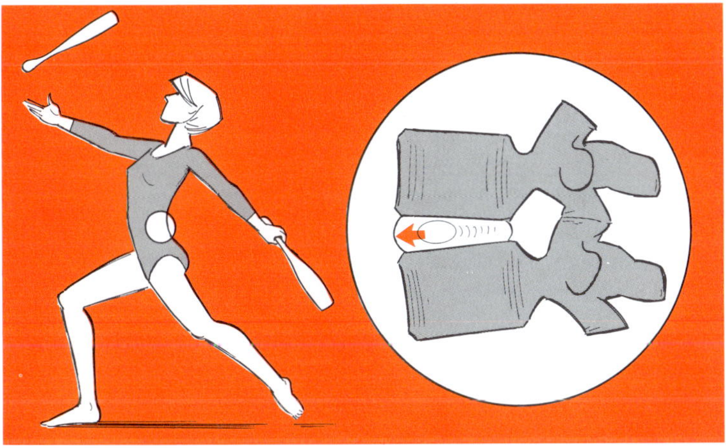

Abb. 3-13: Belastung des Bewegungssegments bei Rückneigung

Mechanismus beim Anheben einer Last charakteristisch sein kann. Diesem Mechanismus kann man entnehmen, wie sich die ungleichmäßige Belastung der rückenwärts gelegenen, gefährdeten Anteile des Bandscheibenringes vermeiden läßt: Wird das Gewicht bei nicht gebeugtem Oberkörper, sondern bei aufgerichteter Wirbelsäule angehoben, so erfolgt eine gleichmäßige Druckverteilung auf das Bandscheibengewebe (Abb. 3-12). Spitzenbelastungen, wie sie bei ungeschickter Hebetechnik entstehen und zum vorzeitigen Verschleiß des Bandscheibengewebes führen, können dadurch vermieden werden.

Bei den Bewegungen zwischen den Wirbelkörpern werden Art und Ausmaß der Bewegung von den Wirbelbogengelenken des hinteren Wirbelsäulenpfeilers entscheidend beeinflußt. Bei Vorbeugung verhindern die Wirbelbogengelenke, daß sich die Wirbelkörper gegeneinander verschieben können. Das Bewegungsausmaß wird beim Vorbeugen von Bändern gehemmt, die zwischen den Wirbelbogenstrukturen ausgespannt sind.

Beim Zurückneigen zeigt sich ein umgekehrtes Verhalten. Der Bandscheibenkern wird bauchwärts verlagert, das Bandscheibengewebe rückenwärts zusammengepreßt (Abb. 3-13). Die Wirbelbogengelenke schieben sich dachziegelartig übereinander, ihre Gelenkflächen werden zunehmend aufeinandergepreßt und tragen dadurch zu einer Verfestigung der Wirbelsäule bei. Die vermehrte Druckeinwirkung auf die Knorpelflächen der Wirbelbogengelenke kann wie an jedem anderen Gelenk zu Verschleißvorgängen und damit zu schmerzhaften Reizzuständen in diesen Gelenken führen. Die rückenwärts gelegenen Bänder zwischen den Wirbelbogenstrukturen sind in dieser Stellung entspannt. Daraus geht hervor, daß *sowohl von der Überbeugung als auch von der Überstreckung schädigende Auswirkungen ausgehen können. Allerdings werden davon unterschiedliche Strukturen betroffen, nämlich bei Vorbeugung vorwiegend das Bandscheibengewebe, bei Rückneigung dagegen die Wirbelbogengelenke.*

Ob nun ein Verschleißprozeß an der Wirbelsäule in Gang gesetzt wird, ist von der Größe der mechanischen Beanspruchung, der Dauer ihrer Einwirkung und schließlich auch von der Gewebebeschaffenheit abhängig. So kann sich allein die Beanspruchung des Bandscheibengewebes bereits bei verschiedenen Körperhaltungen deutlich unterscheiden. Skandinavische Orthopäden konnten an Versuchspersonen zeigen, daß das Bandscheibengewebe eines 70 kg schweren gesunden Mannes bei Rückenlage am geringsten beansprucht wird. Schon die Seitenlagerung führt zu erheblichen Druckanstiegen im Bandscheibenraum. Beim Anheben eines Gewichtes in sitzender Stellung lassen sich in einem Bandscheibenraum der Lendenwirbelsäule bereits Drücke bis annähernd 300 kg, also eines Mehrfachen des Körpergewichtes, erzielen (Abb. 3-14). Es liegt auf der Hand, daß derartige Extrembelastungen vorzeitig zu Verschleißprozessen an den Wirbelsäulenstrukturen führen können. So sind zum Beispiel bei Gewichthebern gelegentlich schon im dritten Lebensjahrzehnt erhebliche krankhafte Veränderungen im Bereich der Lendenwirbelsäule nachzuweisen. In ihrer Bedeutung nicht zu unterschätzen ist allerdings die Gewebebeschaffenheit. Wir kennen Verschleißprozesse der Wirbelsäule, die nicht vorwiegend mit einer vermehrten mechanischen Beanspruchung, sondern vielmehr mit einer verminderten Widerstandsfähigkeit von Knochen, Knorpel und Bandstrukturen zusammenhängen.

3.3 Was ist und was bedeutet der Verschleiß an der Wirbelsäule?

Wie bei der Beurteilung der Verschleißprozesse an Arm- und Beingelenken versucht der behandelnde Arzt auch an der Wirbelsäule Beziehungen zwischen dem Untersuchungsbefund, dem Röntgenbild und den an dem Gewebe selbst ablaufenden Veränderungen herzustellen. Für die Wirbelsäule ergeben sich in diesem Zusammenhang gewisse Schwierigkeiten, da sie infolge ihres komplizierten Aufbaus nicht wie ein einzelnes Gelenk der Untersuchung zugänglich ist. Auch die Deutung röntgenologischer Veränderungen ist häufig nicht einfach, weil *viele Veränderungen des knöchernen Wirbelsäulengefüges keinen Krankheitswert haben. Andererseits können aber auch Ver-*

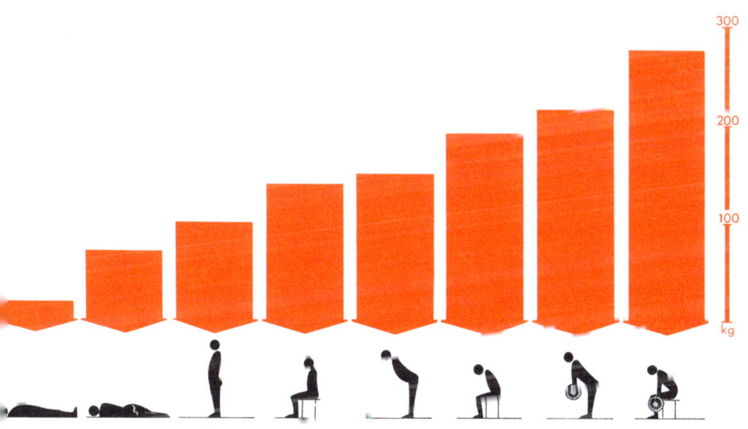

Abb. 3-14: Der Druck in einer Lendenbandscheibe steigt in Abhängigkeit von verschiedenen Körperpositionen erheblich an (mod. nach Nachemson)

schleißerscheinungen ohne im Röntgenbild erkennbare Veränderungen ablaufen. Man denke hier zum Beispiel an den Verschleiß der Bandscheiben, die ja nicht kalkhaltig sind und sich daher *im Röntgenbild nicht darstellen.* Verschleißprozesse an der Wirbelsäule können daher nicht selten nur aufgrund einer eingehenden Verlaufsbeobachtung diagnostiziert werden. *Der Patient sollte in solchen Fällen nicht den Mut verlieren und nicht vorzeitig den Arzt wechseln, weil ihm dieser nicht auf Anhieb eine richtige Diagnose stellen kann.* Dies gilt ganz besonders für Verschleißprozesse im Bereich der Hals- und Brustwirbelsäule, während im Bereich der Lendenwirbelsäule eine bessere Zuordnung von Untersuchungsbefund, röntgenologischen Veränderungen und tatsächlich vorhandenen Verschleißprozessen möglich ist. In besonderen oder diagnostisch schweren Fällen kann mittels eines CT oder einer Magnetresonanztomographie die Beziehung zwischen Knochen und Weichteilen (Bandscheiben) oder zum Wirbelkanal und Rückenmark besser dargestellt werden. Hierdurch kann die Diagnostik erheblich vereinfacht werden.

Liegt zum Beispiel im Röntgenbild eine isolierte Verschmälerung des Zwischenwirbelraums vor, so ist das praktisch einer *Höhenminderung der Bandscheibe* gleichzusetzen. Der Orthopäde spricht dann von einer *Chondrose* und weiß, daß hierdurch die Funktion des Bewegungssegmentes deutlich gestört sein kann. Es ist verständlich, daß eine Höhenminderung der Bandscheibe nur dann entstehen kann, wenn das Quellungsvermögen des Bandscheibenkerns nachgelassen hat und damit die Prallelastizität der gesamten Bandscheibe beeinträchtigt ist. Daraus resultiert ein Verlust der Pufferkapazität, die für die Dämpfung der zwischen den Wirbelkörpern stattfindenden Stoßkräfte unbedingt erforderlich ist, darüber hinaus sind die Wirbelkörper nun nicht mehr durch Bandscheiben und Bänder fest miteinander verbunden, sondern können gegeneinander verschoben werden. Das Ausmaß der Verschiebung ist davon abhängig, inwieweit andere Strukturen die nun gelockerte Verbindung zwischen zwei Wirbelkörpern dennoch aufrechterhalten. Wenn eine Verschiebung der Wirbelkörper gegeneinander

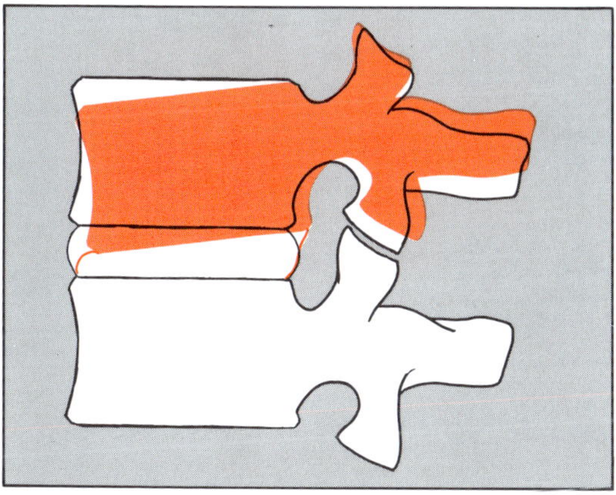

Abb. 3-15: »Gefügelockerung« mit Instabilität zwischen zwei Wirbelkörpern und Bandscheibenschädigung

nur bis zu einem geringen Grad möglich ist, so sind dafür in erster Linie die Wirbelbogengelenke und rückenwärts gelegenen Bänder verantwortlich. Bei einer Höhenminderung der Bandscheibe ist auch deren Führungsfunktion gestört. Die Funktion muß dann ganz überwiegend von den Wirbelbogengelenken übernommen werden, die damit aber außergewöhnlich belastet werden. Eine Höhenminderung der Bandscheibe ist also nicht nur für sich allein als krankhaft zu bewerten; sie wirkt sich vielmehr auch auf andere Strukturen des Bewegungssegmentes aus. In erster Linie werden die Wirbelbogengelenke betroffen. Es kommt zu Verkantungen der Gelenkflächen, die wiederum zu Druckbelastungen der Gelenkflächen und zum vorzeitigen Aufbrauch des Knorpels führen können. Derartige Veränderungen werden als Instabilität des Bewegungssegments oder auch treffend als *Gefügelockerung* bezeichnet (Abb. 3-15): Das Gefüge der Wirbelsäule aus Bandscheibe, Knochen und Bandstrukturen ist empfindlich gestört. Nun ist es Aufgabe des Arztes, schmerzauslösende Gefügelockerungen zu behandeln. Dies kann durch eine Kräftigung des

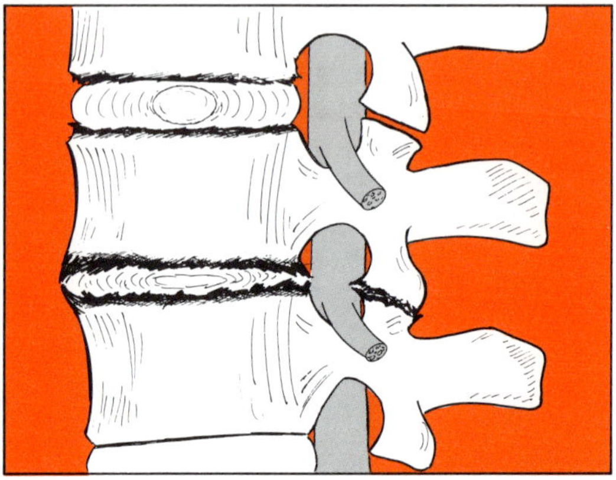

Abb. 3-16: Fortgeschrittener Verschleiß eines Wirbelsegments mit Randwulstbildung an den Wirbelkörperkanten und in den Wirbelgelenken (Spondylarthrose) sowie Knochenverdichtung an den Deck- und Grundplatten mit Verschmälerung der Bandscheibe (Osteochondrose)

»Muskelkorsetts«, durch ein orthopädisches Hilfsmittel (Bandage, Mieder) oder auch auf operativem Wege durch Versteifung betroffener Wirbelsäulensegmente geschehen.

Schreitet der Verschleiß des Bandscheibengewebes fort, so ist dies schließlich an einer weitergehenden Höhenminderung der Bandscheibe im Röntgenbild erkennbar. Zwischen den Wirbelkörpern findet sich unter diesen Umständen ausschließlich zerrissenes, aufgefasertes Bandscheibengewebe, das natürlich seiner Aufgabe als prallelastischer Stoßdämpfer nicht mehr nachkommen kann (Abb. 3-16). Demzufolge werden die angrenzenden knöchernen Wirbelkörperstrukturen von den Stoßkräften vermehrt beansprucht und reagieren mit einer Verdichtung der Knochenstruktur sowie mit knöchernen Zakkenbildungen entlang der Wirbelkörperkante. Der Krankheitswert des Bandscheibenverschleißes wird jetzt nicht nur von der funktionellen Beeinträchtigung des Bewegungssegmentes durch die Gefügelockerung bestimmt; vielmehr können die knöchernen Zacken auf umliegendes Gewebe drücken und zur Ausweitung des schmerzhaften Befundes führen. Dies wird ganz besonders dann der Fall sein, *wenn sich diese Randzacken zum Wirbelkanal hin entwickeln und die dort verlaufenden Nervenstrukturen beeinträchtigen*. Davon sind in erster Linie die besonders beanspruchte Hals- und Lendenwirbelsäule betroffen. Typisch sind dann Arm- und Beinschmerzen, möglicherweise mit Gefühlsstörungen und Muskellähmungen, deren Ursache aber in der Wirbelsäule zu suchen ist.

Mit zunehmendem Verschleiß des Bandscheibengewebes wird natürlich auch die funktionelle Beeinträchtigung innerhalb des gesamten Bewegungssegmentes deutlicher in Erscheinung treten. Die Gelenkflächen der Wirbelbogengelenke werden stärker beansprucht. Daraus resultiert, wie an Arm- und Beingelenken, ein zunehmender Knorpelverschleiß. Bei weitgehender Annährung der Wirbelkörper ist schließlich sogar eine Berührung der Dornfortsätze möglich. Unter diesen Umständen werden die zwischen den Dornfortsätzen liegenden Bandstrukturen gequetscht und können zur Ausdehnung des schmerzhaften Verschleißprozesses innerhalb des Bewegungssegmentes beitragen (Abb. 3-16).

Besondere Aufmerksamkeit bei der Beurteilung der schmerzhaften Verschleißprozesse an der Wirbelsäule muß den *Veränderungen an den Wirbelbogengelenken* gelten. Sie werden als *Spondylarthrose* bezeichnet und zu Recht von den Verschleißprozessen des vorderen Wirbelsäulenpfeilers abgegrenzt (Abb. 3-17). Die Wirbelbogengelenke sind Knorpelgelenke. Ursachen und Entstehung der hier lokalisierten Verschleißprozesse sind durchaus mit denjenigen von Arm- und Beingelenken vergleichbar. Verschleißerscheinungen an den Wirbelbogengelenken können nicht nur als Folge von Gefügelockerungen, sondern auch für sich allein auftreten. So ist beispielsweise die Beteiligung der Wirbelbogengelenke an entzündlich-rheumatischen Erkrankungen typisch. Es kommt zur Aufrauhung der knorpeligen Gelenkoberfläche mit zunehmender Gelenkspaltverschmälerung, zu Verdichtungen der Knochenstruktur und zu Randzackenbildung.

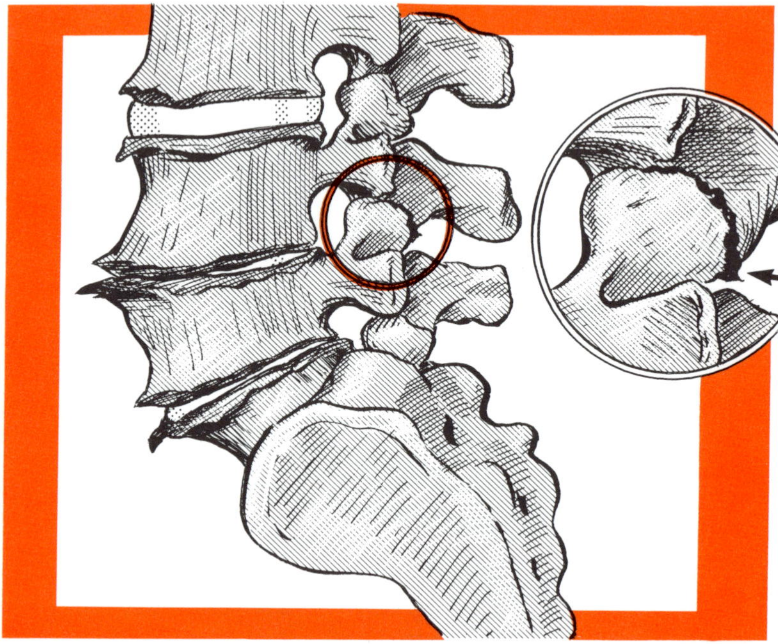

Abb. 3-17: Verschleißerscheinungen der Wirbelbogengelenke mit Randzakkenbildungen der Gelenkflächen (Spondylarthrose)

Die Darstellung der krankhaften Veränderung an den Wirbelsäulenstrukturen darf nicht zu dem Schluß verleiten, daß jede Randzacke ein krankhafter Befund ist.

Vielmehr sind Randzackenbildungen an der Wirbelsäule auch ohne auffallende Verschleißprozesse des Bandscheibengewebes möglich, nämlich dann, wenn bestimmte Stoffwechselerkrankungen vorliegen. Wir wissen, daß beispielsweise die Zuckerkrankheit eine ausgedehnte Verkalkung der Bandstrukturen verursachen kann, so daß man folgerichtig sogar von einer »Zuckergußform« der Wirbelsäule spricht. Schließlich müssen stärkere Randzackenbildungen im Rahmen der Gefügelockerung keinen Krankheitswert haben, wenn sie als Spangenbildung den Zwischenwirbelraum überbrücken. Unter diesen Umständen hat das Gewebe zu einer Selbstheilung der Instabilität des Bewegungssegmentes beigetragen. Damit ist zum Ausdruck gebracht, daß die Bewertung von krankhaften Veränderungen im Röntgenbild immer nur im Zusammenhang mit dem Untersuchungsbefund eine Aussagekraft haben kann.

Für die Diagnostik ist es ein glücklicher Umstand, daß Verschleißprozesse des vorderen und des hinteren Wirbelsäulenpfeilers aufgrund ihrer Schmerzlokalisation und Ausbreitung in den meisten Fällen gut voneinander zu unterscheiden sind. Diese Unterscheidung ist auch deswegen wichtig, weil sich aus den Verschleißerscheinungen der Wirbelsäule unterschiedliche therapeutische Ansätze ergeben.

Eine Differenzierung der von den Wirbelsäulenstrukturen ausgehenden schmerzhaften Prozesse ist wegen ihrer unterschiedlichen Versorgung mit Nervenfasern möglich. So werden die Wirbelkörper und Randbereiche der Bandscheiben von einem nach vorn austretenden Nerven, die Wirbelbogengelenke und alle Strukturen des hinteren Wirbelsäulenpfeilers dagegen von einem rückwärts austretenden Nerven versorgt (Abb. 3-18). Daraus ergeben sich auch unterschiedliche Schmerzlokalisationen. *Handelt es sich um Verschleißprozesse im Bereich des vorderen Wirbelsäulenpfeilers, so wird der Schmerz dumpf und diffus im Hals-, Rücken- oder Lendenbereich empfunden.* Eine punktförmige Lokalisation ist dem Betroffenen oft nicht möglich. Eine Verstärkung der Schmerzen läßt sich durch Belastung – für den Lendenbereich typischerweise durch Bücken oder auch durch Anheben von Lasten – feststellen, wenn der Bandscheibenkern gegen den rückenwärts gelegenen Anteil des Bandscheibenringes gedrückt wird. Ist bereits ein Bandscheibenvorfall aufgetreten, das heißt, hat der Bandscheibenkern den straffen Bandscheibenring durchtreten und drückt auf

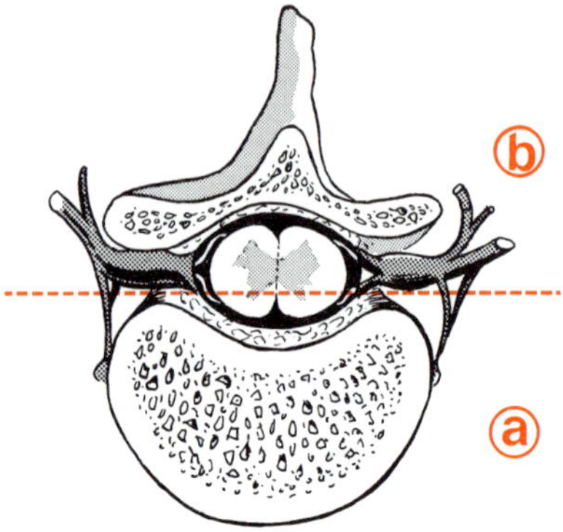

Abb. 3-18: Nervenversorgung des vorderen (a) und des hinteren (b) Wirbelsäulenpfeilers

Nervenstrukturen, so sind immer auch entsprechende Gefühlsstörungen oder Störungen in der Muskulatur nachweisbar, die von dem geschädigten Nerven versorgt wird. Die überwiegende Mehrzahl derartiger Verschleißerscheinungen des Bandscheibengewebes mit Druckschädigungen am Nervengewebe liegt im Bereich der unteren Lendenwirbelsäule. Gefühlsstörungen im Bereich der Beine und streng lokalisierte Muskellähmungen sind dann typisch. Wir sprechen von einer *Ischias*, weil die Lähmungen den Ischiasnerven betreffen. In schwersten Fällen kann sogar eine Beeinträchtigung der nicht bewußt steuerbaren Körperfunktionen eintreten und sich eine Blasen- oder Mastdarmlähmung entwickeln. Derartige Nervenstörungen können auf Druckschädigungen im Wirbelkanal hinweisen und sollten nicht bagatellisiert werden.

Bei Erkrankungen des hinteren Wirbelsäulenpfeilers treten die Schmerzen bevorzugt bei längerem Stehen auf, wenn die Wirbelsäule sozusagen in sich zusammenfällt und die Wirbelbogengelenke ineinandergedrückt werden. Diese Schmerzzustände werden oberflächlich empfunden und sind von dem Betroffenen meist sehr gut, das heißt fast punktförmig, zu lokalisieren. Verschleißprozesse an den Wirbelbogengelenken sind wie diejenigen anderer Gelenke zu bewerten. Aus diesem Grund ergibt sich auch im klinischen Bild eine ähnliche Symptomatik. Typisch ist daher, wie auch im Knie- und Hüftgelenk, ein Einlaufschmerz. Dabei sind die Schmerzen nach längerer Ruhigstellung des Gelenkes zunächst stärker ausgeprägt, können sich jedoch mit zunehmender Bewegung wieder zurückbilden. Bei längerer Ruhigstellung, zum Beispiel nach längerem Sitzen oder Stehen, ergibt sich darüber hinaus ein Steifigkeitsgefühl, das mit der Bewegung verschwindet. Bei einem Verschleiß der Wirbelbogengelenke wird in der Sprechstunde daher immer wieder davon berichtet, daß Tennisspielen oder Skilaufen ohne Schmerzen im Bereich der Wirbelsäule ausgeübt werden können, während längeres Stehen oder Sitzen als äußerst unangenehm empfunden werden.

Auf eine Differenzierung der schmerzhaften Verschleißprozesse im Bereich der Wirbelsäule wird deswegen so viel Wert gelegt, weil bei Befall des vorderen bzw. des hinteren Wirbelsäulenpfeilers unterschiedliche therapeutische Maßnahmen erforderlich sind. Handelt es sich zum Beispiel um einen beginnenden Bandscheibenvorfall, der mit jeder Beugung gegen die rückenwärts gelegenen Nervenstrukturen gedrückt wird, so ist im Rahmen eines krankengymnastischen Übungsprogrammes gerade dieser Auslösungsmechanismus zu vermeiden. Die Wirbelsäule kann unter diesen Umständen überstreckt werden. Gerade die Überstreckung ist aber bei schmerzhaften Prozessen des hinteren Wirbelsäulenpfeilers, insbesondere im Lendenwirbelsäulenbereich, als Ursache der zunehmenden Verschleißerscheinungen anzusehen. Infolgedessen kommt es immer mehr zur typischen Haltungsschwäche mit hohlrundem Rücken und Bauchmuskelschwäche (Abb. 3-19). Die damit verbundene Überlastung beispielsweise der Lendenwirbelsäule läßt sich vor allem durch eine Aufrichtung der Lendenwirbelsäule über eine Kräftigung der Bauchmuskulatur erreichen. Es handelt sich also um ein fast gegensätzliches therapeutisches Vorgehen gegenüber Verschleißerscheinungen des vorderen Wirbelsäulenpfeilers.

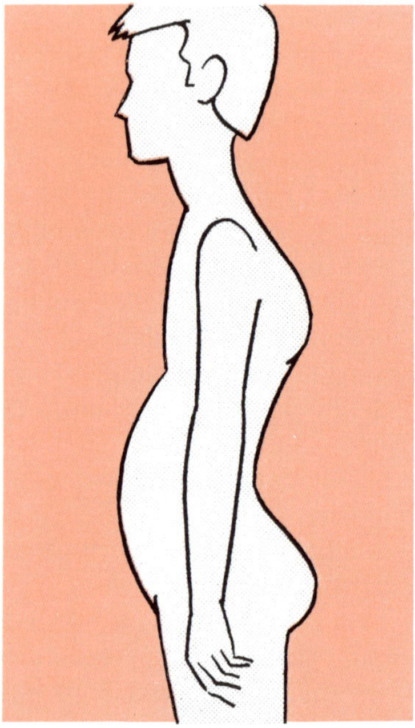

Abb. 3-19: Schlaffe Haltung mit hohlrundem Rücken und Bauchmuskelschwäche

Form und Funktion der Wirbelsäule müssen stets bedacht werden, wenn es um den gezielten Einsatz therapeutischer Maßnahmen geht.

Dies gilt auch für vorbeugende Maßnahmen, die nur dann sinnvoll erscheinen, wenn Ursachen und Entstehung des Wirbelsäulenverschleißes bekannt sind.

3.4 Ursachen und Entstehung des Wirbelsäulenverschleißes

Im technischen Bereich gilt die alltägliche Erfahrung, daß ein Gelenk um so störanfälliger ist, je kompolizierter es aufgebaut ist. Bei oberflächlicher Betrachtung kann der Eindruck entstehen, daß bei der Häufigkeit des Wirbelsäulenverschleißes diese Erkenntnis ebenso zutrifft. Es liegt daher nahe, die Ursachen von Verschleißprozessen vorwiegend auf den komplizierten Aufbau der Wirbelsäule und damit auf eine mechanische Überlastung dieser komplizierten Strukturen zurückzuführen. Es darf jedoch dabei nicht übersehen werden, daß oft eine gewisse Schwäche der betroffenen Gewebe vorliegen kann, die einen vorzeitigen Verschleiß auch unter normaler Belastung auslöst.

Verschleißprozesse an der Wirbelsäule entstehen daher ebenso wie diejenigen an Arm- und Beingelenken durch das Mißverhältnis zwischen mechanischer Belastung und biologischer Widerstandsfähigkeit des Gewebes.

3.4.1 Der Wirbelsäulenverschleiß infolge mechanischer Ursachen

Immer wieder stehen wir staunend vor der Tatsache, welche enorme Leistungsbreite die Wirbelsäule aufweist und welchen extremen Anforderungen sie gerecht werden kann. Man denke in diesem Zusammenhang nur an die extremen Belastungen beim Gewichtheber oder an die extreme Beweglichkeit bei einem Schlangenmenschen. Es liegt auf der Hand, daß bei jeder auch noch so gut ausgerüsteten Wirbelsäule derartige Maximalanforderungen früher oder später zu ernsten Verschleißerscheinungen führen.

Verschleißprozesse an der Wirbelsäule können also auf dem Boden einer mechanischen Überlastung entstehen, die durch den Beruf, durch Sport oder im täglichen Leben vorgegeben ist, die also sozusagen von außen kommt. Andererseits wird die Wirbelsäule nur dann den funktionellen Anforderungen voll genügen können, wenn sie auch in ihrer Form optimal ausgestaltet ist.

Fehlentwicklungen bzw. Fehlformen der Wirbelsäule können demnach zu einer deutlichen Einschränkung der funktionellen Leistungsfähigkeit führen. So erklären sich Verschleißprozesse, deren Entstehung auf eine verminderte Belastbarkeit der Wirbelsäulenstruktur zurückgeführt werden muß. Sie sind also primär nicht umweltbedingt, sondern im inneren Gefüge der Wirbelsäule selbst zu suchen.

Verschleißerscheinungen infolge einer fehlerhaften Form der Wirbelsäulenbausteine sind bevorzugt dort zu erwarten, wo sich auch besonders häufig Fehlentwicklungen finden. Ein bevorzugter Sitz solcher Fehlformen ist der Übergangsbereich zwischen der Lendenwirbelsäule und dem Kreuzbein. Aus entwicklungsgeschichtlichen Gründen sind hier besonders zahlreiche Formabweichungen des 5. Lendenwirbelkörpers und des Kreuzbeines festzustellen. Ein Teil der häufigen Kreuzschmerzen sind durch Verschleißprozesse infolge dieser Formvarianten zu erklären. Da diese Verschleißerscheinungen auf die innere Beschaffenheit des Wirbelsäulengefüges selbst zurückgeführt werden müssen, ist eine wirksame Vorbeugung praktisch nicht möglich. Bestehen immer wiederkehrende Schmerzzustände, so *können wir uns der verminderten Belastbarkeit nur durch unser alltägliches Verhalten anpassen.*

Natürlich können nicht nur Fehlformen des einzelnen Wirbelkörpers, sondern der gesamten Wirbelsäule Ursache von Verschleißprozessen sein, die dann nicht nur an bestimmter Stelle, sondern über mehrere Bewegungssegmente verteilt sind. So sind Verschleißprozesse sowohl bei vermehrter Bukkelbildung der Brustwirbelsäule als auch bei vermehrter Hohlrückenbildung im Bereich der Lendenwirbelsäule zu beobachten. Schließlich können auch bei seitlichen Verbiegungen der Wirbelsäule (Skoliosen) ausgedehnte Abnutzungserscheinungen an den Wirbelsäulenstrukturen auftreten.

Bei der Betrachtung mechanischer Ursachen des Wirbelsäulenverschleißes gilt es stets, den Zeitfaktor zu berücksichtigen. Insofern sind bereits geringe Fehlhaltungen der Wirbelsäule geeignet, auf lange Sicht einen Verschleißprozeß auszulösen. Dies gilt es zu bedenken, wenn wir den immer häufiger werdenden Haltungsverfall der Schuljugend bemerken, ohne daraus wesentliche Konsequenzen zu ziehen. Gerade der wachsenden Wirbelsäule muß ausreichend Gelegenheit zu einer regelrechten Ausformung gegeben werden. Lassen wir allerdings die so wichtige Rückenmuskulatur verschmächtigen, um vielleicht auch noch einem modischen Idealtyp nachzueifern (Abb. 3-20), so muß unsere Wirbelsäule naturgemäß mangels muskulärer Führung in sich zusammenfallen und das typische Bild eines Hohlrundrückens entwickeln. Aus der Sprechstunde wissen wir, daß einem Jugendlichen diese Probleme nur schwer zu vermitteln sind. Offensichtlich lernen wir erst dann aus den »Sünden der Jugend«, wenn sich dreißig Jahre später die Wirbelsäule hartnäckig und schmerzhaft bemerkbar macht. Zwingen wir schließlich die wachsende Wirbelsäule noch in eine von ungünstigen Schul- oder anderen Möbeln vorgegebene Form, so ist damit der Keim für sekundäre Veränderungen gelegt (Abb. 3-21).

Wir sollten uns daher mehr darauf konzentrieren, unsere Wirbelsäule während der noch nicht abgeschlossenen Formentwicklung auf Dauer für die alltäglichen Belastungen zu rüsten.

Diese Erstausstattung sollte vor allem in einem guten, leistungsfähigen »*Muskelkorsett*« der Wirbelsäule bestehen.

Wenn wir uns die mechanische Belastung unserer eigenen Wirbelsäule im täglichen Leben vergegenwärtigen und schließlich noch die Ursachen eines Verschleißprozesses bedenken, die im inneren Gefüge der Wirbelsäule selbst zu suchen sind, so können wir die Schwierigkeiten verstehen, die der Arzt nicht selten mit der Diagnose eines »Überlastungsschadens an der Wirbelsäule« haben kann. Diese Sachlage wird schließlich noch dadurch kompliziert, daß bei allen Verschleißprozessen der »Materialfaktor« der Wirbelsäulenstrukturen eine entscheidende Rolle spielen kann.

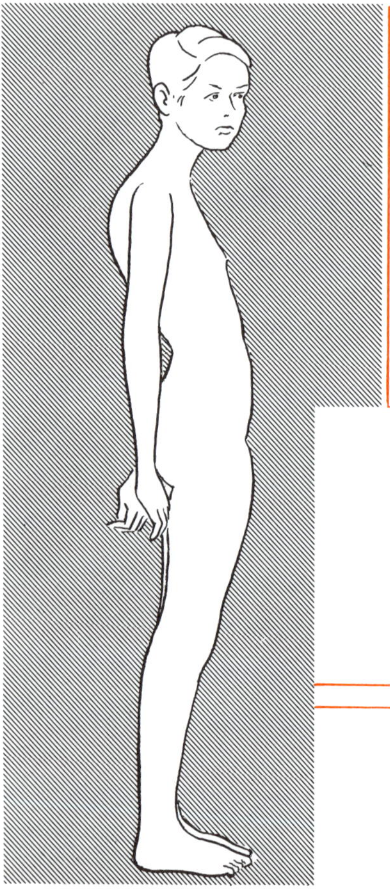

Abb. 3-20: Typische Haltungsschwäche eines Jugendlichen

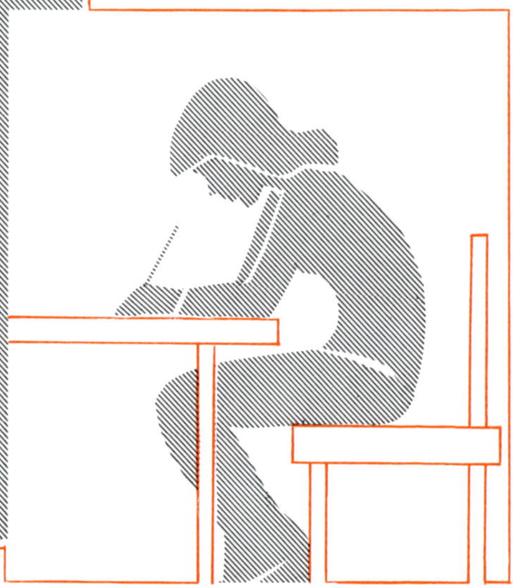

Abb. 3-21: Ungünstige Sitzhaltung an Schulmöbeln

Der Arzt und die medizinische Wissenschaft sind daher überfordert, wenn nach einer einmaligen Untersuchung auf Anhieb eine Diagnose und sogar Bewertung von krankhaften Veränderungen an der Wirbelsäule verlangt wird.

3.4.2 Beeinträchtigungen des Bandscheiben- und Knorpelstoffwechsels als Ursache des Wirbelsäulenverschleißes

Wie auch bei Verschleißprozessen an Arm- und Beingelenken, kann eine Stoffwechselstörung des Bindesgewebes ursächlich für Aufbraucherscheinungen an der Wirbelsäule verantwortlich sein. Wir erwähnten bereits, daß zum Beispiel bei der Zukkerkrankheit frühzeitig Verkalkungen an der Wirbelsäule auftreten können. Diese auch im Röntgenbild erkennbaren Veränderungen sind nun aber nicht Folge einer mechanischen Überlastung, sondern weisen auf die Stoffwechselstörung des Gewebes hin. Die Forschungen auf diesem Gebiet stecken noch in den Kinderschuhen. Zwar sind Stoffwechselstörungen bekannt, die Verschleißprozesse an der Wirbelsäule einleiten können, ihre Bewertung und Zuordnung zum Krankheitsbild ist jedoch schwierig.

Ein besonderes Augenmerk hat in der Forschung bisher den Stoffwechselprozessen und der Ernährung des Bandscheibengewebes gegolten. Das Bandscheibengewebe besitzt nur im jugendlichen Alter Blutgefäße, während im Erwachsenenalter die Nährstoffe in die Bandscheibe einsickern (diffundieren) müssen.

Wir wissen, daß nur unter einer regelmäßigen Wechseldruckbelastung die ausreichende Ernährung des Bandscheibengewebes gewährleistet ist.

Die Betonung liegt dabei auf der wechselnden Druckbelastung. Sowohl eine andauernde Entlastung des Bandscheibengewebes als auch ein anhaltender Druck auf die Bandscheibe werden die Ernährung des Bandscheibengewebes und damit die Stoffwechselvorgänge beeinträchtigen. Unter anhaltendem Druck wird die Bandscheibe zunehmend zusammengepreßt. Wir können dies daran sehen, daß wir abends etwa 1–2 cm kleiner sind als am frühen Morgen. Bei diesem Mechanismus findet keine Durchdringung des Gewebes mit den erforderlichen Nährsubstraten statt. Wenn sie entlastet ist, kann die Bandscheibe dann jedoch wieder aufquellen, ihre normale Pufferkapazität erlangen und neue Nährsubstrate aufnehmen. Wird also die Bandscheibe sowohl in der einen als in der anderen Richtung falsch beansprucht, so ist frühzeitig ein Verlust der Stoßdämpferfunktion des Bandscheibengewebes zu erwarten, weil die stoffwechselabhängige Leistungsfähigkeit des Bindegewebes überfordert ist.

»Wer rastet, der rostet.« Dieses Sprichwort gilt gleichermaßen für die Probleme der Ernährung am Bandscheiben- wie auch am Knorpelgewebe. Es ist, wie so häufig im Leben, eine Frage der Dosierung, die wie bei einem gefühlvoll behandelten Motor für die Strukturen unserer Gelenke eine längere Lebenserwartung bedeutet.

3.5 Wie kann ich dem Verschleiß an der Wirbelsäule vorbeugen?

Unser Wissen über die Wirbelsäulenfunktion hat nicht nur theoretische, sondern vielmehr praktische Bedeutung erlangt. Machen wir uns einmal klar, welchen unphysiologischen Belastungen unsere Wirbelsäule den ganzen Tag über ausgesetz ist. Es fängt damit an, daß wir unser Kreuz oder die Halswirbelsäule im ungeeigneten Bett »verliegen«. Am Arbeitsplatz müssen wir dann mehrere Stunden auf einem vielleicht unphysiologisch gebauten Stuhl in oftmals ungünstiger Position sitzen. Welche Bedeutung die »Sitzhygiene« gerade für die Entwicklung der Wirbelsäule im Schulalter hat, konnte in zahlreichen wissenschaftlichen Untersuchungen bewiesen werden. Oft sind es Kleinigkeiten, die jedoch eine dauernde Fehlbelastung der Wirbelsäule zur Folge haben.

So sehen wir immer wieder Schulkinder mit einer Fehlhal-

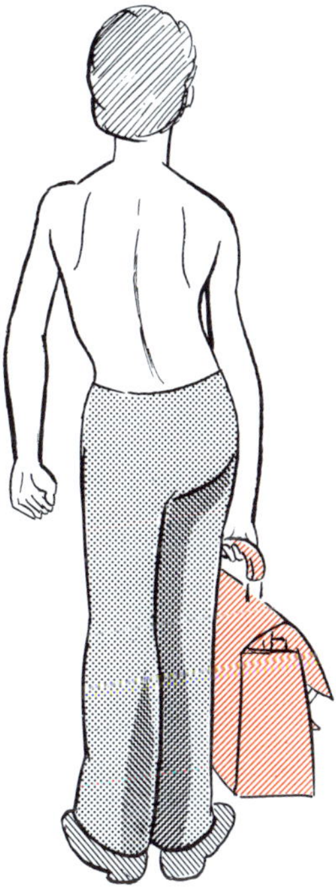

Abb. 3-22: Fehlbeanspruchung der Wirbelsäule durch einseitiges Tragen einer schweren Schultasche

tung durch eine einseitig getragene Schultasche von nicht selten einem Viertel des Körpergewichtes (Abb. 3-22).

Berufsspezifisch wird unsere Wirbelsäule durch Arbeit in gebückter Stellung oder beim Anheben schwerer Lasten besonders beansprucht. Schließlich wird die Wirbelsäule im Auto von harten Erschütterungen – noch dazu in ungünstiger Haltung – getroffen. Wer von uns kennt nicht den Griff ins Kreuz, wenn er nach einer mehrstündigen Fahrt den PKW verläßt!

Ein weiteres die Wirbelsäule arg strapazierendes Übel der heutigen Zeit ist die allgemeine Bewegungsarmut und Unsportlichkeit, die zur zunehmenden Rückbildung der Wirbelsäulenmuskulatur führt. Folgen sind außerdem Gewichtszunahme und allgemeiner Haltungsverfall (Abb. 3-23), der bei schlechter muskulärer Führung der Wirbelsäule zu erhöhter Beanspruchung der Band- und Knochenführung der Wirbelsäule führen muß. Es darf also nicht verwundern, wenn in diesen Fällen die Kraft der Bauch- und Rückenstreckmuskulatur unter 50% des Normalwertes liegt. *Nicht zuletzt auch infolge der Bewegungsarmut finden wir heute einen zunehmenden Anteil der Bevölkerung, der frühzeitig unter Kalksalzmangel des Skelettsystems mit Bevorzugung der Wirbelsäule leidet (Osteoporose). Dadurch wird eine Reihe zusätzlicher und schwieriger Behandlungsprobleme aufgeworfen.*

Aus den Ursachen des Wirbelsäulenverschleißes kann eigentlich unmittelbar auf vorbeugende Maßnahmen geschlossen wer-

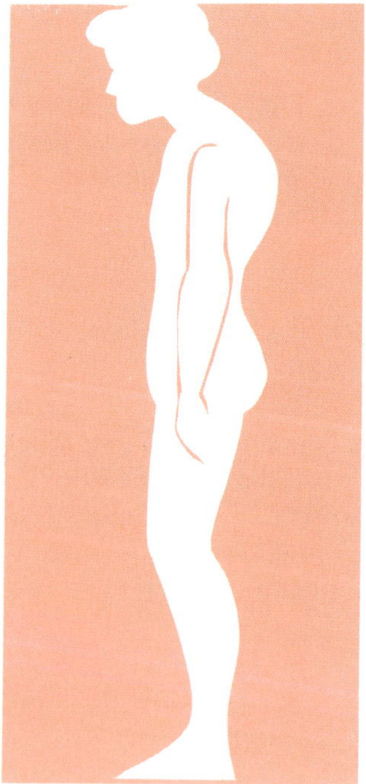

Abb. 3-23: Haltungsverfall bei Bauchmuskelschwäche und Altersrundrücken

den. Wir befürworten daher eine breitere Öffentlichkeitsarbeit nicht nur über die Ursachen der Herzkranzverfettung, sondern auch über die Ursachen und die Entstehung des Gelenk- und Wirbelsäulenverschleißes.

Ist nicht ein schmerzhaftes Gelenkleiden häufig für unsere Unbeweglichkeit, für die nachfolgende Gewichtszunahme und damit auch für internistische Erkrankungen mit verantwortlich?

Wir glauben aber, daß sich auch diejenigen, die noch niemals über Rückenschmerzen geklagt haben (auf wen trifft das schon zu?), durchaus ihrer Wirbelsäule bewußt werden sollten. Von namhaften Medizinern wird das »*Rückendisziplin*« genannt. Liegen erst einmal schmerzhafte Verschleißprozesse an der Wirbelsäule vor, sollte der Betroffene gleichermaßen über die

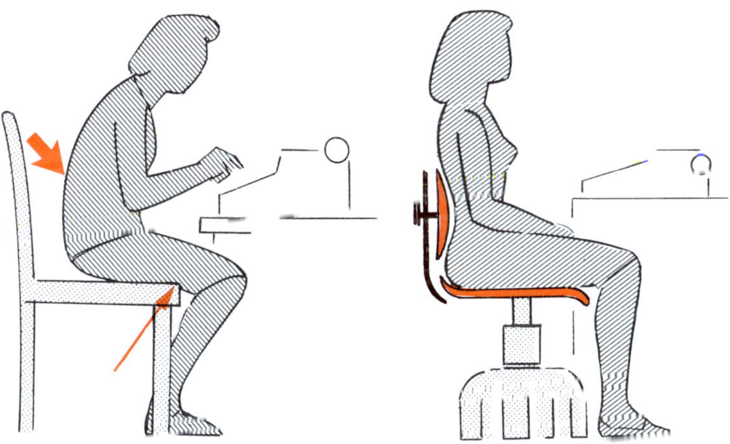

Abb. 3-24: Fehlerhafte Sitzhaltung am Bürotisch mit Überbeanspruchung der Wirbelsäule und Abschnürung der blutführenden Gefäße am Oberschenkel. Optimale Sitzmöbel garantieren eine geringere Beanspruchung der Wirbelsäule und ermüdungsfreies Sitzen.

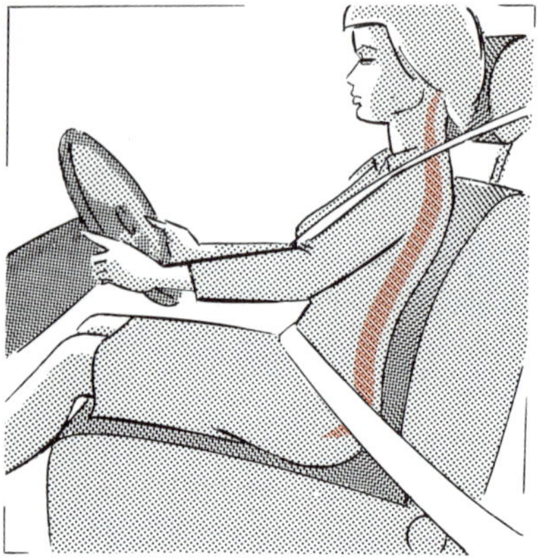

Abb. 3-25: Optimale Einpassung der Wirbelsäule im Autositz

schädigenden Faktoren aufgeklärt sein. Der Schmerzgeplagte kann durch die Vermeidung der für ihn schädlichen Bewegungen und mit einer richtigen Haltung viel zur Bekämpfung seiner Beschwerden beitragen. Dabei ist es von Vorteil, daß der Arzt ihm bebilderte Anweisungen über ein Selbstübungsprogramm zum permanenten Training der geschwächten Rückenmuskulatur mitgeben kann. Dazu kommen Anweisungen über die Wahl der richtigen Sportart, über richtiges Sitzen im Beruf (Abb. 3-24) und am Steuer und schließlich über richtiges Liegen im Bett. Die Industrie hat sich dieser brennenden Probleme mittlerweile angenommen und zum Beispiel versucht, Autositze zu konstruieren, die der optimalen Wirbelsäulenposition angepaßt sind (Abb. 3-25).

In Berufen, in denen die Wirbelsäule mechanisch stark belastet wird, kann durch richtige Hebetechnik der dauernden Überlastung der Wirbelsäule vorgebeugt werden. *So soll beim Anheben schwerer Lasten das Gewicht stets nahe am Körper gehalten werden, um einen langen Hebelarm und damit eine ungewöhnlich hohe Belastung der Bandscheiben im Lendenwirbelsäulenbereich zu vermeiden* (Abb. 3-26).

Zumeist werden die Erkenntnisse der Wirbelsäulenforschung heute bereits in der sportmedizinischen und beruflichen

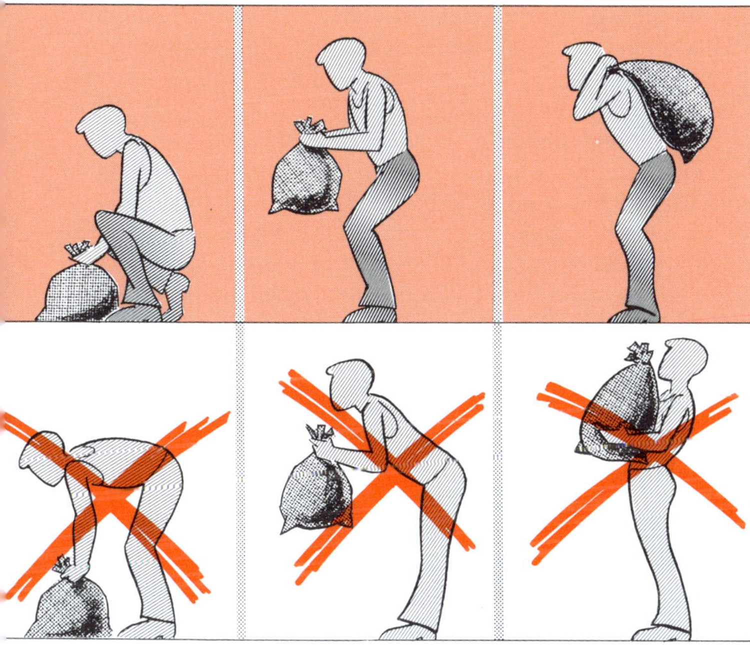

Abb. 3-26: Ausgereifte Hebetechnik als vorbeugende Maßnahme einer dauernden Überlastung der Wirbelsäule

Beratung verwertet. Noch vor zwanzig Jahren wurde in zahlreichen Berufen jahrelang in ungünstiger Stellung mit ungünstiger Beanspruchung der Wirbelsäule gearbeitet, so daß der Betroffene allabendlich den Arbeitsplatz mit erheblichen Rückenschmerzen verließ. Hier hat sich mittlerweile viel getan. Die Ausgestaltung des Arbeitsplatzes ohne arbeitsmedizinische Kontrolle ist heute fast undenkbar.

Es darf nicht verschwiegen werden, daß die Wirksamkeit vorbeugender Maßnahmen gelegentlich an der psychischen Haltung der Betroffenen scheitert. Dann ist eine Beeinflussung schwierig und vielfach sogar eine Verschlechterung zu erwarten. Der Volksmund ist sich ja des Zusammenhanges zwischen der Stimmungslage, ja sogar zwischen der Persönlichkeit eines Menschen und dessen Körperhaltung seit langem bewußt. Aussagen wie »*Er ist ein aufrechter Mann*« oder »*Das hat ihm das Rückgrat gebrochen*« weisen darauf hin, welche starke *Wechselwirkung offensichtlich zwischen der Psyche und der Körperhaltung* besteht. Daraus ergeben sich sowohl für den Arzt als auch für den Patienten mehrere Konsequenzen. Der Arzt wird auf psychische Begleitumstände bei Verschleißprozessen an der Wirbelsäule zu achten haben. Der Patient kann wie auf kaum einem anderen Gebiet den Verschleißerkrankungen durch seine Mitarbeit entgegenwirken.

Viel ist schon erreicht, wenn wir unsere Wirbelsäule anders ansehen, als sei sie nur ein mechanisches Gestänge.

4 Was sind Reizzustände und Verschleißerscheinungen an Sehnen und Bändern?

Sehnen dienen der Befestigung von Muskulatur am Knochen. Sie bestehen aus Bündelungen straffer Bindegewebsfasern, welche die Muskelfasern unmittelbar fortsetzen und sich bis in die Knochensubstanz hineinverfolgen lassen. *Die Sehnen sind die Kraftüberträger der Muskeln auf den Knochen, ihre Verschleißerscheinungen sind daher untrennbar mit der Muskelbeanspruchung verbunden.* Es ist also typisch, daß sich eine ungewohnte Beanspruchung der Muskulatur häufig nicht so sehr in der Muskulatur selbst, sondern an der Sehne zu erkennen gibt. Schmerzhaft ist dann vor allem die Stelle, wo die Sehne mit ihren bindegewebigen Fasern in den Knochen einstrahlt. Die Knochenhaut ist ein von zahlreichen Nervenfasern versorgtes und daher sehr schmerzempfindliches Gewebe.

Eine der bekanntesten Erkrankungen dieser Art ist der sogenannte *Tennisellenbogen*, bei dem Verschleißvorgänge fast punktförmig an der Außenseite des Ellenbogengelenkes auftreten. Beim Tennisspielen wird die Unterarmmuskulatur erheblich beansprucht. Dennoch reagieren nicht die Muskulatur oder die Gelenke schmerzhaft, sondern die Kontaktstellen der zugehörigen Sehnenfasern mit dem Knochen. Bedenken wir einmal die mechanische Beanspruchung der Verbindung zwischen einem beweglichen und einem starren Material, so wird uns der bevorzugte Sitz von Verschleißprozessen am Sehnenansatz am Knochen besser verständlich. Ein elektrisches Leitungskabel zeigt in der Regel an der Übergangsstelle zum Stecker die ersten Verschleißerscheinungen. Hier treten die größten Scherwirkungen auf, die zur frühzeitigen Zerrüttung des Materials führen können. Gleichermaßen verhält es sich mit den Lokalisationen an unserem Skelettsystem, wo besonders stark beanspruchte Muskeln über ihre Sehnen in den Knochen einstrahlen. Deshalb finden wir derartige Verschleißprozesse am Schulter- und Ellenbogengelenk, am Becken, am Hüft-, am Knie- und Sprunggelenk (Abb. 4-1).

Während die Sehnen als Fortsetzung der Muskeln in den aktiven Teil der Gelenkbewegungen einbezogen sind, *kommt den Bändern eher eine passive Aufgabe, eine Sicherungsfunktion bei der Gelenkbewegung zu.* Grundsätzlich sind die Bänder wie die Sehnen mit dem Knochen verbunden. Eine besondere Beanspruchung der Bänder ergibt sich nur dann, wenn ungewöhn-

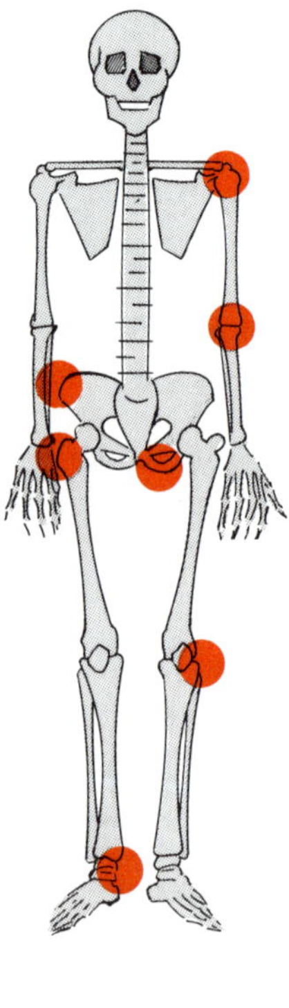

Abb. 4-1: Typische Lokalisation von Verschleißprozessen der Sehnen und Bänder

liche oder extreme Bewegungen eines Gelenkes durchgeführt werden, die von den zugeordneten Bändern gebremst werden müssen. So entstehen schmerzhafte Zerrungen von Bändern am Sprunggelenk oder wenn am Kniegelenk im X- oder O-Sinne übermäßig belastet wird, was nicht durch die Muskulatur, sondern nur durch den seitlichen Bandapparat aufgefangen werden kann.

Das Prinzip vorbeugender Maßnahmen bei Verschleißerkrankungen am Sehnen- und Bandapparat muß darin bestehen, die schädigenden Überlastungen zu vermeiden.

In den meisten Fällen ist dies bereits durch eine *Zurückhaltung bei Extrembelastungen* erreichbar. Bei einem Tennisellenbogen sollte eben so lange pausiert werden, bis sich der schmerzhafte Prozeß zurückgebildet hat. In einigen Fällen kann der Schmerzzustand jedoch nur durch konsequente Ruhigstellung des Ellenbogengelenkes mit Ausschaltung jeglicher Muskelfunktion oder jeglicher Beanspruchung des Bandapparates gebessert werden. Bei nicht beeinflußbaren schmerzhaften Verschleißerscheinungen ist gelegentlich auch einmal eine Operation in Betracht zu ziehen.

5 Allgemeine Richtlinien zur Behandlung des Gelenk- und Wirbelsäulenverschleißes

Bei der Komplexität der Ursachen und der Entstehung von Verschleißprozessen am Haltungs- und Bewegungsapparat ist es verständlich, daß sich schematisierende Empfehlungen für Behandlungsmaßnahmen nicht aufstellen lassen. Jedes Gelenk kann praktisch nur unter Berücksichtigung seiner speziellen Form- und Funktionsproblematik und der bereits eingetretenen Verschleißprozesse sinnvoll behandelt werden.

Eines der schwierigsten Kapitel bei der Therapie von Verschleißprozessen ist die Bewertung der Widerstandsfähigkeit des Gewebes, wenn bereits erste Abnutzungserscheinungen vorliegen.

Nicht selten sind wir überrascht, wie schnell ein Gelenkverschleiß voranschreiten kann. Empfehlungen über bestimmte Behandlungsmaßnahmen können sich daher jeweils nur an der aktuellen Situation, besser noch an der Verlaufsbeobachtung, orientieren. War dem Arzt eine längere Beobachtung des Krankheitsprozesses nicht möglich oder läßt die Erkrankung eine Verlaufsbeobachtung gar nicht zu, so ist die Bewertung des Gelenk- und Wirbelsäulenverschleißes besonders schwierig. Man stelle sich vor, daß der Motor des eigenen PKW gelegentlich klingelt, dies aber gerade bei der Vorführung vor dem Kfz-Mechaniker nicht tut. Es liegt auf der Hand, daß die Mechaniker zu unterschiedlichen Schlüssen über die weitere Lebensdauer des Motors gelangen müssen, je nachdem, ob sie nun einmal das Geräusch gehört haben oder nicht. So erklären sich auch unterschiedliche therapeutische Empfehlungen verschiedener Ärzte, die uns bei grober Betrachtungsweise zunächst völlig unverständlich erscheinen. Daraus folgt, daß *eine gewisse Kontinuität in der Behandlung auch eine bessere Beurteilungsfähigkeit zuläßt*. Nur unter dieser Voraussetzung ist der behandelnde Arzt in der Lage, ein sorgfältig abgestimmtes Behandlungsprogramm aufzustellen, das von der medikamentösen über die physikalische und apparative bis zur operativen Behandlung reicht. Grundprinzipien dieser Behandlungsmaßnahmen sollen im folgenden dargestellt werden, während sich Einzelheiten im Kapitel über die Krankheitserscheinungen des Bewegungsapparates finden.

5.1 Die Behandlung des Gelenk- und Wirbelsäulenverschleißes mit Medikamenten

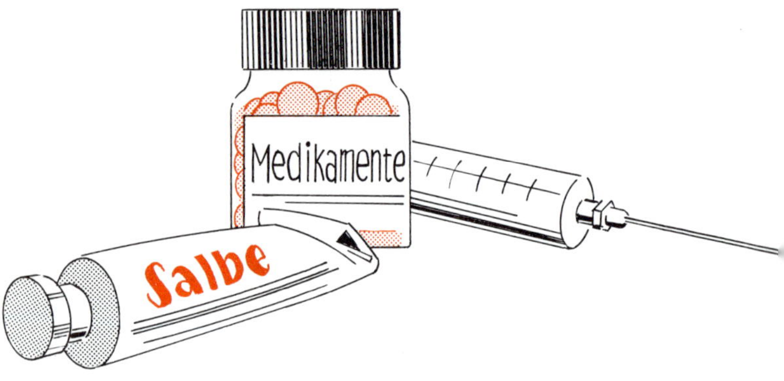

Vorab sollen einige kritische Worte zur Tablettengläubigkeit der heutigen Zeit gesagt werden. Bei zahlreichen Erkrankungen der inneren Organe sind wir auf eine medikamentöse Behandlung angewiesen, obwohl sich der Krankheitsprozeß weder durch Schmerzen noch durch einen auffälligen Funktionsausfall bemerkbar macht. Ganz anders dagegen verhält es sich bei den meisten Erkrankungen des Haltungs- und Bewegungsapparates und im besonderen bei den Verschleißerscheinungen. Die Folgen des Gelenkverschleißes sind für den Betroffenen fast immer klar ersichtlich. Schmerz und Leistungsminderung, das heißt Bewegungseinschränkung eines Gelenkes oder der Wirbelsäule, stehen im Vordergrund. Häufig bemerken wir bereits die ersten Anzeichen eines Verschleißprozesses. Vielfach wissen wir, worauf wir einen schmerzhaften Reizzustand eines Gelenkes oder der Wirbelsäule zurückzuführen haben, und daß er meist nur wenige Tage andauert und möglicherweise auch mit bestimmten Maßnahmen gut behandelt werden kann.

Durch bestimmte Verhaltensregeln ist der Schmerzhaftigkeit von Verschleißprozessen auf die Dauer am ehesten beizukommen, während eine medikamentöse Behandlung nur in sorgfältig ausgewählten Fällen wirklich weiterhilft. Damit soll gesagt sein, daß einem Verschleißprozeß des Gelenkes vorgebeugt werden kann und daß die medikamentöse Behandlung eines einmal eingetretenen Gelenkverschleißes nur in bestimmten Fällen wirkungsvoll ist.

Es ist ein Hauptprinzip ärztlichen Denkens und Handelns, krankhafte Veränderungen – sofern möglich – an der Wurzel anzupacken, d. h. diagnostische und therapeutische Maßnahmen anzuwenden, die auf die Ursache des krankhaften Geschehens gerichtet sind. Damit sind Behandlungsmaßnahmen angesprochen, die die Ursachen des Gelenk- und Wirbelsäulenverschleißes selbst vollständig ausräumen. Die Ursachen aber bestehen zu einem erheblichen Teil in von unseren Lebensgewohnheiten abhängigen Belastungen unseres Haltungs- und Bewegungsapparates.

Ist erst einmal ein Gelenkverschleiß eingetreten, so ist eine ursächliche Behandlung dieser Veränderungen nicht mehr möglich.

Über die Bedeutung krankhafter Stoffwechselprozesse bei der Entstehung von Verschleißerscheinungen an Knorpel, Sehnen und Bandapparat wird weiter intensiv geforscht. Immerhin sind inzwischen interessante Erkenntnisse über medikamentöse Einwirkung auf Stoffwechselstörungen des Knorpels gewonnen. In diesen Fällen können bestimmte Substanzen, die vom Knorpel benötigt werden, in das Gelenk eingespritzt werden. Eine ursächlich angreifende medikamentöse Behandlung des Gelenkverschleißes ist jedoch nur bei bestimmten Stoffwechselerkrankungen (z. B. Gicht) möglich, deren konsequente Behandlung den Fortgang von Verschleißerscheinungen verlangsamen oder sogar verhindern kann.

Wenn auch Verschleißerscheinungen medikamentös nicht geheilt werden können, so steht uns doch eine große Palette für die Behandlung der Auswirkungen des Verschleißprozesses zur Verfügung. Ein häufiges Symptom eines Verschleißprozesses ist der entzündliche Reizzustand der Gelenkkapsel. Dieser Reizzustand entspricht einer *entzündlichen Veränderung der Gelenkinnenhaut (Synovitis), die durch abschwellende und entzündungshemmende Medikamente behandelt werden kann.* Mit der Beseitigung dieses Reizzustandes ist wiederum ein Einfluß auf die Schmerzhaftigkeit des Prozesses möglich. Sind die Schmerzen genommen, ergibt sich daraus eine deutlich verbesserte Gelenkfunktion.

Die Behandlung der Schmerzhaftigkeit von Gelenkprozessen mit wirksamen Medikamenten muß als Ziel ärztlicher Maßnahmen gelten. Schließlich ist eine Funktionsverbesserung auch dadurch möglich, daß die verspannte Muskulatur medikamentös beeinflußt wird. Die Behandlung des entzündlichen Reizzustandes an der Gelenkkapsel, der sich dem Verschleißprozeß aufpfropft, kann durch lokal angewendete Medikamente (z. B. Spritzen in das Gelenk) natürlich sehr viel dosierter und gezielter geschehen. Da bei Spritzen in ein Gelenk die zur Anwendung kommenden Substanzen in viel höherer Konzentration wirksam werden können, ist auch der erreichte Erfolg vielfach überraschend. Gelegentlich kann nach nur einer einzigen Spritze mit entzündungshemmenden oder abschwellenden Substanzen der Schmerz weitgehend beseitigt werden. Derartige Maßnahmen sind aber nur dann anzuwenden, wenn andere Möglichkeiten der Beeinflussung eines Verschleißprozesses bereits ausgeschöpft sind.

Schließlich steht für die örtliche Behandlung von Verschleißerkrankungen an Gelenken oder der Wirbelsäule eine große Palette von physikalischen Maßnahmen zur Verfügung. Sie werden, wie auch die Krankengymnastik, die häufig den wichtigsten Aspekt funktionsverbessernder Maßnahmen darstellt, in einem eigenen Kapitel abgehandelt.

5.2 Die Behandlung des Gelenk- und Wirbelsäulenverschleißes mit orthopädischen Hilfsmitteln

Das nach wie vor wichtigste Ziel ärztlichen Handelns ist die Schmerzbeseitigung. Bestehen nun bewegungs- oder belastungsunabhängige Gelenkschmerzen, so versucht man zunächst, durch Entlastung oder Ruhigstellung eine Erleichterung zu erreichen. Häufig ist es dazu notwendig, die sonst nicht vollends zu erreichende Entlastung oder Ruhigstellung eines Gelenkes durch bestimmte technische Maßnahmen zu unterstützen. Bei akuten Reizzuständen der Gelenke mit entzündlichen Reaktionen der Gelenkinnenhaut ist eine Ruhigstellung nur so lange angezeigt, wie diese entzündliche Reaktion anhält. Dementsprechend sind nur kurzfristig durchgeführte Maßnahmen, wie zum Beispiel eine Ruhigstellung im Gipsverband, angezeigt. Handelt es sich dagegen um schwer beeinflußbare, schmerzhafte Verschleißprozesse, die auf Dauer nicht wesentlich gebessert werden können, so ist eine vollständige Ruhigstellung durch spezielle Apparate, Schienen oder Schuhanfertigungen zu erzielen. Ein hochgradig schmerzhafter Verschleißprozeß des Fußgelenkes, beispielsweise nach Knöchelbruch, kann durch einen »Arthrodesenschuh« wirksam beeinflußt werden. Dabei wird zwar die Beweglichkeit des Fußgelenkes vollständig ausgeschaltet, doch das Schuhwerk ist so gestaltet, daß das Gangbild kaum beeinträchtigt ist.

In anderen Fällen sind *orthopädische Hilfsmittel zur Verbesserung der Tragfähigkeit des Gelenkes oder auch zur Verbesserung der sonst geschädigten Gelenkführung gedacht.* Durch spezielle Bandagenanordnungen ist zum Beispiel eine Verbesserung der Gelenkführung und Stabilität des Kniegelenkes zu erreichen. Mit einer speziellen Apparatevorrichtung kann ein Kniegelenk bei fehlender seitlicher Bandführung zum Beispiel gegen seitliches Abknicken geschützt werden, während die Beuge- und Streckbewegungen noch durchgeführt werden können (Abb. 5-1).

An der Wirbelsäule werden orthopädische Hilfsmittel nach gleichen Prinzipien verordnet. Ist das »Muskelkorsett« der Wirbelsäule unzureichend aus- oder zurückgebildet, kann für die Zeit der Muskelkräftigung eine Bandage oder ein speziell angefertigtes Korsett unterstützend wirksam werden. Solange jedoch die Aussicht besteht, daß sich die Muskulatur erholt, darf es sich hierbei nur um eine vorübergehende Behandlungsmaßnahme handeln. *Eine funktionstüchtige Muskulatur kann durch kein Korsett wirksam ersetzt werden.*

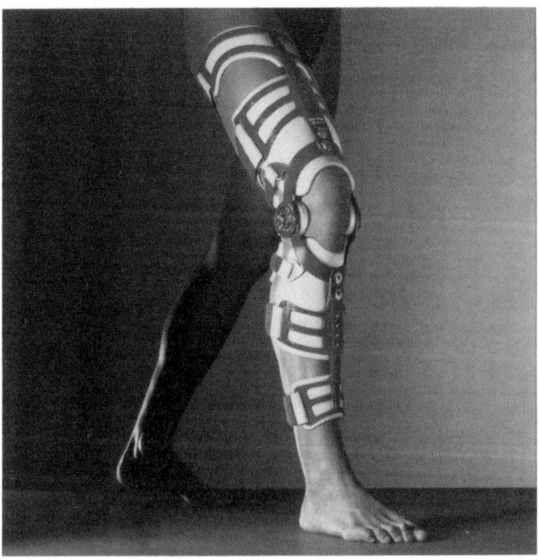

Abb. 5-1: Geführte Kniegelenksorthese (F. Bauerfeind)

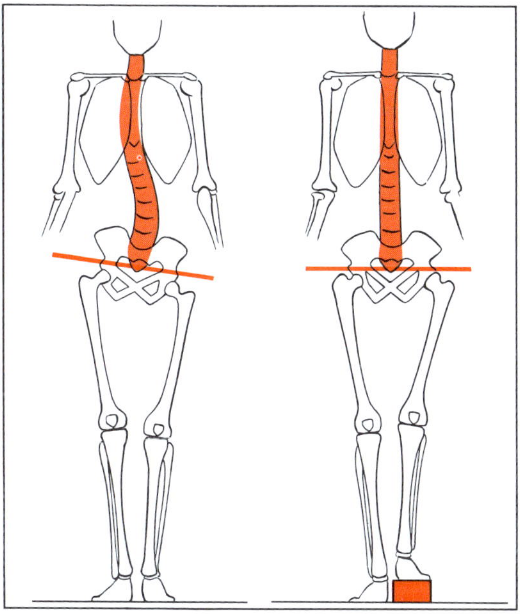

Abb. 5-2: Beinverkürzung mit Beckenschiefstand und Wirbelsäulenverkrümmung (Skoliose, Ausgleich durch Schuherhöhung)

An der Wirbelsäule kann häufig durch einfache Maßnahmen ein wesentlicher Behandlungseffekt erzielt werden. Wie wir bereits erwähnten, reagiert das Wirbelsäulengefüge besonders empfindlich auf Störungen der Statik. So kann beispielsweise eine Beinverkürzung nach Verletzung oder Entzündung zum Beckenschiefstand und zur Verbiegung der Wirbelsäule (Skoliose) führen – eine wesentliche Ursache, die zu frühzeitigem Verschleiß führen kann. Eine rechtzeitig verordnete Schuherhöhung bringt die Wirbelsäule wieder ins Lot und kann dadurch mechanisch bedingten Abnutzungserscheinungen an der Wirbelsäule vorbeugen (Abb. 5-2).

5.3 Prinzipien der operativen Behandlung des Gelenk- und Wirbelsäulenverschleißes

Wir wissen, daß mechanische Ursachen beim Gelenk- und Wirbelsäulenverschleiß eine wichtige Rolle spielen. Ist der Überlastungsschaden auf eine Fehlform des Gelenkes oder der Wirbelsäule zurückzuführen, so bietet sich eine Korrektur dieser Fehlentwicklungen auf operativem Wege an. Das Prinzip derartiger Operationen soll am Beispiel einer Fehlstellung des Kniegelenkes dargestellt werden.

Bei einem O-Bein werden die innen gelegenen Gelenkflächenanteile besonders stark belastet, während im Bereich des äußeren Gelenkspaltes möglicherweise sogar Zugbelastungen auftreten. Aus diesem Grund ist der Verschleißprozeß zunächst bevorzugt an der Innenseite des Gelenkes anzutreffen und greift erst im weiteren Verlauf auf das ganze Gelenk über. Eine Verminderung der mechanischen Überlastung mit den nachfolgenden Verschleißerscheinungen kann durch die operative Beseitigung dieser Fehlstellung erreicht werden. Beim Kniegelenk bedeutet das, entweder unterhalb oder oberhalb des Kniegelenkes die Beinachse durch Entnahme eines Knochenkeiles auszugraden (Abb. 5-3).

Beabsichtigt ist praktisch eine Wiederherstellung der Achsenverhältnisse, die zu einer gleichmäßigen Belastung sowohl im Bereich des inneren und des äußeren Gelenkspaltes führen, um weiterhin eine schmerzfreie Funktion ohne Verschleiß zu gewährleisten und damit eine Verlängerung der Lebenserwartung dieses Gelenkes erwarten zu lassen. *Selbstverständlich sind die einmal eingetretenen Verschleißerscheinungen in dem betroffenen Gelenk nicht mehr rückgängig zu machen.* Nur beim Jugendlichen sind noch gewisse Reparationsvorgänge am Knorpelgewebe möglich. Die bereits vorhandenen Verschleißerscheinungen müssen daher fortlaufend beobachtet und einer entsprechenden medikamentösen oder physikalischen Therapie unterzogen werden. Gleiche Prinzipien der operativen Achsenkorrektur sind auch an allen anderen Gelenken anwendbar.

Diese Überlegungen treffen auch auf korrigierende Opera-

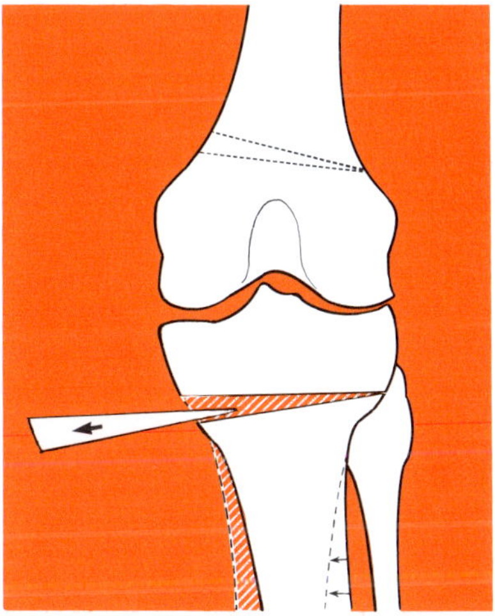

Abb. 5-3: Prinzip der operativen X-Beinkorrektur durch Knochenkeilentnahme unterhalb oder oberhalb des Kniegelenkes

tionen am Hüftgelenk zu, die wegen der Häufigkeit der Hüftgelenksfehlentwicklungen (Hüftgelenksdysplasie) auch zu den häufigsten korrigierenden Operationen dieser Art gehören. Die achsenkorrigierenden Operationen, die vorwiegend an den mechanisch besonders stark beanspruchten Beingelenken durchgeführt werden, haben über ihren langfristigen mechanischen Belastungseffekt hinaus jedoch nicht selten eine äußerst prompte Wirkung auf die Schmerzhaftigkeit der bestehenden Verschleißprozesse. Bei bereits fortgeschrittenen Verschleißerscheinungen der Gelenke, die sich röntgenologisch an erheblichen Veränderungen der knöchernen Gelenkkörper erkennen lassen, besteht häufig eine Druckerhöhung des Knochenbinnenraumes. Bei der Durchtrennung oder Entlastungsbohrung des Knochens wird diese Druckerhöhung beseitigt, die ganz wesentlich für die Schmerzhaftigkeit der bestehenden Verschleißprozesse verantwortlich ist. Im weiteren Verlauf ist von der Knochendurchtrennung auch eine Verbesserung der Durchblutung des gesamten Gelenkes zu erwarten. Der Heilungsprozeß geht jedoch zwischenzeitlich mit einer deutlich vermehrten Durchblutung einher, die besonders bei den Verschleißprozessen, die überwiegend auf Durchblutungsstörungen des Knochengewebes beruhen, mit Vorteil ausgenutzt werden kann.

Es muß hier darauf hingewiesen werden, daß die korrigierenden Knochendurchtrennungen jedoch nur unter bestimmten Voraussetzungen zur Anwendung kommen können. *Die genaue Anzeige zur Operation kann allein von einem erfahrenen Orthopäden gestellt werden.* Bei fortgeschrittenen Verschleißerscheinungen, welche die biologische Widerstandsfähigkeit des Gelenkes bereits weitgehend erschöpft haben, ist dagegen eine solche Operation nicht mehr angezeigt. In Abhängigkeit vom Alter muß dann gelegentlich zur Versteifung eines Gelenkes geraten werden.

Die operative Versteifung eines Gelenkes ist auch heute noch unter Umständen bei bestimmten Gelenkerkrankungen das am besten geeignete Mittel. Sie bietet die größtmögliche Sicherheit mit dem Vorteil der genügenden Tragfähigkeit eines Skelettabschnittes, wenn auch durch die Versteifung die Bewegungsfähigkeit des Gelenkes vollständig ausgeschaltet ist. Bei bestimmten Verschleißprozessen des Fuß-, Knie- oder Hüftgelenkes sind versteifende Operationen angezeigt, auch wenn wir bereits in das »Zeitalter des Gelenkersatzes« eingetreten sind.

5.4 Der Gelenkersatz

Der künstliche Gelenkersatz gehört inzwischen zu den erfolgreichsten Therapieverfahren der modernen Orthopädie. Exakte Forschungsarbeiten über Gleit-, Abrieb- und Einwachsverhalten sowie Standfestigkeit der verschiedenen Gelenkarten haben zu einer Standardisierung der Gelenkersatzoperationen und einer weltweiten Verbreitung dieses Verfahrens geführt. Unabdingbare Voraussetzungen für den Erfolg dieser Operationen sind neben Können und Erfahrungen des Operateurs die perfekte technische Ausrüstung, Asepsis, die Anästhesie-

und Intensivmedizin sowie sorgfältige, ärztlich überwachte Nachbehandlungsmöglichkeiten (Abb. 5-4).

Die zahlenmäßig im Vordergrund stehenden Gelenkersatzoperationen betreffen das Hüftgelenk und das Kniegelenk. Allein in Deutschland werden derzeit jährlich 75000 künstliche Hüftgelenke eingesetzt (Abb. 5-5). Aber auch künstliche Schulter, Ellbogen- und sogar Fingergelenke stehen bei schweren Deformierungen dieser Gelenke zur Verfügung.

Beim künstlichen Gelenkflächenersatz (Alloarthroplastik) werden die verschlissenen knorpeligen Gelenkflächen sowie die meist ebenfalls in Mitleidenschaft gezogenen Knochenanteile und die entzündlich veränderten Schleimhäute entfernt. Dann wird das knöcherne Lager zur Aufnahme des künstlichen Gelenkes (Prothese) mit Hilfe von speziellen Instrumenten und Schablonen präzise entsprechend der voroperativen Planung zubereitet. Die Fixierung der Prothese im Knochen kann entweder durch Knochenzement erfolgen oder zementfrei durch eine spezielle Formgebung, Elastizitätsanpassung und Oberflächenbeschaffenheit des Implantates. Insbesondere in diesen Punkten besteht noch eine lebhafte Diskussion der Fachleute um das beste und dauerhafteste Verankerungsprinzip.

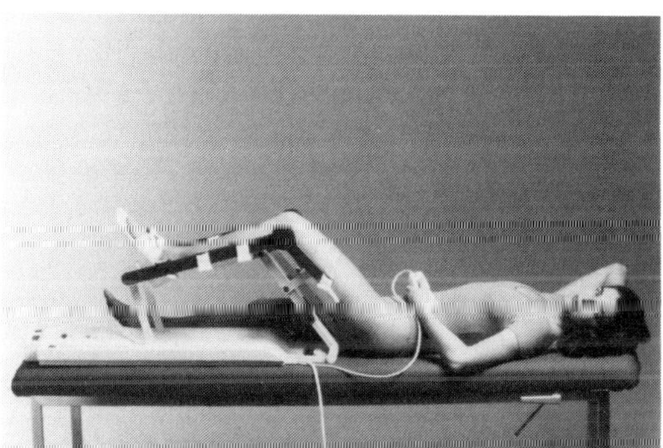

Abb. 5-4: Motorisierte Bewegungsschiene für Knie- und Hüftbehandlung (Fa. Hug)

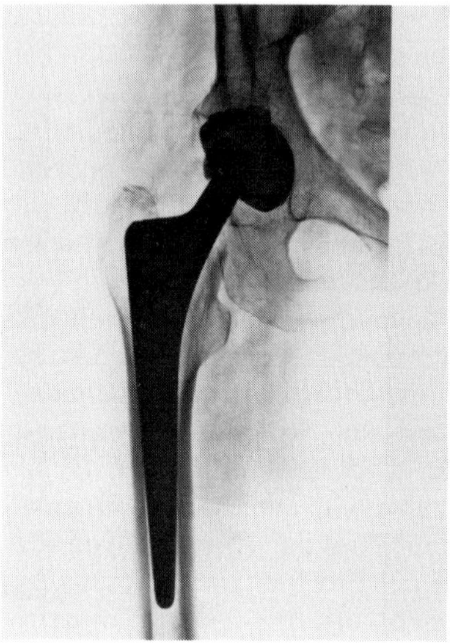

Abb. 5-5: Röntgenbild eines künstlichen Hüftgelenkes

Beide Techniken haben spezielle Vorteile. Die zementierte Prothese kann der Patient sofort belasten, während bei den zementfreien künstlichen Hüftgelenken zunächst (etwa 6 Wochen) zur besseren Anheilung nur eine Teilbelastung möglich ist.

Hier soll und kann nur der verantwortungsvolle, erfahrene Arzt gemeinsam mit seinem Patienten eine individuelle Entscheidung fällen. Er wird immer eine feinfühlige Abwägung der Erfordernisse seines Patienten in Würdigung der Gesamtpersönlichkeit suchen und einen entsprechenden Rat geben. Schließlich müssen neben dem Befund des erkrankten Gelenkes vielfältige Faktoren berücksichtigt werden, zum Beispiel Geschlecht, Temperament, Alter, Lebenserwartung, allgemeiner Gesundheitszustand, Operationsfähigkeit, Aktivitätsgrad und Berufsstand. Auch Vorerkrankungen und Voroperationen müssen in dieser Überlegung mit einbezogen werden.

Die derzeit verwendeten Implantate bestehen aus Materialien wie Kobalt-Chrom-Molybdänstahl-Legierungen, Titan, Keramiken und hochverdichteten Kunststoffen.

Die Möglichkeiten des künstlichen Gelenkersatzes haben vielen Tausenden Patienten einen großen Gewinn an Lebensqualität und Lebensfreude durch die schmerzfreie Funktion des »neuen« Gelenkes gebracht. Der Patient sollte sich in der Hand des erfahrenen Arztes und seines Teams geborgen fühlen und kann meist bereits nach kurzer Heilungs- und Behandlungszeit die Klinik wesentlich gebessert verlassen. Es ist aber darauf hinzuweisen, daß die Haltbarkeit der künstlichen Gelenke limitiert ist. Es ist hinreichend bekannt, daß das künstliche Gelenk auslockern oder ausbrechen kann. Die ständigen Lastwechsel während der Gelenkbewegung, insbesondere bei erhöhten Risikofaktoren (Übergewicht!), können zu vermehrtem Knochenabbau und zur Lockerung führen. Weitere Ursachen der Auslockerung können akute oder chronische Infekte oder systemische Knochenveränderungen (beispielsweise Osteoporose bei Frauen nach den Wechseljahren) darstellen.

Derzeit kann mit einer durchschnittlichen Haltbarkeit der künstlichen Gelenke von etwa 12–14 Jahren gerechnet werden. Es werden aber auch zahlreiche erfolgreiche Verläufe von über 20 Jahren beobachtet. Unsere eigenen Erfahrungen an der Orthopädischen Universitätsklinik Heidelberg bei 1000 implantierten zementfreien Hüftgelenken zeigen innerhalb der ersten 10 Jahre 95 % gute und sehr gute Ergebnisse.

Aber auch bei frühzeitiger Lockerung besteht die Möglichkeit, die Endoprothese in einer zweiten Operation auszuwechseln. Die technischen Schwierigkeiten können zwar bei einer Wechseloperation etwas größer sein, jedoch kann auf diesem Wege auch hochbetagten Patienten wieder schmerzfreie Belastungsfähigkeit und damit mehr Lebensqualität gegeben werden.

6 Richtlinien für eine gesunde Ernährung

Eine gesunde und ausgewogene Ernährung ist eine Voraussetzung für das Gedeihen des Kindes als auch für den Erhalt der körperlichen und geistigen Leistungsfähigkeit des Erwachsenen und für ein beschwerdefreies Leben im Alter.

Die richtige Ernährung muß in Abhängigkeit von Lebensalter, Geschlecht, Konstitution und körperlicher Beanspruchung den unterschiedlichen Stoffwechselbedürfnissen des gesamten Organismus, also auch des Bewegungsapparates, gerecht werden (Kapitel 6.7). Die Nahrung kann in folgende wesentliche Bestandteile unterteilt werden:

1. Kohlenhydrate
2. Fette
3. Eiweiße (Proteine)
4. Vitamine
5. Wasser, Mineralien und Spurenelemente
6. Ballaststoffe

6.1 Kohlenhydrate

Als wichtigstem Energielieferanten unserer täglichen Nahrung kommt den Kohlenhydraten eine zentrale Bedeutung zu. Kohlenhydrate können leicht aufgeschlüsselt und verstoffwechselt werden. Daher ist die Gewinnung von Energie aus Kohlenhydraten für den Organismus – und hier insbesondere für die Skelettmuskulatur – sehr ökonomisch. Die schnell verfügbare Einsatzreserve der Kohlenhydrate im Organismus heißt *Glykogen*, das vorwiegend in der Leber und in der Skelettmuskulatur eingelagert wird. Bei ausdauertrainierten Sportlern bestehen große Glykogenspeicher (bis zu 750 Gramm). Beim nicht trainierten und geforderten Menschen dagegen werden Kohlenhydrate in Fett umgewandelt und als »Fettpölsterchen« unterschiedlicher Dimension im Unterhautgewebe deponiert.

In der Nahrung kann zwischen zwei wesentlichen Kohlenhydratformen unterschieden werden: Auf der einen Seite stehen die rasch verdaulichen Kohlenhydrate, bestehend aus kurzkettigen Zuckern, beispielsweise Traubenzucker (Glucose) und Fruchtzucker (Fructose). Auf der anderen Seite stehen die langkettigen Vielfachzucker, die erst nach komplexen Aufspaltvorgängen im Verdauungstrakt zur Energiegewinnung genutzt werden können. Zu dieser Gruppe gehören die Stärken, z. B. die Getreide-, Kartoffel-, Reis- oder Maisstärke. Die wichtigsten Kohlenhydratquellen der Nahrung in West- und Mitteleuropa sind Brot, Teigwaren, Reis und Zucker.

	Kalorien	**Kohlenhydrate**	**Fett**	**Eiweiß**
Vollkornbrot	240	47,0 g	1,2 g	7,0 g
Weißbrot	260	50,0 g	1,2 g	8,2 g
Spaghetti	390	72,4 g	2,9 g	13,0 g
Reis	372	75,4 g	2,2 g	7,4 g
Honig	305	80,1 g	–	0,4 g
Nicht zu unterschätzen ist auch die Kalorienzufuhr über gesüßte oder stärkereiche Getränke:				
Cognac	0,02 l	70 kcal		
Weißwein	0,25 l	155 kcal		
Rotwein	0,25 l	175 kcal		
Champagner	0,25 l	320 kcal		
Bier	0,25 l	115 kcal		
Coca-Cola	0,25 l	110 kcal		

6.2 Fette

Auch Fette haben einen hohen Stellenwert in der Zusammensetzung der Ernährung. Sie sind aus Fettsäuren und Glycin aufgebaut und besitzen je nach Zusammensetzung unterschiedliche Eigenschaften. Die sogenannten essentiellen, ungesättigten Fettsäuren (zum Beispiel Linolsäure, Arachidonsäure) können vom Organismus nicht selbst synthetisiert werden und müssen daher Bestandteil der zugeführten Nahrung sein. Sie kommen in pflanzlichen Ölen und Fetten vor (Maiskeim-, Sonnenblumen-, Soja- und Olivenöl), in geringeren Mengen auch in festen Fettprodukten (Kokosfett, Butter, Margarine).

Fette besitzen einen hohen Kaloriengehalt, daher ist ein hoher Fettanteil in der Diätzusammenstellung kritisch zu beurteilen (Kapitel 6.6). Eine fettfreie Ernährung dagegen ist nicht möglich, da neben der Bedeutung der essentiellen Fettsäuren auch eine gewisse Fettmenge zur Löslichkeit der Vitamine (A, D, E und K) erforderlich ist.

Eine wichtige Beziehung besteht zwischen dem täglichen Pro-Kopf-Verbrauch an Fett und der Zunahme der ernährungsbedingten Stoffwechsel- und Herz-Kreislauf-Erkrankungen in der Bevölkerung, die außerdem eng an die Cholesterinaufnahme gekoppelt ist. Hohe Cholesterinwerte können zu Gefäßveränderungen in den Herzkoronarien, Gehirngefäßen, großen Rumpfgefäßen und den Extremitätengefäßen führen. Daher sind zur Prophylaxe Reduzierungen des Fettanteiles in der Nahrung und Bevorzugung ungesättigter Fettsäuren, die den Cholesterinspiegel sogar senken können, erstrebenswert. In Zweifelsfällen ist bei Ernährungsproblemen, die sich etwa in der Form von Übergewicht ja auch direkt auf den Bewegungsapparat auswirken können, immer eine individuelle ärztliche Beratung angebracht.

6.3 Eiweiße (Proteine)

Eiweiße sind die wesentlichen Strukturbausteine der Körperzellen, Gewebe, Sekrete und Fermente. Eiweiße werden in der Regel nicht zur Energiegewinnung herangezogen. Nur bei ausgeprägten Mangel- und Hungerzuständen werden Struktureiweiße selbst verstoffwechselt. Der Energiegehalt von 1 Gramm Eiweiß entspricht entwa 4,1 kcal.

Eiweiße sind aus Aminosäuren aufgebaut, von denen eine Reihe aus der Nahrung aufgenommen werden muß (essentielle Aminosäuren). Tierisches Eiweiß, wie Fleisch, Fisch, Milchprodukte und Eier, sind sehr hochwertig, haben jedoch den Nachteil, mit Cholesterin und Fetten zugeführt zu werden. Da der Eiweißanteil pflanzlicher Nahrungsmittel gering ist, stellen diese an sich biologisch hochwertigen Eiweiße in Mitteleuropa nur einen kleinen Teil der täglichen Proteinzufuhr. Erst in jüngster Zeit bereichern proteinreiche vegetarische Nahrungsmittel (wie Soja oder Tofu) unseren Speiseplan, meist in Form der sogenannten Vollwertkost.

Der tägliche Eiweißbedarf beträgt etwa 1 Gramm Eiweiß pro Kilogramm Körpergewicht pro Tag.

6.4 Vitamine

Vitamine sind lebensnotwendige Substanzen, die der Körper nicht selbständig produzieren kann. Vitamine gelten als Beschleuniger von Stoffwechselvorgängen (»Biokatalysatoren«), ohne selbst während dieses Stoffwechselvorganges abgebaut zu werden.

Vitaminmangelkrankheiten führen neben internistischen und neurologischen Problemen nicht selten auch zu nachhaltigen Veränderungen des Bewegungsapparates (beispielsweise Vitamin-D-Mangel zu Rachitis).

Vitamin C katalysiert den Zellstoffwechsel, steigert die körpereigenen Abwehrkräfte und die Vitalität. Bei fieberhaften Erkrankungen wird Vitamin C vermehrt mit dem Körperschweiß ausgeschieden und muß durch eine spezielle Anreicherung der Diät mit Früchten, Salaten und Säften wieder zugeführt werden.

6.5 Wasser, Mineralien und Spurenelemente

Der Körper eines erwachsenen Menschen besteht zu über 60 % aus Wasser.

Wasser ist *das* Transport- und Lösungsmittel des Körpers. Mineralien und Spurenelemente spielen in allen biochemischen und biologischen Regelkreisläufen (Permeabilität der Zellwand, bei der Weiterleitung von Nervenreizen u. a.) eine zentrale Rolle. Diese anorganischen Substanzen liegen zumeist in Ionenform vor und beeinflussen durch ihre Ladung wesentlich die elektrophysiologischen Steuerungsmechanismen auf zellulärer Ebene.

Schleimhäute und Muskulatur sind die flüssigkeitsreichsten Gewebe des Körpers. Die Wasser- und Elektrolytbilanz, das heißt das Lösungsgleichgewicht zwischen Wasser und Mineralien, wird über die Parameter Durst (Flüssigkeitsaufnahme, Salzbedarf) und Wassersekretion (durch Schwitzen, Ausatmung, Nieren- und Leberausscheidung) reguliert. Die günstigste Flüssigkeitsaufnahme erfolgt über isotonische Drinks, wie sie etwa Hochleistungssportler verwenden. Hier werden die wichtigsten Mineralstoffe – Kalium, Calcium, Natrium und Magnesium – in optimalem Mischungsverhältnis zugeführt.

Täglicher Mineralienbedarf:	
Natriumchlorid	10–15 g
Kalium	0,8–1,3 g
Magnesium	300 mg
Calcium	500 mg
Phosphat	500 mg

6.6 Ballaststoffe

Ballaststoffe sind Substanzen, die ohne wesentlichen Nährwert mit den übrigen Nahrungssubstanzen den Magen-Darm-Trakt passieren (vorwiegend pflanzliche Gerüstsubstanzen). Ballaststoffe können von den Verdauungsfermenten nicht aufgespalten und verwertet werden und werden daher im wesentlichen unverdaut wieder ausgeschieden. Die Funktion der Ballaststoffe ist die Regulation der Darmaktivität über den Füllungszustand, da die Darmmuskulatur insbesondere auf Dehnungsreize reagiert. Der Mangel an Ballaststoffen in der Nahrung führt zu verminderter Darmmotorik, Darmträgheit und letztlich zu Verstopfung.

6.7 Die Zusammensetzung der Nahrung

In der modernen Ernährungsphysiologie werden drei Ernährungskategorien unterschieden:

a) Basisernährung
Für einen 75 kg schweren Menschen ist eine Energiezufuhr von etwa 3250 kcal pro Tag ausreichend. Hier besteht allerdings eine große interindividuelle Streubreite in Abhängigkeit von der persönlichen Konstitution und der jeweiligen körperlichen und geistigen Beanspruchung. Die Nahrungsenergie sollte sich zu 60 % aus Kohlenhydraten, zu 25 % aus Fett und zu 15 % aus Eiweißen zusammensetzen. Ballaststoff- und wasserreiche Nahrungsmittel sollen in ausgewogenem Verhältnis stehen.

b) Intensivernährung
Bei gesteigertem Energieumsatz (Leistungssport, schwere körperliche Arbeit) sollte der Kohlenhydratanteil der Nahrung erhöht werden: 70 % Kohlenhydrate, 20 % Fette und 10 % Eiweiß. Um das Ernährungsvolumen bei erhöhtem Energiebedarf einzugrenzen, darf der Ballaststoffanteil zugunsten kohlenhydratreicher Nahrungsmittel reduziert werden.

c) Regenerationsernährung

Nach sportlicher Verausgabung oder nach zehrenden Krankheitsverläufen müssen die Kohlenhydratreserven rasch wieder aufgefüllt werden. So kann nach sportlichen Hochleistungen die kurzfristige Zufuhr bis zu der Menge des Tagesbedarfes (1 Gramm Kohlenhydrate pro kg Körpergewicht) erforderlich sein, um die Glykogenvorräte wieder aufzufüllen (Kapitel 6.8.2). Auch die in der Intensivmedizin gebräuchlichen Nahrungsmittel (»Astronautenkost«) bestehen im wesentlichen (neben der ausgewogenen Elektrolyt-, Mineral- und Wasserzusammensetzung) aus hochkalorischen Lösungen.

6.8 Ernährung zur Vorbeugung und Mitbehandlung beim Gelenk- und Wirbelsäulenverschleiß

Der gesunde Funktionsablauf der Gelenkbewegung ist neben anderen Faktoren (siehe Kapitel 2.2) auch von einem normalen Knorpel-Knochen-Stoffwechsel abhängig. Diese Stoffwechselvorgänge wiederum stehen in engem Wechselspiel mit der Ernährung und auch der Aufnahme der sogenannten Konsumgifte (Nikotin, Alkohol im Übermaß). Vorbeugung des Gelenkverschleißes beim Stoffwechselgesunden bedeutet somit eine seinen tatsächlichen Bedürfnissen entsprechende, ausgewogene Ernährung gemäß den vorstehend dargelegten Richtlinien. Diese sind Voraussetzung für eine ausreichend gute Gelenkdurchblutung, eine physiologisch intakte Knorpel-Knochen-Struktur, für das einwandfreie Funktionieren des Verbundsystemes Gelenkkapsel–Gelenkschmiere–Gelenkknorpel und zur Vermeidung von Körperübergewicht und von Stoffwechselkrankheiten bei erblich vorbestimmter Anlage (genetischer Disposition).

Liegen bereits Körperübergewicht oder eine Stoffwechselkrankheit vor, muß eine spezielle diätetische Behandlung durchgeführt werden. Ihr Stellenwert sollte nicht unterschätzt werden; im Gegenteil, die Behandlung der im folgenden Abschnitt besprochenen Stoffwechselstörungen wird ohne gleichzeitige Diät zum Scheitern verurteilt sein.

6.8.1 Diät bei Gicht

Die Gicht ist eine Störung des Harnsäurestoffwechsels, bei der ein Mißverhältnis zwischen anfallenden Harnsäureabbauprodukten (aus Nucleinsäurestoffwechsel oder aus der Nahrung) und der Ausscheidung der Harnsäure über die Niere besteht. Die Anlage zur Gicht kann erblich sein. Das tatsächliche Auftreten der Erkrankung wird aber entscheidend durch folgende Umweltfaktoren begünstigt: purinreiche Kost (siehe unten), übermäßiger Alkoholkonsum, extreme körperliche Überbeanspruchung mit Abbau von Körpereiweiß und Zellbaubestandteilen, Fettsucht.

Diätetische Maßnahmen
1. Vermeidung purinreicher Kost: Nieren, Bries, Kaviar, Zunge, Leber, Lunge, Milz, Würste, Sardinen.
2. Ausreichende Flüssigkeitsmenge: circa 1,5–2 Liter täglich.
3. Reduktion eines eventuellen Übergewichtes: siehe 6.8.4.
4. Einschränkung des Alkoholkonsums, im Gichtanfall Alkoholverbot.
5. Weitere Maßnahmen sind: Vermeidung von Kälte, Vermeidung körperlicher Überbeanspruchung, medikamentöse Regulierung der Harnsäureproduktion und -ausscheidung.

6.8.2 Diät bei erhöhtem Blutfettspiegel

Erhöhte Blutfettspiegel können zum einen bei erblicher Veranlagung auftreten, zum anderen infolge von Systemerkrankungen wie Schilddrüsenunterfunktion, Leberschrumpfung, Zukkerkrankheit, eingeschränkter Nierenfunktion und anderen. Die moderne Stoffwechselforschung unterscheidet fünf verschiedene Typen dieser Störung.

Der wichtigste Typ (Typ II) ist charakterisiert durch einen vermehrten Cholesteringehalt des Blutes. Er ist hauptverantwortlich für das Auftreten der Arterienverkalkung, in deren Folge schwere Durchblutungsstörungen (zum Beispiel Herzinfarkt, Schlaganfall) auftreten können. Kombiniert mit Zigarettenrauchen und erhöhtem Blutdruck steigt das Herzinfarktrisiko um etwa das Zehnfache gegenüber einem Gesunden und Nichtrauchenden an. Da Cholesterin im Körperstoffwechsel selbst gebildet wird, kann der Cholesterinspiegel nur indirekt beeinflußt werden.

6.8.3 Diät bei erhöhtem Cholesterinspiegel

1. Reduzierte Kalorienzufuhr (entsprechend dem täglichen Bedarfsminimum).
2. Erhöhte Eiweißzufuhr (2 g pro kg Körpergewicht täglich).
3. Niedrige Gesamtfettmenge in der Nahrung mit hohem Gehalt an ungesättigten Fettsäuren (maximal 1 g Fett pro Körpergewicht täglich).
4. Ausschluß von leicht verstoffwechselbaren Zuckern aus der Nahrung (Reinzucker, Süßigkeiten, Honig).
5. Reduktion der täglichen Cholesterinaufnahme (maximal 300 mg täglich).

Zusätzlich erfolgt eine medikamentöse Behandlung zur Senkung des Cholesterinspiegels.

6.8.4 Diät bei Übergewicht

Nach Ausschluß von Stoffwechselkrankheiten und hormonellen Erkrankungen darf davon ausgegangen werden, daß das Übergewicht durch ein Mißverhältnis von Kalorienaufnahme und Kalorienverbrauch entstanden ist. Ziel der Behandlung ist es, wieder ein Kaloriengleichgewicht herzustellen. Eine Steigerung des Kalorienverbrauches mit dem Ziel der Gewichtsreduktion ist oft ein vergebliches Unterfangen. Dazu die folgenden Vergleiche (siehe Tabelle): Eine wirksame Steigerung des Kalorienverbrauches durch vermehrte körperliche Arbeit ist also unter anderem für den Berufstätigen ein zeitlich nicht lösbares Problem.

Aufgenommene Kalorienmenge		
Jagdwurst	Menge 100 g	300 kcal
Erdnüsse	Menge 100 g	630 kcal
Rotwein	Menge 0,25 l	175 kcal
Verbrauchte Kalorien		
Gehen 6 km/Stunde		260 kcal
Radfahren 21 km/Stunde		610 kcal
Dauerlauf 12 km/Stunde		705 kcal

Der andere gangbare Weg ist der der eingeschränkten Kalorienzufuhr. Um pro Woche circa 1 kg abnehmen zu können, muß die tägliche Kalorienzufuhr mindestens um 1000 kcal gesenkt werden, zum Beispiel von 2500 auf 1500 kcal. Anzustreben ist eine Einschränkung der Fettzufuhr (1 g Fett = 9,3 kcal) und der leicht resorbierbaren Zucker. Die Eiweißzufuhr soll erhöht werden, da sie einen guten Sättigungseffekt hat und den Blutfettspiegel senkt (vgl. oben).

Sogenannte Appetitzügler (Medikamente) sollten nur auf ärztliche Verordnung zusätzlich verwendet werden. Eine Einschränkung der täglichen Kalorienaufnahme unter 2000 Kalorien sollte mit der Zufuhr von Multivitaminpräparaten kombiniert werden, um Mangelerscheinungen vorzubeugen. Eine Abmagerungsdiät sollten Sie nur nach Konsultation Ihres Hausarztes und den entsprechenden Diätvorschriften durchführen. Dabei kann auch die Möglichkeit, gegebenenfalls die Notwendigkeit der totalen Nahrungskarenz (Null-Diät) besprochen werden.

6.8.5 Diät bei Zuckerkrankheit

Die Zuckerkrankheit ist, vereinfacht dargestellt, eine Insulin-Mangelerkrankung. Zusätzlich spielen andere Hormone und Stoffwechselprodukte eine wesentliche Rolle; deren Besprechung ist jedoch im Rahmen dieses Buches nicht möglich.

Folgende Prinzipien der Diabetes-Diät müssen beachtet werden:

1. Normalgewicht ist anzustreben.
2. Verboten sind leicht resorbierbare Zucker (Kuchen, Honig, Zucker, Marmelade).
3. Möglichst fettarme, aber eiweißreiche Nahrung.
4. Täglich sollen circa fünf bis sechs Mahlzeiten eingenommen werden, um Blutzuckerbelastungsspitzen zu vermeiden.
5. Regelmäßige ärztliche Kontrolle der Diät, des Blutzuckerspiegels und des Harnzuckers müssen durchgeführt werden.

Die Gesamtdiät richtet sich nach Größe, Körpergewicht, Alter, Geschlecht und körperlicher Betätigung. Zusätzlich muß je nach ärztlicher Anweisung eine Behandlung mit Diabetesmedikamenten und/oder Insulin erfolgen.

6.8.6 Diät bei sportlicher Belastung

Als Energielieferant bei sportlichem Training sind Kohlenhydrate und Fette anzusehen, erstere bei Kurzzeitleistungen, beide zusammen bei Langzeit- bzw. Ausdauerleistungen. Die Fettsäurenverbrennung in der Arbeitsmuskulatur bei Hochleistungen muß wegen der begrenzten Kohlenhydratvorräte durchgeführt werden. Eine Erhöhung des Nahrungsfettanteiles über 25 bis 30% ist jedoch nur sinnvoll, wenn mehr als 4000 Kalorien pro Tag verbrannt werden (Leistungssportler, Schwerarbeiter).

Eine Überfettung der Speisen führt darüber hinaus zu vermehrter Verdauungsarbeit. Das am leichtesten verdauliche Fett stellt das Milchfett dar. Am besten verbrennt die Arbeitsmuskulatur Kohlenhydrate. Eine langfristige Vergrößerung der Kohlenhydratspeicher kann durch kohlenhydratreiche Kost und durch Arbeitsbeanspruchung der Muskeln erreicht werden. Kurzfristig kann eine Leistungssteigerung unmittelbar vor der Muskelarbeit (1 Stunde zuvor) durch Zufuhr von Reinzucker bewirkt werden (5%ige Zuckerlösung). Als Kohlenhydratnahrungsträger kommen Haferflocken, Reis, Nudeln, Brot und Kartoffeln in Frage, letztere aber nicht unmittelbar vor dem Training wegen ihres relativ hohen Zellulosegehaltes (Ballaststoff).

Der Eiweißbedarf des Leistungssportlers liegt bei 2 g pro kg Körpergewicht, da Eiweiß wesentlicher Bestandteil der Muskelfaser ist. Gleichzeitig muß bei gewünschtem Zuwachs an Muskelmasse eine kalorisch ausreichende Ernährung (Kohlenhydrate und Fett) garantiert werden. Die Eiweiße (60% tierisch, 40% pflanzlich) sollen möglichst kurz vor (Frühstück) oder kurz nach dem Training aufgenommen werden. Die Fettaufnahme muß die nach Zusammenrechnung der täglichen Kohlenhydrate und Proteinkalorien noch verbliebene Lücke schließen.

7 Verschleißerkrankungen des Bewegungsapparates

Der gesunde Mensch ist sich der Vielfalt an Bewegungs- und Belastungsvorgängen im täglichen Leben nur selten bewußt. In der Eile des Alltags denkt er nicht an die Folgen einer vermehrten, meist einseitigen Beanspruchung der funktionellen Einheit von Knochen und Gelenken sowie Bändern, Muskeln und Sehnen. Erst wenn der harmonische Bewegungsablauf des Körpers durch Schmerz und Bewegungseinschränkung gestört ist, fühlt er sich im Wohlbefinden beeinträchtigt. Eine normalerweise unbewußt durchgeführte Bewegung wird dann plötzlich durch den Schmerz zu einem bewußten und vordergründigen, oft sehr unangenehmen Ereignis. Dies bedeutet meist eine Einschränkung der persönlichen Freiheit – und eine Beeinträchtigung des Lebensraumes in der Familie und am Arbeitsplatz.

Wenn wir die Frage nach der Ursache schmerzhafter Bewegungseinschränkungen an den Anfang unserer Überlegungen stellen, so wollen wir die *frischen Verletzungen* im wesentlichen nicht berücksichtigen. Hier ist der ursächliche Zusammenhang durch die plötzliche Gewalteinwirkung meist eindeutig. Eine Dokumentation und Behandlung der Verletzungsfolgen durch den dazu befähigten Arzt kann an dieser Stelle nur empfohlen werden.

Einer genaueren Abgrenzung zu den Verschleißerkrankungen bedürfen auch die *entzündlichen* und *chronisch entzündlichen Veränderungen* des Bewegungsapparates sowie *Tumorerkrankungen* und *angeborene Fehlbildungen*.

Eine ärztliche Beratung und Diagnosestellung ist somit in jedem Erkrankungsfalle notwendig!

Aufgabe des Patienten ist es, zunächst alle Krankheitszeichen kritisch und unvoreingenommen zu beobachten, um dem behandelnden Arzt eine persönliche und individuelle Information zum Krankheitshergang (Anamnese) zu geben!

Fragen des Arztes werden sich anschließen:

Wie lange halten die Beschwerden schon an, und in welche Körperregion projizieren sie sich?

Sind Schmerzen nur bei Belastung und Bewegung oder auch in Ruhe vorhanden?

Bei welcher Bewegung oder Belastung nehmen die Schmerzempfindungen zu?

Sind mehrere Gelenke betroffen?

Haben Sie Gefühlsstörungen an Händen und Füßen?

Hinzu kommen nun wesentlich die Kenntnis und Erfahrung des untersuchenden Arztes, sein Blick für die fehlerhafte Form der Bewegungselemente und sein Gefühl für die Bewegungseinschränkung der Gelenke.

Müssen wir der Ursache weiter auf den Grund gehen, so sind häufig *Röntgenbilder* und *Laboruntersuchungen* erforderlich. Sie geben uns Aufschluß über zahlreiche Spezialbefunde.

Um einen räumlichen Eindruck unseres Skelettsystems zu vermitteln, sollten jedoch mindestens zwei Röntgenaufnahmen in senkrecht zueinander stehenden Ebenen angefertigt werden. Die Anzahl der Röntgenbilder soll in angemessenem Verhältnis zur Erkrankung und ihrem Verlauf stehen, eine unnötige Strahlenbelastung muß vermieden werden. Auf das Abdecken der Keimdrüsen sollte man achten. In schwierigen Fällen können neuerdings auch aufwendigere bildgebende Verfahren, wie etwa die Computertomographie oder die Magnetresonanztomographie, eingesetzt werden.

Im folgenden Kapitel wollen wir versuchen, Verschleißerscheinungen des Bewegungsapparates zu beschreiben. Dabei sollen Bewegungseinschränkung und Schmerz als wesentlicher Teil des Beschwerdebildes im Vordergrund stehen.

7.1 Ich habe Beschwerden im Nacken

– mit Bewegungseinschränkung der Halswirbelsäule

Die Halswirbelsäule ist die statische Verbindung zwischen Kopf und Rumpf und gleichzeitig der beweglichste Teil der Wirbelsäule. In allen Bewegungsebenen – also beim Beugen und Strecken, beim Seitwärtsneigen und Seitwärtsdrehen – können Bewegungseinschränkungen (Blockierungen) vorliegen. Befallen sind wegen der komplexen Beweglichkeit meist mehrere Wirbelgelenke. Muskuläre Verspannung und Schmerz sind ursächlich mit Bewegungseinschränkung verbunden.

– mit Nackenschmerzen

Sie beziehen sich vor allem auf den muskulären Weichteilmantel und sind häufig Ursache der Bewegungseinschränkung. Man spürt den Nackenschmerz (Abb. 7-1) oft als unangenehme Begleiterscheinung im Regelkreis von Verschleiß, Bewegungseinschränkung und Muskelverspannung.

– mit Kopfschmerzen

Der von der Halswirbelsäule ausgehende Kopfschmerz (Abb. 7-1) ist häufig ziehend, eventuell halbseitig vom Nacken- oder Hinterhaupt über den Kopf ausstrahlend. Die Nervenaustrittspunkte am Übergang von Nackenmuskulatur zur Schädelbasis sind druckempfindlich. Verschleißerscheinungen der Halswirbelsäule oder Muskelverspannungen sollten ausgeschlossen werden. Gelegentlich sind die Schmerzempfindungen abhängig von Witterungsumschlag oder starker beruflicher und psychischer Belastung. Schubweise, mit Brechreiz verbundene Kopfschmerzen, beginnend im Nackenbereich, sind typisch für die halswirbelsäulenbedingte *Migräne* (cervicale Migräne).

– mit Schmerzempfindungen in den Armen

Ziehende, vom Nacken in jeweils einen oder beide Arme ausstrahlende Schmerzen (Abb. 7-1) können durch Verschleißprozesse der Halswirbelsäule bedingt sein. Ähnliche Be-

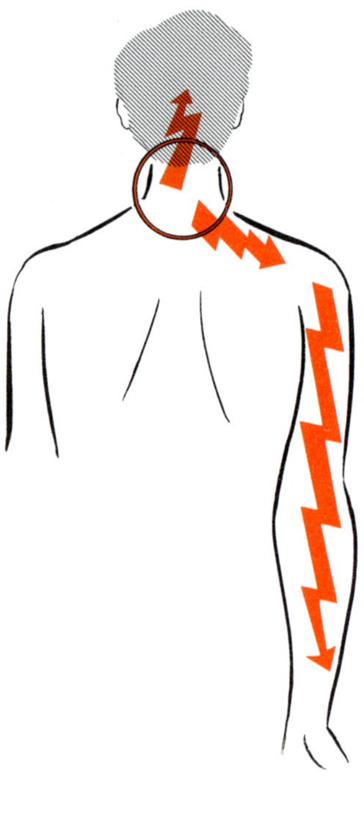

Abb. 7-1: Vom Nacken ausstrahlende Schmerzen

schwerden treten häufig und sehr unangenehm nachts auf, vor allem beim Schlafen mit stark nach vorn geneigtem Kopf.

– mit Gefühlsstörungen in den Fingern

Bei der Kombination von Nackenbeschwerden und Gefühlsstörungen in den Fingern kann durch Höhenminderung der Bandscheiben oder degenerative Knochenneubildung eine mechanische Reizung der das Halsmark verlassenden Nerven vorliegen. Gelegentlich kann auch ein Bandscheibenvorfall eine ähnliche Symptomatik verursachen (S. 59).

Die peripheren Störungen äußern sich durch veränderte Sensibilität – meist in den Fingerspitzen. Das Kribbeln wird oft als »*Ameisenlaufen*« beschrieben. Bei fortschreitender mechanischer Reizung der Nervenwurzeln können manifeste Lähmungserscheinungen auftreten. Muskelverschmächtigungen, Veränderungen der elektrischen Eigenschaften von Nerv und Muskel sowie Abnahme der Reflexbereitschaft müssen als objektive Kriterien gewertet werden.

– mit Muskelverspannungen im Nacken

Verschleißprozesse der Halswirbelsäule mit Bewegungseinschränkung führen zu reaktiver, schmerzhafter Verspannung der Nackenmuskulatur. Umschriebene, tastbare Verhärtungen lassen sich gut lokalisieren. Beim Hartspann können ganze Muskelpartien betroffen sein.

– mit Schiefhals

Eine plötzlich auftretende Schiefhaltung des Kopfes (Abb. 7-2) kann Ausdruck eines Verschleißprozesses sein. Es handelt sich hierbei um eine Schonhaltung, um den Schmerzen auszuweichen. Die Abgrenzung gegen den angeborenen oder erworbe-

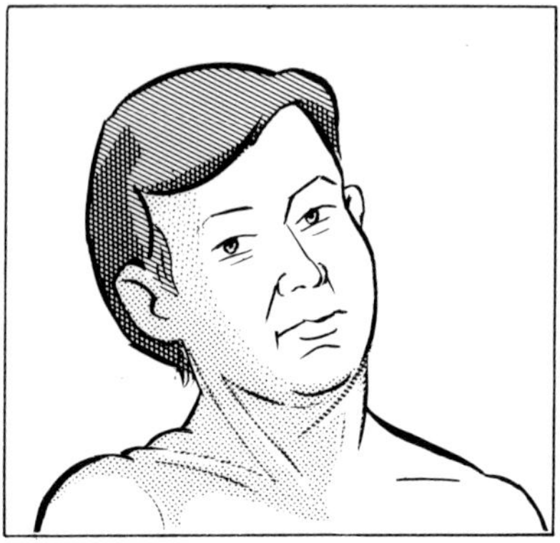

Abb. 7-2: Schiefhals

nen muskulären Schiefhals bereitet keine wesentlichen Schwierigkeiten, wenn knöcherne Fehlbildungen durch das Röntgenbild ausgeschlossen werden können.

7.1.1 Verschleißerkrankungen der Bandscheiben an der Halswirbelsäule

Eine Höhenminderung der Bandscheibe mit herabgesetzter Pufferfunktion durch Bindegewebsschwäche und Flüssigkeitsverlust kann lange ohne Krankheitswert bleiben. Einen solchen allmählichen Abbau des derben Faserknorpels und seines Gallertkernes bezeichnen wir als *Knorpelverschleiß* (Chondrose). Die Diagnose stellen wir aus dem Röntgenbild, das eine Verschmälerung gegenüber den benachbarten Zwischenwirbelräumen aufweist. Die Reaktion an den entsprechenden Wirbelkörperdeckplatten als Grenzzone zwischen festen und elastischen Bauelementen bezeichnen wir als *Knochenknorpelverschleiß* (Osteochondrose). Dies zeigt sich röntgenologisch in einer unruhigen Knochenknorpelbegrenzung (Abb. 7-3) sowie in einer schmalen Verdichtungszone der knöchernen Deckplatten. Durch die Lockerung der elastischen Wirbelkörperverbindung als Folge der Bandscheibendegeneration treten atypische Bewegungen in den Wirbelsegmenten auf. Durch

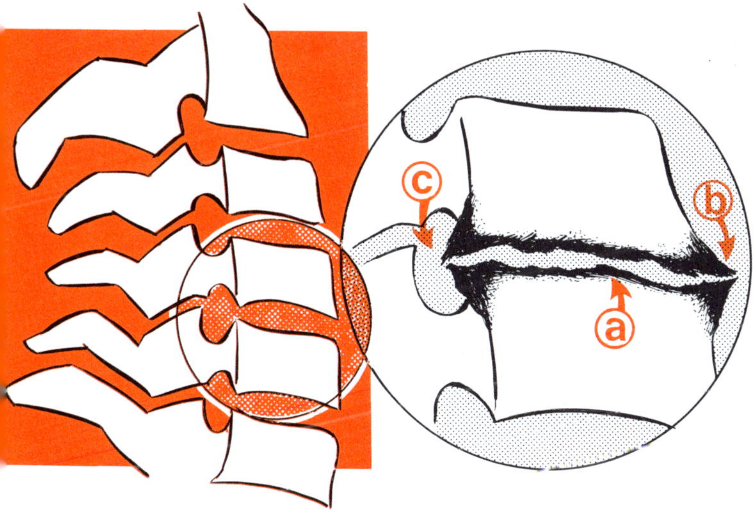

Abb. 7-3: Verschleiß an den Wirbelkörpern
a Knochenknorpelverschleiß (Osteochondrose)
b Randwulstbildung (Spondylose)
c Randwulstbildung mit Einengung der Zwischenwirbellöcher

einseitigen Druck oder Zug reagiert der Körper dann mit knöcherner Formverbildung, die wir *Randwulstbildung* oder Spondylose nennen (Abb. 7-3). Diese Knochenneubildung kann so stark sein, daß je nach Höhenlokalisation eine mechanische Reizung der Nervenwurzeln mit entsprechenden Ausfallserscheinungen und Schmerzen an Schultern und Armen auftritt. Muskelverspannungen sind häufig reaktive Begleiterscheinungen. An der Halswirbelsäule ist die Schwäche des Bandscheibengewebes mit gleichzeitigem Vorfall des gallertartigen Kernes sehr selten, kann aber gelegentlich doch zu akuten Schmerzempfindungen und Funktionseinschränkungen führen.

7.1.2 Verschleißerkrankungen der kleinen Wirbelgelenke an der Halswirbelsäule (= Spondylarthrose)

Die paarig angelegten kleinen Wirbelgelenke stehen in enger statischer und funktioneller Verbindung mit den Bandscheiben (S. 56). Somit sind isolierte arthrotische Reaktionen der Wirbelgelenke selten. Die Kombination von Randwulstbildungen, Bandscheiben- und Wirbelgelenkverschleiß sehen wir dagegen häufig. Höhenminderung der Bandscheiben und Übereinandergleiten der Wirbel bewirken bei der Bewegung atypische Belastungsvorgänge. Knorpelschäden und Verknöcherungen der Gelenke sind die Folge, außerdem Bewegungseinschränkung, Schmerz und reaktive Verspannung des muskulären Weichteilmantels.

7.1.3 Unfallschäden der Halswirbelsäule

Die *Verrenkung der Halswirbelsäule* – wie nach Auffahrunfällen (Abb. 7-4) zu sehen – ist oft der Beginn schmerzhafter Bewegungseinschränkung. Die Masse des Kopfes kann durch eine plötzliche, peitschenschlagähnliche Bewegung enorme Kräfte auf den Bandapparat ausüben, woraus eine Gefügelockerung, eventuell sogar Instabilität (im Wirbelsäulensegment) resultieren kann. Abnorme Bewegungen führen zu raschen Verschleißerscheinungen von Knochen, Knorpel, Bändern und Gelenken mit reaktiver Muskelverspannung.

Ärztliche Verordnungen

Medikamentöse Behandlungsmöglichkeiten

Allgemein: abschwellende, entzündungsreizhemmende und schmerzlindernde Medikamente (Tabletten, Zäpfchen, Injektionen).

Lokal: abschwellende, entzündungsreizhemmende und schmerzlindernde Einreibungen. Einspritzungen in die schmerzhafte Muskulatur.

Physikalische Behandlungsmöglichkeiten (S. 207)
Lokale Wärme, Eispackungen, Massage, milde Streckung, Stützverband, nachts Nackenrolle oder spezielle Nackenkissen.

Operative Behandlungsmöglichkeiten bei zunehmenden Lähmungserscheinungen, sofern übliche konservative Behandlung ohne Erfolg, und wenn Schädigungen von Nerven oder des Rückenmarkes gesichert sind (z. B. durch Kernspintomographie).

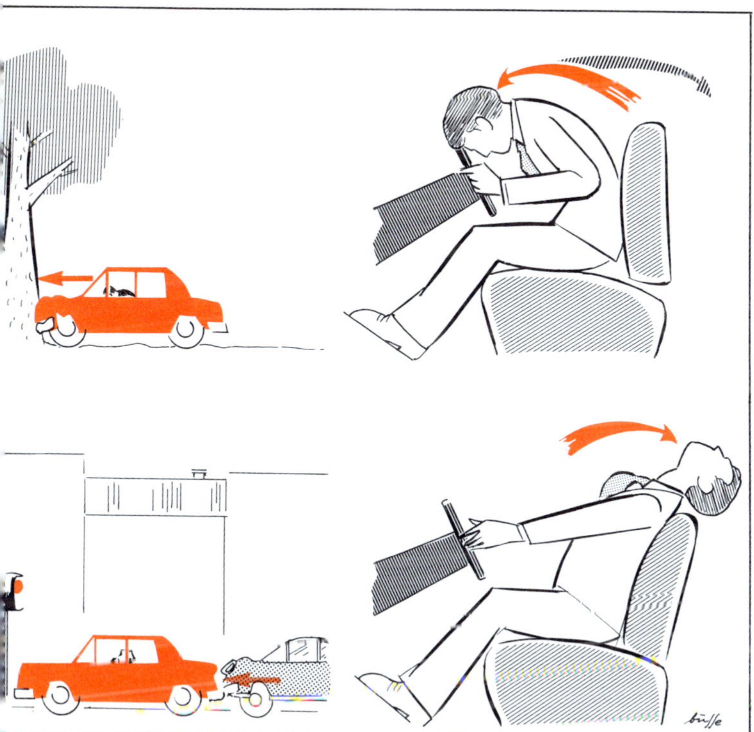

Abb. 7-4

Einrenkung der Halswirbelsäule nur nach vorheriger Röntgenuntersuchung!

7.2 Ich habe Beschwerden in der Schulter

– mit Bewegungseinschränkung im Schultergelenk

Der Muskelmantel am Schultergelenk ist weitgehend für die Führung und Sicherheit des Gelenkes verantwortlich. Die geringgradige Knochen- und Bandführung gestattet ein hohes Maß an Beweglichkeit. Dennoch ist *das Schultergelenk wie kaum ein anderes Gelenk unseres Körpers für Bewegungseinschränkungen anfällig.*

Besonders betroffen sind Menschen, bei denen nach kurzer Ruhigstellung stärkere Funktionsausfälle auftreten. In diesem

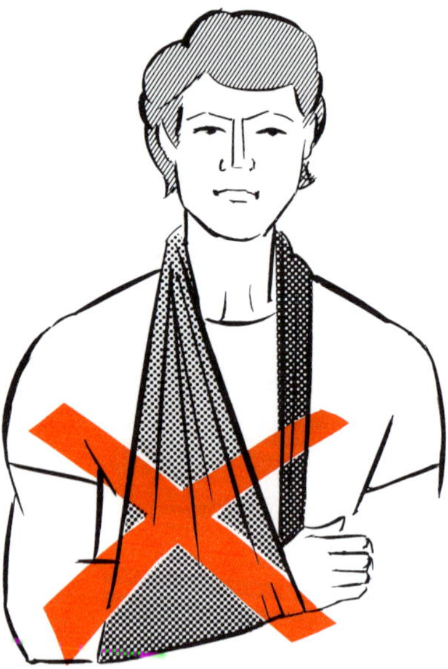

Abb. 7-5

Zusammenhang muß auch die *Armschlinge* als »Leichentuch« der Schulter angesehen werden (Abb. 7-5). Es ist statt dessen nach Möglichkeit eine *funktionelle Behandlung* des Schultergelenkes anzustreben.

Sind Bewegungseinschränkungen vorhanden, so finden wir sie meist in allen Bewegungsrichtungen des Armes, also beim An- und Abspreizen (vor allem beim Anheben über die Horizontale), beim Vorwärts- und Rückwärtsführen sowie bei der Innen- und Außendrehung. Beim Nacken- und Schürzengriff wird eine Kombination von Bewegungsformen im Schultergelenk gezeigt, wie sie bei der Verrichtung täglicher Handgriffe häufig erforderlich sind (zum Beispiel Haare kämmen, Schürze zubinden). Durch diese leicht selbst vorzunehmende Untersuchungstechnik erhält man einen groben Eindruck vom Ausmaß der Bewegungseinschränkung, *deren Ursache durch den Arzt geklärt werden muß*. Reibegeräusche beim Durchbewegen können für Verschleißprozesse der knorpeligen Gelenkfläche sprechen. Aber auch die in diesem Bereich zum Glück seltenen Tumorerkrankungen sowie Knochen- und Gelenkentzündungen (Eiterungen, Tuberkulose u. a.) können als Ursache in Betracht kommen.

– mit Schulterschmerzen

Schmerz und Bewegungseinschränkung sind – wie meist am Bewegungsapparat – häufig kombiniert und ursächlich eng miteinander verbunden. Sehr oft ist nur eine ganz bestimmte Bewegung schmerzhaft, wodurch – um sie zu vermeiden – ein Schutzreflex ausgelöst wird.

Schmerzempfindungen können lokal auf das Gelenk und den Weichteilmantel mit seinen zahlreichen Sehnenansätzen begrenzt sein (Abb. 7-6) oder auch ziehend über die ganze Schulter ausstrahlen. Schmerzen werden in ihrer Qualität bei Verschleißprozessen meist sehr unterschiedlich empfunden – hell oder dumpf, bohrend, ziehend, stechend oder auch krampfartig. Witterungsabhängige Beschwerden findet man häufig.

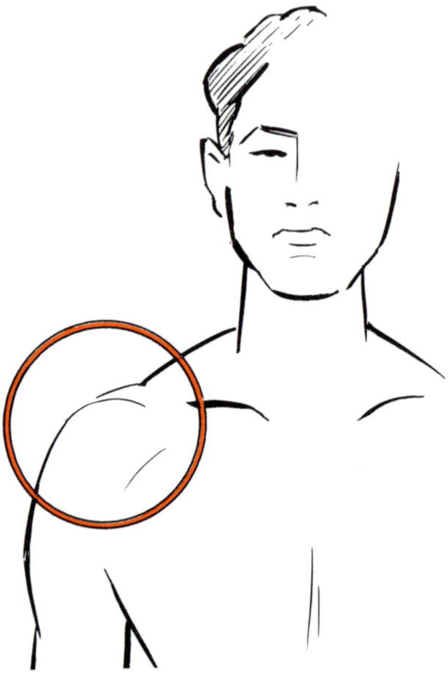

Abb. 7-6

– ausgehend von Veränderungen der Halswirbelsäule

(siehe auch Kapitel Halswirbelsäule S. 122)

Die oben beschriebenen Verschleißprozesse der Halswirbelsäule können Ursache eines Schulterschmerzes sein. Nicht selten handelt es sich um *Reizungen von Nervenwurzeln* oder um *Muskelverspannungen*, die durch einen Rückkopplungseffekt Schmerzempfindungen unterhalten. Meist sind Nacken und Schultergürtel betroffen. Strahlen die Schmerzen bis in die Arme aus, sprechen wir von einem *Schulter-Arm-Syndrom*, hinter dem sich unterschiedliche Erkrankungen verbergen können.

– ausgehend von Veränderungen des Schultergelenkes

Die große Beweglichkeit zwischen Rumpf und Arm im Schultergelenk kann durch Verschleißprozesse zu verschiedenen Krankheitsbildern führen. Mechanische Fehlbelastung wie auch Veranlagung und Verletzung tragen wesentlich zum krankhaften Geschehen bei.

7.2.1 Verschleißerkrankungen des Schultergelenkes (= Schultergelenksarthrose, Abb. 7-7)

Der Umbau der knorpeligen Gelenkstruktur kann zahlreiche Ursachen haben (S. 36). Spürbare, warnende Frühzeichen einer solchen Erkrankung fehlen in der Regel. *Das Röntgenbild kann erste Hinweise auf einen Verschleißprozeß geben.* Der

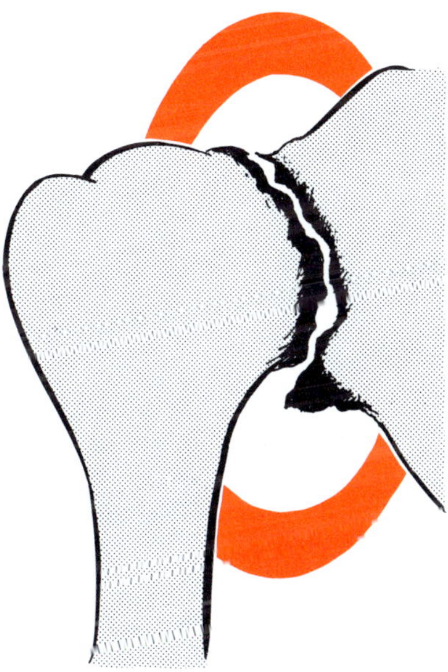

Abb. 7-7: Schultergelenkverschleiß

Gelenkspalt ist verschmälert, die Knochen-Knorpel-Grenze unruhig gezeichnet, mit vermehrter Verknöcherungstendenz, wobei an der Schulter in erster Linie die Gelenkpfanne betroffen ist.

Gelegentliche, uncharakteristische Schmerzen sind ähnlich wie endgradige Bewegungseinschränkung oft die ersten wahrnehmbaren Zeichen eines Schultergelenkverschleißprozesses. Knorpelreibegeräusche kann man beim Auflegen der Hand auf die Schulter bemerken – nicht zu verwechseln mit den knackenden Geräuschen, die wir auch bei völlig gesunden Gelenken finden.

Ärztliche Verordnungen

Die frühzeitige ärztliche Behandlung ist wesentlich. Oft kann dadurch ein fortschreitender Verschleißprozeß aufgehalten werden!

Medikamentöse Behandlungsmöglichkeiten

Allgemein: abschwellende, entzündungsreizhemmende und schmerzlindernde Medikamente (Tabletten, Zäpfchen, Injektionen).

Lokal: Einreibungen, Injektionen in den Gelenkspalt, Einspritzungen in die Gelenkkapsel).

Physikalische Behandlungsmöglichkeiten (S. 207)

Lokale Wärme, Massage, Elektrotherapie.

7.2.2 Schulterverrenkung

Das Herausspringen des Oberarmkopfes aus seinem gelenkigen Lager der Schulterblattpfanne (= *Schultergelenksverrenkung* oder *-luxation*) (Abb. 7-8) kann zu frühzeitigem Verschleiß des Gelenkes führen.

Eine Schultergelenksverrenkung kann ein einmaliges Ereignis sein, zum Beispiel durch Gewalteinwirkung, bei der die Kontrolle der muskulären Gelenkführung für einen Moment verlorengegangen ist. Verrenkungen ähnlicher Art können gehäuft auftreten, auch aufgrund einer angeborenen oder erworbenen Schwäche der Gelenkführung (Muskeln, Bänder, Kapsel, Knochen). Die Gefahr eines vorzeitigen Verschleißes steigt mit der Anzahl der Verrenkungen.

Ärztliche Verordnungen

Bei einmaliger Verrenkung ist nach Rückverlagerung des Oberarmkopfes eine Ruhigstellung je nach Alter erforderlich, wobei darauf zu achten ist, daß die Schulter des älteren Menschen nur kurzfristig ruhiggestellt werden darf.

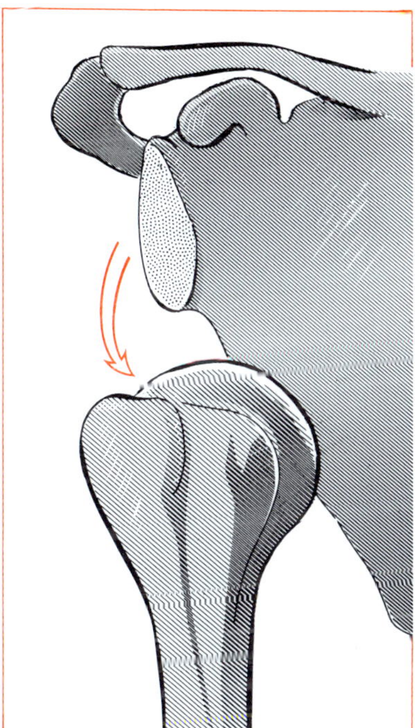

Abb. 7-8: Schultergelenksverrenkung

Bei gehäufter, immer wiederkehrender Schultergelenksverrenkung sind operative Maßnahmen oft die einzige Möglichkeit, das Gelenk vor einem vorzeitigen Verschleißprozeß zu bewahren.

7.2.3 Schultersteife

Verletzungsfolgen, Reizzustände und Verschleißprozesse können zu einer weitgehenden, schmerzhaften, Bewegungseinschränkung der Schulter führen. Ursächlich kann auch eine zu lange Ruhigstellung oder Inaktivität in Betracht kommen.

Es kommt zur Schrumpfung und Verklebung der Schultergelenkkapsel mit reaktiver Verschmächtigung vereinzelter Muskelgruppen. Ein weitgehend versteiftes Gelenk führt zu Ernährungsstörungen der Knorpel- und Knochensubstanz und muß daher als sicherer Vorläufer arthrotischer Veränderungen angesehen werden.

Ärztliche Verordnungen

Zur Beseitigung der Schmerzen eventuell kurzfristige Ruhigstellung. Krankengymnastische Behandlung.

Physikalische Behandlungsmöglichkeiten (S. 207)
Lokale Wärme oder Eisanwendung, Elektrotherapie, Schwimmen im warmen Wasser.

Lange Ruhigstellung oder Inaktivität = Schultersteife!

7.2.4 Veränderungen des Weichteilmantels der Schulter

Die schmerzhafte Bewegungseinschränkung des Schultergelenkes geht weit häufiger vom Weichteilmantel der Schulter als vom Gelenk selbst aus.

Die Ansätze von Muskeln und Sehnen zeigen in diesen

Fällen klinische und röntgenologische Überlastungszeichen (S. 87). Es treten häufig akut oder schleichend Muskelrisse (»Rotatorenmanschettenruptur«) auf, die durch eine Ultraschalluntersuchung (Sonographie) erkannt und in ihrem Ausmaß beschrieben werden.

Ferner findet man *Druckschmerzhaftigkeit an gewissen Schulterpunkten* mit Schmerzempfindungen in bestimmten Bewegungsrichtungen. Das *Röntgenbild* zeigt schattengebende Kalkeinlagerungen in den Sehnen. Auch die Knochenhaut (Periost) kann durch Überlastung und Veranlagung Zeichen atypischer Verschleißerscheinungen zeigen (Abb. 7-9).

Schleimbeutel, die ein besseres Gleiten zwischen Sehnen- und Knochengewebe ermöglichen sollen, können kalkhaltige Ablagerungen enthalten.

Man spricht bei *Verschleißprozessen der Weichteilstrukturen*

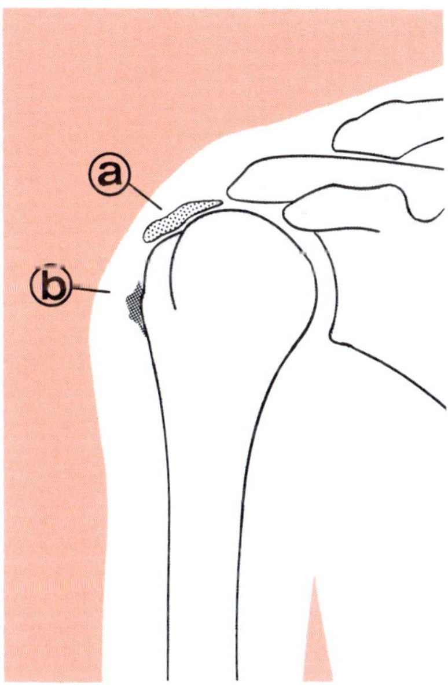

Abb. 7-9: Verschleiß am Weichteilmantel des Schultergelenkes
a Schleimbeutel
b Sehnenansätze

der Schulter auch von »Periarthritis humero scapularis«, wobei es sich mehr um degenerative als um entzündliche Veränderungen handelt. Es muß Aufgabe des Arztes sein, aus diesem globalen Begriff der »Periarthrose« die einzelnen Krankheitsbilder abzugrenzen, die ursächlich für die schmerzhafte Bewegungseinschränkung der Schulter verantwortlich sind, um somit auch eine wirksame Therapie in die Wege leiten zu können.

Ärztliche Verordnungen

Medikamentöse Behandlungsmöglichkeiten

Allgemein: abschwellende, entzündungsreizhemmende und schmerzlindernde Medikamente (Tabletten, Zäpfchen, Injektionen).

Lokal: Einreibungen, Injektionen, Wärme- oder Kälteanwendung.

Physikalische Behandlungsmöglichkeiten (S. 207)

Lokale Wärme, Krankengymnastik, Schwimmen, Elektrotherapie, Röntgenentzündungsbestrahlung, Stoßwellentherapie zur Zertrümmerung von Kalkdepots.

Operative Behandlungsmöglichkeiten

Naht von Muskeleinrissen, Entfernung von bindegewebigen Engen oder von Kalkdepots.

7.3 Ich habe Beschwerden im Arm

– mit Bewegungseinschränkung

Das *Ellbogengelenk* hat zwei Bewegungsachsen:

1. zum *Beugen und Strecken* zwischen Ober- und Unterarm. Die knöcherne Führung erfolgt im wesentlichen zwischen Oberarm und Elle.

2. zur *Unterarmdrehung* bei der Umwendbewegung der Hand. Die knöcherne Führung erfolgt zwischen Oberarm und Speiche.

Erkrankungen des Ellbogengelenkes und seines Weichteilmantels gehen somit meist gleichzeitig mit Bewegungseinschränkung beim Beugen und Strecken sowie bei der Unterarmdrehung einher.

Im *Handgelenk*, der Verbindung zwischen Unterarm und Handwurzel, spielt sich in erster Linie eine Beuge- und Streckbewegung ab. Die seitliche, also ellen- sowie speichenwärts gerichtete Bewegung ist funktionell von untergeordneter Bedeutung. Einschränkungen können in allen vier Bewegungsrichtungen auftreten.

Wesentliche Bedeutung für die Hand als Greiforgan hat das *Daumensattelgelenk* (Abb. 7-14). Hier ist eine Rotationsbewegung möglich, die den Daumen in die wichtige Gegenüberstellung zu den Langfingern bringt und somit den Grob- und Feingriff der Hand ermöglicht. Einschränkungen dieser Beweglichkeit können die Funktion der Hand erheblich behindern.

In den *Grund-, Mittel- und Endgelenken der Finger* finden vor allem Beuge- und Streckbewegungen statt. Sind diese gestört, so ist die differenzierte koordinierte Beweglichkeit der Hand als Greif-, Halte- und Tastorgan behindert. Das Schließen zur Faust ist ebenso wie das Öffnen der Hand ein Summationseffekt der Fingergelenke. Die aktiven Bewegungselemente sind dabei die Hand- und Unterarmmuskeln mit ihren teilweise vom Handgelenk bis zu den Fingerendgliedern verlaufenden Beuge- und Strecksehnen. Ihre Gleithüllen – die Sehnenscheiden – können, wie die Sehnen selbst, für eine wesentliche Bewegungseinschränkung in Hand- und Fingergelenken verantwortlich sein. So führen zum Beispiel Verwachsungen und Verkürzungen der beugeseitigen Bewegungselemente *(Muskeln, Sehnen, Sehnenscheiden)* zur Unfähigkeit, die Finger aktiv und passiv zu strecken. Auch entsprechende Veränderungen am *Kapsel-Band-Apparat* der Fingergelenke bedingen Funktions- und Bewegungseinschränkungen.

– mit Schmerzen

Der *Schulter-Arm-Schmerz* ist eine häufige, sehr unangenehme und hartnäckige Begleiterscheinung bei *Verschleißerkrankungen der Halswirbelsäule und der Schulter*. Ziehende Schmerzen werden sowohl im Nacken- und Schulterbereich als auch im Arm angegeben und lassen zunächst von der Lokalisation her die Ursache des Schmerzes nicht erkennen. Charakteristisch sind die Beschwerden in Schulter-Arm-Segmenten, die oft streifenförmig vom Nacken bis in die Fingerspitzen ausstrahlen. Begleitende Bewegungseinschränkung, vor allem von seiten der Schulter, findet man fast immer. Beim häufigeren *einseitigen chronischen Schulter-Arm-Schmerz* (Abb. 7-10) sollte man neben *Veränderungen der Halswirbelsäule* besonders an

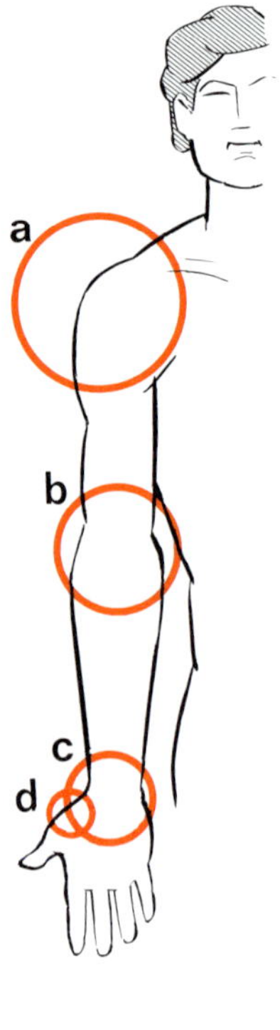

Abb. 7-10:
a Schulterschmerz
b Ellbogenschmerz
c Handgelenksschmerz
d Daumensattelgelenksschmerz

Erkrankungen des Schultergürtels denken. Die meist anhaltenden Schmerzen können durch naßkalte Witterung verschlimmert werden. Dagegen sprechen akute, anfallsweise im Schulter-Arm-Bereich auftretende Schmerzen für neuralgische (von Nerven ausgehende) Schmerzsensationen. Für den *beidseitigen Schulter-Arm-Schmerz* kommen fast immer – wie oben beschrieben – *Veränderungen an der Halswirbelsäule* (siehe S. 123) in Frage mit wechselhaften Begleiterscheinungen wie schmerzhafte Bewegungseinschränkung der Halswirbelsäule, Gefühlsstörungen und Kraftlosigkeit in den Armen. Man kann nicht oft genug darauf hinweisen, daß gelegentlich auch Tumoren und Entzündungen (Eiterungen, Tuberkulose, Rheumatismus) für Schmerzen im Schulter-Arm-Bereich verantwortlich sind, daher:

Dringende ärztliche Beratung!

Ellbogengelenksschmerzen (Abb. 7-10) können in Ruhe oder Bewegung – diffus oder lokal – sein. Witterungsumschlag, Unterkühlung oder lokale Wärme sind für die Schmerzqualität von Bedeutung. Schmerzerscheinungen von seiten des rheumatischen Formenkreises sollten generell ausgeschlossen sein. Tritt der Schmerz bei bestimmten Bewegungsrichtungen (Strecken, Beugen, Unterarmdrehung) im Ellbogengelenk auf, so kann der Verschleiß vorwiegend bestimmte funktionelle Anteile des Gelenkes betreffen. Ein heftiger, lokaler Druckschmerz am Ellbogengelenk ist gelegentlich an der inneren, häufiger jedoch an der äußeren knöchernen Erhabenheit des gelenknahen Oberarmknochens auszulösen (Abb. 7-12). Ähnliche Schmerzen können beim Anspannen der Vorderarmmuskulatur und beim Bewegen von Handgelenk und Fingern auftreten. Je nach Überlastung verschiedener Muskelgruppen können beim Beugen Schmerzen innen, beim Strecken Schmerzen außen entstehen. Man spricht auch vom sogenannten *Tennisellenbogen*. Schmerzen am Vorderarm können ebenfalls durch Überlastungserscheinungen (Muskelhartspann) ausgelöst werden. Handgelenksnah sind *entzündliche oder degenerative Veränderungen des Sehnengleitgewebes* vielfach Schmerzursache. Die Beugeseite ist häufiger als die Streckseite betroffen. Meist sind Reibegeräusche über den Sehnenfächern hör- und fühlbar. Schmerzhafte Bewegungseinschränkungen im *Handgelenk* (Abb. 7-10) können sehr unangenehm und behindernd sein. Die grobe Kraft der ganzen Hand ist eingeschränkt. Der Handgelenksschmerz ist meist vermehrt speichenseitig – also auf der Seite des Daumens, weil dort die wesentliche gelenkige Verbindung zwischen Vorderarm (Speiche) und Handwurzelknochen besteht. Das funktionell bedeutendste Gelenk der Hand ist das *Daumensattelgelenk* (Abb. 7-14). Schmerzen durch Verschleißerscheinungen werden bei den ständig erforderlichen Bewegungen in diesem Gelenk besonders deutlich (Abb. 7-10). Durch die lokalen Schmerzempfindungen gibt es keine diagnostischen Probleme.

Es ist von wesentlicher Bedeutung, rheumatische Schmerzen von Beschwerden bei Verschleißerscheinungen abzugrenzen!

Bei ausstrahlenden oder diffusen Schmerzen in der Hand müssen wir immer wieder an Veränderungen der Halswirbelsäule denken. Auch *Druck auf Nerven*, wie zum Beispiel im beugeseitigen Handgelenksbereich, kann neben Gefühlsstörungen zu starken – auch nächtlichen – Schmerzen in der Hand führen.

– mit Gelenkschwellung

Ist der Weichteilmantel eines Gelenkes dünn, dann können Verschleißprozesse auch mit Schwellungszuständen einhergehen. Es kann sich dabei um chronische Reizzustände des Gelenkes oder der Kapsel handeln. Derbe, prallelastische Schwellungen (Ganglien) gehen von Sehnen-, Sehnenscheiden- oder Gelenkkapselgewebe aus, wobei ursächlich möglicherweise auch Verschleißprozesse von Faserstrukturen zu solchen Reaktionen führen können.

– ausgehend von Veränderungen der Halswirbelsäule

(siehe Kapitel Halswirbelsäule S. 122)

– ausgehend von Veränderungen der Schulter

(siehe Kapitel Schulter S. 129)

– ausgehend von Veränderungen des Ellbogens

Das Ellbogengelenk ist ein komplexes, aus mehreren Anteilen zusammengesetztes Gelenk und mit einer Gelenkkapsel umschlossen.

7.3.1 Verschleißerkrankungen des Ellbogengelenkes (= Ellbogengelenksarthrose, Abb. 7-11)

Infolge der komplizierten Mechanik des Ellbogengelenkes mit zwei Bewegungsachsen ist es sinnvoll, den Verschleiß nach funktionellen und anatomischen Gesichtspunkten abzugrenzen.

Bei veranlagungsbedingten Faktoren finden wir die Veränderungen meist beidseitig, wobei auch andere Gelenke häufig mitbetroffen sind. Einseitige Verschleißprozesse werden meist durch Verletzungen der Knochen-Knorpel-Strukturen mit Stufenbildung in den gelenkbildenden Flächen ausgelöst. *Isolierte Verletzungen des Ellenhakens oder des Speichenköpfchens* können klinische und röntgenologische Veränderungen bedingen, wodurch korrespondierende Gelenkanteile mitbetroffen sind. Ziel einer operativen Wiederherstellung von knöchernen Verletzungen mit Gelenkbeteiligung soll es daher sein, soweit wie möglich wieder normale anatomische Verhältnisse herzustellen, um Fehlbelastungen und Abrieb zu vermeiden.

Die Frühveränderungen beim Ellbogengelenkverschleiß sind häufig nicht spürbar. Schmerzen von wechselhafter Intensität, oft nur vorübergehend, findet man unter Belastung beim Beugen und Strecken sowie beim Unterarmdrehen. *Bevor* sich das Krankheitsbild verschlimmert und Bewegungseinschränkungen, eventuell sogar hör- und fühlbare Reibegeräusche, auftreten, sollte eine *ärztliche Beurteilung* erfolgen. Erst die *Röntgenaufnahme* zeigt bei der Arthrose Formveränderungen (Abb. 7-11): Der Gelenkspalt ist verschmälert, die Knochen-Knorpel-Grenze ist unruhig gezeichnet mit vermehrter Verknöcherungstendenz an der Grenze zur knöchernen Gelenkfläche sowie knöchernen – oft ausgezogenen – Randzacken. Die röntgenologisch sichtbaren Merkmale eines fortgeschrittenen Verschleißprozesses können in Verbindung mit dem Untersuchungsbefund sowohl auf die gelenkige Verbindung zwischen Elle und Oberarm (Beugen – Strecken) als auch auf den Gelenkanteil zwischen Speichenköpfchen und Oberarm (Drehbewegungen) begrenzt sein. Gelingt es nicht, den Verschleißprozeß aufzuhalten, kann das Gelenk weitgehend versteifen. Auf

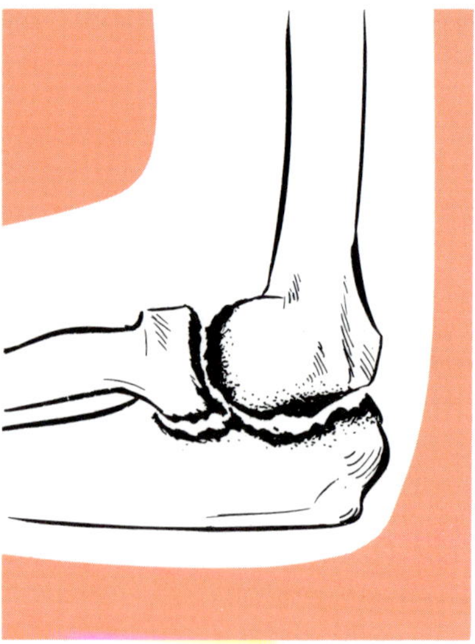

Abb. 7-11:
Ellbogengelenksverschleiß

Kosten hochgradiger Bewegungseinschränkung nimmt allerdings die Schmerzempfindung meist ab.

Freie Gelenkkörper können durch umschriebene, knorpelige Degeneration (Chondromatose) entstehen und somit ebenfalls Ausdruck eines Verschleißprozesses sein. Die Gelenkkörper sind rund, liegen im Ellbogengelenk meist an der Beugeseite und sind infolge ihrer Verknöcherungstendenz fast immer röntgenologisch sichtbar. Der Herd der Knorpelablösung läßt sich oft erst während der Operation darstellen.

Ärztliche Verordnungen

Eine frühzeitige Behandlung ist erstrebenswert.

Medikamentöse Behandlungsmöglichkeiten

Allgemein: abschwellende, entzündungsreizhemmende und schmerzlindernde Medikamente (Tabletten, Zäpfchen, Injektionen).

Lokal: Einreibungen, Injektionen in den Gelenkinnenraum (zur Ernährung und Stoffwechselsteigerung der Knorpelsubstanz).

Physikalische Behandlungsmöglichkeiten (S. 207)

Lokale Wärme (zum Beispiel Fango), Elektrotherapie, Hydro- und Balneotherapie, Bewegungsübungen.

Operative Behandlungsmöglichkeiten

Entfernung freier Gelenkkörper, Gelenktoilette (Entfernung von Knochenzacken, Glätten der Gelenkflächen). Eventuell Entfernung des Speichenköpfchens. Versteifung. Mit dem totalen Ersatz des Ellbogengelenkes soll man sehr zurückhaltend sein

7.3.2 Der sogenannte Tennisellenbogen (= Epicondylitis)

Der Tennisellenbogen ist weniger ein Verschleißprozeß als ein *Reizzustand* durch Überlastung des Ursprunggebietes der Streckmuskulatur am äußeren Ellbogen (Abb. 7-12a). Selte-

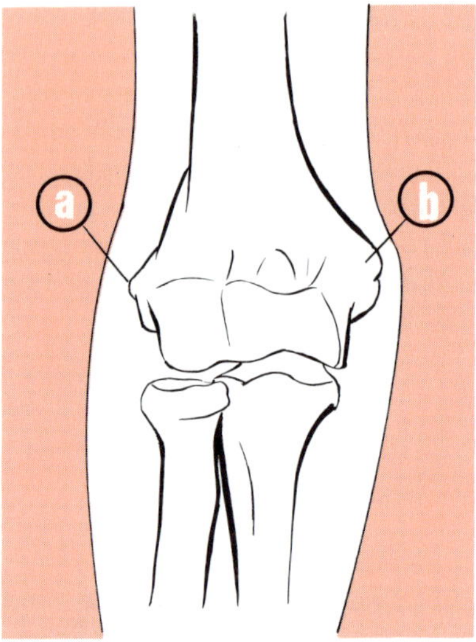

Abb. 7-12: Schmerzlokalisation beim sogenannten »Tennisellenbogen«
a äußerer Oberarmknorren
b innerer Oberarmknorren

ner sind entsprechende Beschwerden durch Überlastung der Beugemuskulatur der Hand und der Finger am inneren Ellbogen (Abb. 7-12b). Der Reizzustand kommt nicht nur beim Tennisspieler, sondern bei jeder Überlastung vor. Die Bewegungen im Ellbogengelenk, vor allem aber die Drehbewegung, können schmerzhaft eingeschränkt sein. Der entsprechende Ellbogenknorren ist druckempfindlich. Im Röntgenbild finden sich selten Veränderungen. Zum klassischen Bild gehört jedoch eine umschriebene, unruhig strukturierte Knochengrenze.

Ärztliche Verordnungen

Medikamentöse Behandlungsmöglichkeiten

Allgemein: abschwellende, entzündungsreizhemmende und schmerzlindernde Medikamente (Tabletten, Zäpfchen, Injektionen).

Lokal: Einreibungen, Injektionen in den schmerzhaften Bereich.

Physikalische Behandlungsmöglichkeiten (S. 207)
Lokale Wärme, eventuell auch Eisbehandlung, Elektrotherapie, Röntgenentzündungsbestrahlung. In hartnäckigen Fällen *Ruhigstellung* im Oberarmgipsverband.

Operative Behandlungsmöglichkeiten
Einkerbung des Sehnenspiegels über dem schmerzhaften Ellbogengelenksknorren, wodurch die Knochenhaut entnervt wird.

7.4 Ich habe Beschwerden an der Hand

7.4.1 Verschleißerkrankungen des Handgelenkes (= Arthrose, Abb. 7-13)

Neben der Veranlagung spielt die äußere Krankheitsursache beim Handgelenkverschleiß eine größere Rolle. Ständige Überlastung, wie zum Beispiel beim Arbeiten mit dem Preßlufthammer, kann zu kleinen Knorpelverletzungen und Durchblutungsstörungen der handgelenkbildenden Knochen führen.

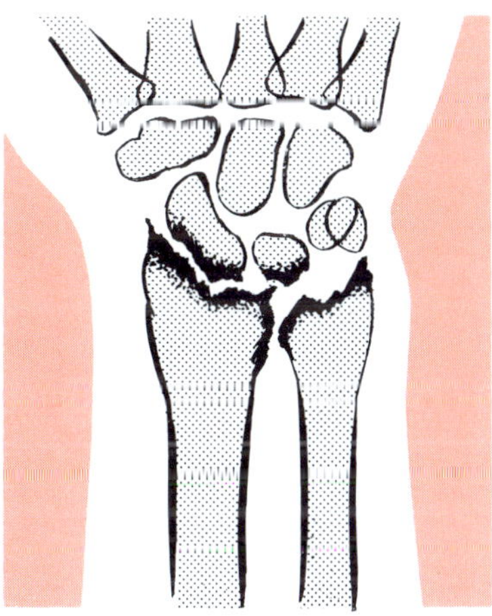

7-13:
Handgelenksverschleiß

Die weitaus häufigste Ursache eines beginnenden einseitigen Verschleißprozesses am Handgelenk stellen jedoch die knöchernen Verletzungen der Speichenbasis sowie des Kahnbeines dar. Neben den charakteristischen röntgenologisch sichtbaren Strukturveränderungen sind Schmerzen und Bewegungseinschränkung die führenden Zeichen einer Handgelenksarthrose.

Ärztliche Verordnungen

Medikamentöse Behandlungsmöglichkeiten

Allgemein: abschwellende, entzündungsreizhemmende und schmerzlindernde Medikamente (Tabletten, Zäpfchen, Injektionen).

Lokal: Einreibungen, Injektionen in den Gelenkspalt zur Ernährung des Knorpelgewebes.

Physikalische Behandlungsmöglichkeiten (S. 207)

Bewegungsübungen, lokale Wärme, Wasserbad, Elektrotherapie.

Operative Behandlungsmöglichkeiten

Die versteifende Operation des Handgelenks kommt nur selten in Frage. Man muß ernsthaft abwägen, ob Schmerzfreiheit durch eine Versteifung erreicht werden soll.

7.4.2 Verschleißerkrankungen der Daumen- und Fingergelenke

Je nach Lokalisation unterscheiden wir Arthrosen am Daumen (Sattelgelenk, Grundgelenk, Endgelenk) und an den Langfingern (Grund-, Mittel- und Endgelenk) (Abb. 7-14a–d). Sind

Abb. 7-14: Verschleißerkrankungen an Daumen- und Fingergelenken
a Daumensattelgelenk
b Fingermittelgelenk
c Fingergrundgelenk
d Fingerendgelenk

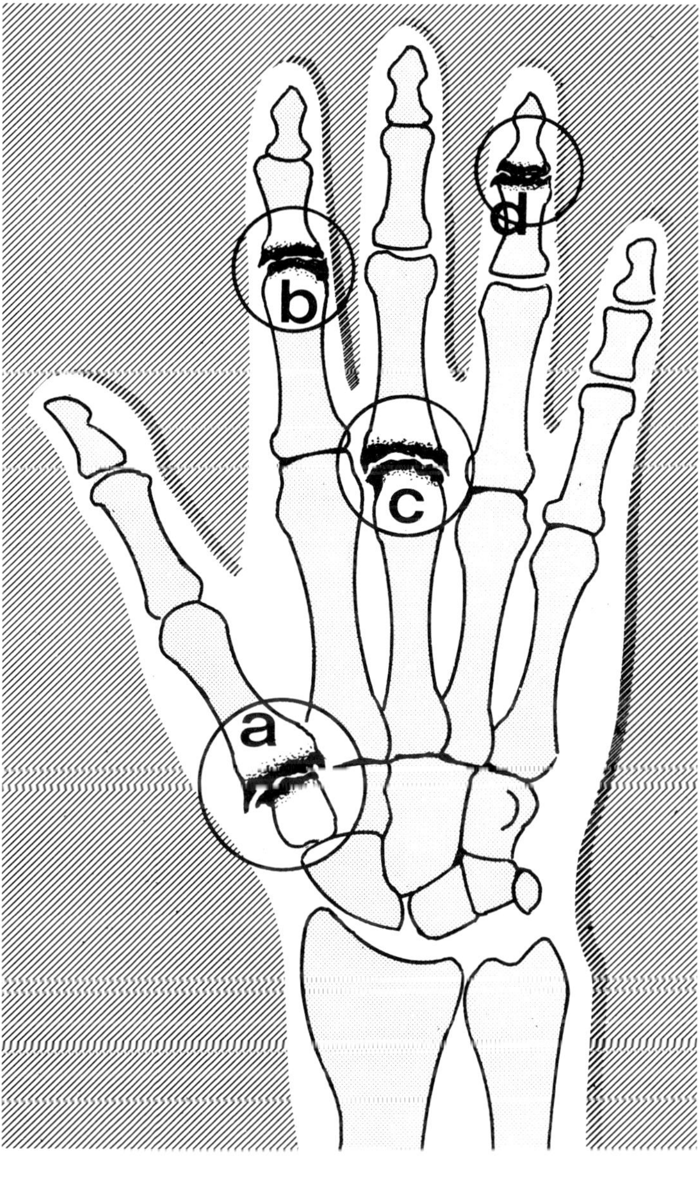
a
b
c
d

mehrere Fingergelenke degenerativ verändert, sprechen wir von einer »Polyarthrose«. Neben schmerzhafter Bewegungseinschränkung mit gelegentlicher Schwellung und Reibegeräuschen sind charakteristische röntgenologische Veränderungen vorhanden. Die Abgrenzung zu Erkrankungen des *rheumatischen Formenkreises* und der *Gicht* ist bei den Gelenken der Hand besonders wichtig. In diesen Fällen sprechen wir von »Arthritis« (= Gelenkentzündung). Befall mehrerer Gelenke wird als »Polyarthritis« bezeichnet. Von der Norm abweichende Blutkörperchensenkungsgeschwindigkeit und Rheumafaktoren sowie erhöhte Harnsäurewerte (Gicht) weisen auf ein chronisch entzündliches Geschehen hin.

Ärztliche Verordnungen

Medikamentöse Behandlungsmöglichkeiten (allgemein und lokal) und *physikalische Behandlungsmöglichkeiten* ähnlich wie beim Handgelenksverschleiß (siehe S. 144).

Operative Behandlungsmöglichkeiten
Bei schwerem Daumensattelgelenksverschleiß kann man das mit dem ersten Mittelhandstrahl in gelenkiger Verbindung stehende Handwurzelknöchelchen entfernen.

7.4.3 Veränderungen von Sehnen und Bindegewebe

7.4.3.1 Chronische Sehnenscheidenentzündungen können zum Verschleiß des Sehnengleitgewebes sowie der Sehne selbst führen. Schmerzhafte Funktionseinschränkung der befallenen Sehnen – vor allem der Hand- und Fingerbeuger – im Verlauf von Handgelenk und Unterarm sind typisch, in Verbindung mit hör- und tastbaren Reibegeräuschen fast beweisend für das relativ häufige Krankheitsbild. Meist kann eine Überlastung durch einseitige, ungewohnte Arbeit für die Beschwerden verantwortlich gemacht werden.

Ärztliche Verordnungen

Medikamentöse Behandlungsmöglichkeiten

Allgemein: abschwellende, entzündungsreizhemmende und schmerzlindernde Medikamente (Tabletten, Zäpfchen, Injektionen).

Lokal: Einreibungen, eventuell Injektionen zwischen Sehne und Sehnengleitgewebe.

Physikalische Behandlungsmöglichkeiten (S. 207)

Kälteanwendung, Massage. *Ruhigstellung* in der Gipsschiene, bei hartnäckigen Fällen im zirkulären Gipsverband mit Einschluß der Finger.

7.4.3.2 Unter der Dupuytrenschen Kontraktur verstehen wir eine narbige Veränderung der sehnigen Platte der Hohlhand. Durch die Verwachsungen mit den Beugesehnen entstehen Beugekontrakturen (= Unfähigkeit zu strecken), besonders

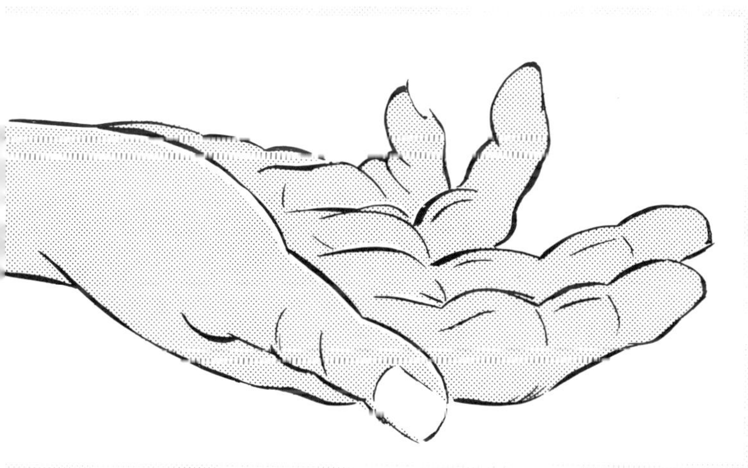

Abb. 7-15: Dupuytrensche Erkrankung

des Ring- und Kleinfingers (Abb. 7-15). Die Funktion der Hand kann dadurch erheblich behindert sein. Männer nach dem 40. Lebensjahr sind häufiger betroffen als Frauen.

Ärztliche Verordnungen

Konservative Maßnahmen sind wenig erfolgversprechend. Bei mittelschweren Kontrakturen sollte der Narbenstrang operativ entfernt werden.

7.4.3.3 Beim »schnellenden« Finger oder Daumen kommt es bei der Bewegung zu einem Schnapp-Phänomen der Beugesehnen in Höhe der Fingergrundgelenke. Hervorgerufen wird dieses »Schnappen« durch eine Verengung der Sehnengleitkanäle oder durch spindelförmige Auftreibung der Beugesehnen.

Ärztliche Verordnung

Operation, wobei die Sehnenscheide gespalten wird.

7.4.3.4 Beim Ganglion an der Hand (= Überbein) findet man – bevorzugt am Handrücken – umschriebene, im Durchschnitt bohnengroße Schwellungen. Es handelt sich dabei um eine Bindegewebsentartung oder Degeneration (Verschleißprozeß von Fasergewebe). Ursprung der Veränderungen sind Sehnen-, Sehnenscheiden- oder Gelenkkapselgewebe. Ganglien sind ein- oder mehrkammerig, mit gallertigem Inhalt.

Ärztliche Verordnung

Bei Beschwerden operative Entfernung.

7.5 Ich habe Beschwerden im Rücken

– mit Bewegungseinschränkung der Brustwirbelsäule

Die Brustwirbelsäule hat durch die Verbindung mit dem Brustkorb beim Beugen und Strecken im Vergleich zur Hals- und Lendenwirbelsäule eine geringe Beweglichkeit. Durch entsprechende Stellung der Gelenkflächen in den Bewegungssegmenten sind Seitwärtsneigung und Seitwärtsdrehung die wesentlichen Bewegungen in der Brustwirbelsäule. Die harmonische Umkrümmung nach rechts und links ist ähnlich wie die Drehbewegung eine Summation von Einzelbewegungen in den Wirbelgelenken. Bei *Verbiegung der Brustwirbelsäule zur Seite* (= Skoliose, S. 52) findet man je nach Formveränderungen seitenabhängige Einschränkungen in den Umkrümmungsbewegungen. Somit ist bei einer Seitverbiegung der Brustwirbelsäule nach rechts die Seitwärtsneigung nach rechts eingeschränkt, nach links jedoch harmonisch. Entsprechendes gilt für die Seitverbiegung nach links.

Betrachten wir den Aufbau der Brustwirbelsäule von der Seite, so ist eine *leichte Krümmung nach hinten* (= Kyphose, S. 52) normal. Bei einigen Krankheitsbildern kann diese Krümmung jedoch verstärkt sein (Buckel, Rundrücken). Von einer fixierten Krümmung sprechen wir, wenn durch das aktive Anspannen der Rückenstreckmuskulatur in Bauchlage die Umkrümmung in die entgegengesetzte Richtung (= Lordose, S. 52) nicht mehr gelingt.

Im täglichen Leben führen aber nicht die Bewegungseinschränkung, sondern der Fehler in Aufbau und Haltung der Brustwirbelsäule zu vorzeitigen Verschleißerscheinungen.

– mit Rückenschmerzen

Schmerzen im Rücken beziehen sich oft weniger auf die Wirbelsäule selbst als auf den *Weichteilmantel*. So sind infolge von Verschleißerkrankungen häufig auch *muskuläre Verspannun-*

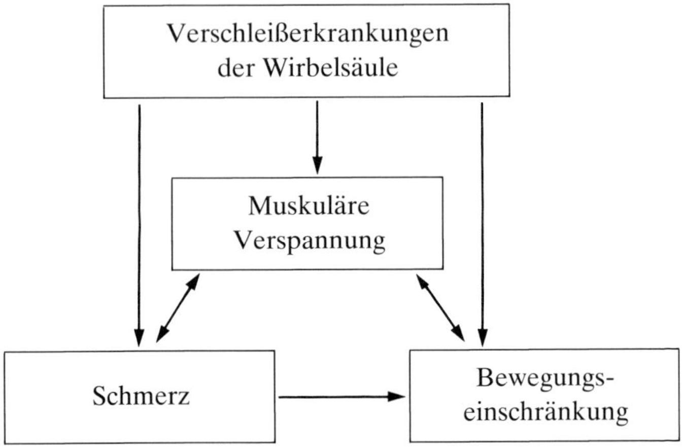

gen für den Schmerz verantwortlich. Die damit zu erklärende Bewegungseinschränkung bewirkt wieder muskuläre Fehlbelastung und Verspannung.

Gelingt es nun, die Schmerzkomponente auszuschalten, so wird der aufgezeigte Regelkreis unterbrochen. Möglicherweise ist dadurch nicht nur eine vorübergehende, sondern auch eine anhaltende Besserung zu erreichen.

– mit Schmerzen im Verlauf der Rippen

Ziehende, ein- oder beidseitig zwischen den Rippen ausstrahlende Schmerzen können durch Veränderungen der Brustwirbelsäule oder durch ihre gelenkigen Verbindungen zu den Rippen ausgelöst werden. Aufgabe des Arztes ist es wiederum, Verschleißprozesse des Bewegungsapparates von neuralgischen (vom Nerv ausgehenden) Beschwerden zu unterscheiden. Auch die Organe des Brustkorbes können für ähnlich lokalisierte Schmerzen ursächlich sein (Rippenfell, Lunge, Herz). Eine internistische Untersuchung ist, bei unklaren Beschwerden der Brustwand, als Ergänzung zum orthopädischen Befund dringend notwendig.

– mit Muskelverspannungen an der Brustwirbelsäule

Verschleißprozesse der Brustwirbelsäule mit Bewegungseinschränkung führen zu *reaktiver, schmerzhafter Verspannung der Rückenmuskulatur*. Umschriebene Verhärtungen lassen sich gut heraustasten. Beim Hartspann können aber auch ganze Muskelstränge betroffen sein.

– mit Haltungsfehler der Brustwirbelsäule

Die Haltung des Rückens kann von Kindheit an Ausdruck *veranlagungsbedingter bindegewebiger Schwäche* sein. Durch die darüber hinaus ungenügend aktivierte Rückenstreckmuskulatur entsteht das häufige Krankheitsbild eines haltungsschwachen, meist hohlrunden Rückens (Abb. 3-5). Durch die Fehlbelastung sind günstige Voraussetzungen für frühzeitige Verschleißerscheinungen gegeben. Von der Fehlhaltung bindegewebigen und muskulären Ursprungs müssen wir die Fehlstatik der Wirbelsäule unterscheiden, die durch Aufbaustörungen einzelner Wirbelsäulenabschnitte verursacht ist (siehe Entstehung des Wirbelsäulenverschleißes durch mechanische Ursachen – Fehlhaltung S. 74).

– ausgehend von Veränderungen der Brustwirbelsäule

Alle Bewegungselemente der Brustwirbelsäule sind durch den komplexen Bewegungsablauf eng miteinander verbunden. Durch Brustbein und Rippen werden der Bewegungsmöglichkeit Grenzen gesetzt.

Ähnlich wie bei der Hals- und Lendenwirbelsäule unterscheiden wir verschiedene Krankheitsbilder. Statische Fehlbelastung sowie Veranlagung bestimmen die meist formverbildenden Erkrankungen.

7.5.1 Verschleißerkrankungen der Bandscheiben an der Brustwirbelsäule

Im Bereich der *Brustwirbelsäule* ist der auf ein Segment beschränkte *Bandscheibenschaden* durch Verschleiß, wie wir ihn an Hals- und Lendenwirbelsäule finden, *selten*. Die »Schienung« durch Brustbein und Rippen gestattet keine abnorme Beweglichkeit und somit auch keine örtliche Überlastung in den Brustwirbelsäulensegmenten (S. 60). Eine Höhenminderung der Bandscheiben insgesamt – vornehmlich im mittleren, am stärksten gekrümmten Brustwirbelsäulenanteil – ist dagegen häufig. Lange Zeit kann der *Abbau des Faserknorpels und seines Gallertkernes* (= Chondrose) ohne Krankheitswert bleiben. Röntgenologische Veränderungen an den Wirbelkörperdeckplatten geben uns erste Zeichen für formverbildende degenerative Veränderungen an der Knochen-Knorpel-Grenze. Diese ist unruhig begrenzt und zeigt eine schmale Verdichtungszone der knöchernen Deckplatte (= Osteochondrose).

Knöcherne Randwulstbildung (= Spondylose) in Höhe der Deckplatten entsteht durch vermehrte mechanische Belastung der Wirbelkörperrandzone. Eine starke Knochenneubildung kann je nach Höhenlokalisation zur mechanischen Reizung der Nervenwurzel führen (S. 69). Die Schmerzen strahlen dann in die Brustwand aus und können oft Schwierigkeiten bei der Abgrenzung von Erkrankungen der Brustorgane (Herz, Rippenfell, Lunge) machen. Muskelverspannungen sind häufig reaktive Begleiterscheinungen bei Verschleißprozessen der Bandscheiben.

Im jugendlichen Alter ist eine auch als *Scheuermannsche Erkrankung* bekannte Wachstumsstörung an den Wirbelkörperdeckplatten von besonderer Bedeutung. Die Knochen-Knorpel-Grenzen zwischen Wirbelkörpern und Bandscheiben zeigen teilweise hochgradige, knötchenartige Formveränderungen. Die Wirbelkörper – vorwiegend an der mittleren und oberen Brustwirbelsäule – sind nach vorn keilförmig verformt, so daß bei mehrfacher Keilwirbelbildung ein deutlicher Rundrücken (= Kyphose) entsteht (S. 52). Bei schweren Erkrankungsformen ist der Rundrücken in seiner Fehlhaltung nicht mehr ausgleichbar. Wir sprechen dann von einer »fixierten Kyphose« (S. 149), Durch die Fehlstatik kann es später zu vorzeitigen Verschleißerscheinungen kommen.

7.5.2 Verschleißerkrankungen der kleinen Wirbelgelenke an der Brustwirbelsäule (= Spondylarthrose)

Die Führung zur Seitwärtsneigung und Seitwärtsdrehbewegung der Brustwirbelsäule erfolgt in den quergestellten, paarig angelegten kleinen Wirbelgelenken (S. 63). Diese stehen im Rahmen der Bewegungssegmente in enger statischer und funktioneller Verbindung zu den Bandscheiben (Abb. 3-10). *Wirbelsäulengelenkverschleiß* (= Spondylarthrose) und *Bandscheibenverschleiß* (= Chondrose, Osteochondrose) der Brustwirbelsäule sind *meist kombiniert*. Knorpelschäden und Verknöcherungen der Gelenke führen zu *Bewegungseinschränkung*, *Schmerz* und reaktiver *Verspannung der Rückenmuskulatur*.

In der gelenkigen Verbindung zwischen den 12 Brustwirbeln und den paarig angelegten Rippen können gelegentlich Knochen-Knorpel-Veränderungen auftreten (Costovertebralarthrose).

7.5.3 Fehlbelastung der Brustwirbelsäule

Eine Fehlbelastung der Brustwirbelsäule kann auch nach *Wirbelbrüchen* entstehen, da diese Verletzung die Wirbelkörper meist keilförmig verformt. Durch die – oft nur leichte – Abknickung der Wirbelsäulenachse ändern sich die normalen Belastungsverhältnisse. Eine kräftige Rückenmuskulatur kann die Wirbelsäulenachse teilweise korrigieren, jedoch sind reaktive muskuläre Verspannungen schmerzhaft.

Die *Brustwirbelsäulenkrümmung des alten Menschen* ist auf

eine *Kalksalzminderung* (= Osteomalazie, Osteoporose) der Wirbelkörper zurückzuführen. Durch den normalen Belastungsdruck kann es zur Verformung einzelner Wirbelkörper kommen.

Abgrenzen sollte man auch Erkrankungen des rheumatischen Formenkreises – zum Beispiel die *Bechterewsche Erkrankung*. Sie zeigt im fortgeschrittenen Stadium eine charakteristische Wirbelsäulenverkrümmung.

Ärztliche Verordnungen

Die Behandlung von Verschleißerkrankungen der Brustwirbelsäule konzentriert sich im wesentlichen auf physikalische und medikamentöse Maßnahmen.

Medikamentöse Behandlungsmöglichkeiten

Allgemein: Zur Beruhigung und Muskelentspannung Tabletten, Zäpfchen, Injektionen.

Lokal: Einreibungen zum Überwärmen, zur Durchblutungsförderung der Muskulatur, eventuell zur Schmerzstillung. Injektionen in umschriebene druckschmerzhafte Muskelpartien.

Physikalische Behandlungsmöglichkeiten (S. 207)

Lokale Wärme (zum Beispiel Dampf, Heißluft, Fango), Massage, Krankengymnastik, Schwimmen im warmen Wasser, Hydro- und Balneotherapie, Elektrotherapie.

7.6 Ich habe Beschwerden im Kreuz

– mit Bewegungseinschränkung der Lendenwirbelsäule

Die Lendenwirbelsäule sowie ihr Übergang zum Kreuzbein sind die *statisch und mechanisch am stärksten beanspruchten Wirbelsäulenanteile*. Nicht nur Druck, sondern auch Bewegungen werden am Lendenwirbel-Kreuzbein-Übergang, dem sogenannten »Wetterwinkel« der menschlichen Wirbelsäule, auf den Beckenring übertragen. Durch die entsprechende Stellung der kleinen Wirbelgelenke sind Beugung und Streckung die wesentlichen Funktionen der Lendenwirbelsäule. Bewegungseinschränkungen werden somit besonders bei der Vorwärtskippbewegung sowie beim Rückwärtsneigen, weniger bei der Seitwärtsneigung und Seitwärtsdrehung offensichtlich. Ein relatives Maß für die Bewegungseinschränkung nach vorn ist bei durchgedrückten Knien der *Fingerspitzen-Fußboden-Abstand beim Bücken*. Ebenso kann bei dieser Bewegung die harmonische Entfaltung der hervortretenden Dornfortsatzreihe am Rücken blockiert sein. Auch dies ist wieder meßbar, kann jedoch nur als relatives Maß der Bewegungseinschränkung gewertet werden.

Bei Fehlstatik der Lendenwirbelsäule im Sinne einer Seitverbiegung, die oft bis in die unteren Brustwirbelsegmente reicht, findet man bei der Seitwärtsneigung Bewegungseinschränkung in Richtung der Verbiegung.

Das Bewegungsausmaß ist eine Summation der Einzelbewegungen in den Wirbelsegmenten. Bei Bewegungseinschränkung sind meist mehrere Segmentetagen betroffen. Muskuläre Verspannungen und Schmerz können, wie an der ganzen Wirbelsäule, weitere reflektorische Bewegungseinschränkungen verursachen.

– mit Kreuzschmerzen (= Lumbalgie)

Sie gehören mit zu den häufigsten und hartnäckigsten Schmerzempfindungen des Bewegungsapparates und sind Anlaß zahlreicher ärztlicher Konsultationen (Beratungen). Der Schmerz kann im allgemeinen gut lokalisiert werden und wird meist am Übergang von der Lendenwirbelsäule zum Kreuzbein angegeben. Von dort strahlen die Schmerzen aus, ein- oder beidseitig in die *Gesäßmuskulatur*, in die *Rückenstreckmuskulatur* oder in deren Ansatzbereich am *Beckenkamm*. Ruhe-, Belastungssowie Bewegungsabhängigkeit sind weitere Merkmale der Schmerzqualität. Bei plötzlichen, heftigen Kreuzschmerzen spricht man im Volksmund von »*Hexenschuß*« (Abb. 7-16). Bei der Suche nach der Krankheitsursache bemüht sich der Arzt, schmerzhafte Stellen aufzufinden. So kann der Dornfortsatz bestimmter Wirbel druck- oder klopfschmerzhaft sein. Der Druckschmerz kann auch mehr den muskulären Weichteilmantel seitlich der Dornfortsätze betreffen. Nervenaustrittspunkte zwischen den Wirbeln sowie der Verlauf des *Ischiasnerven* am Gesäß können auf Druck sehr schmerzhaft sein. Beim Beugen des gestreckten Beines im Hüftgelenk kann durch Dehnung des mechanisch gereizten Ischiasnerven ein heftiger Schmerz im Kreuz empfunden werden. Husten und Niesen können ähnliche Schmerzsensationen verursachen. Der Fall aus dem Zehenstand auf die Ferse kann im Lenden-Kreuzbein-Bereich einen Stauchungsschmerz auslösen.

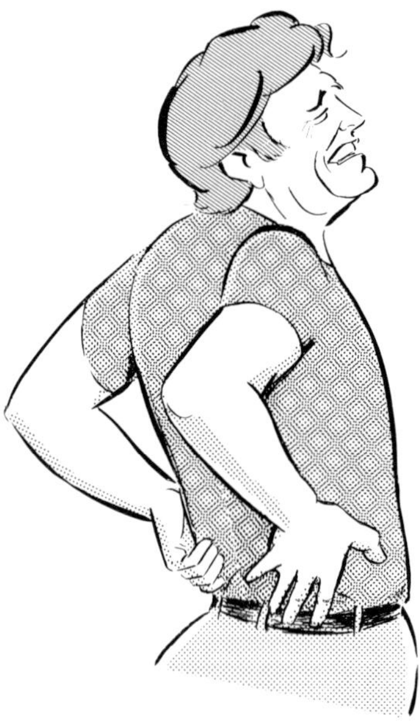

Abb. 7-16

Beim Kreuzschmerz muß man infolge der starken mechanischen Belastung der unteren Wirbelabschnitte vordergründig an Verschleißprozesse der Wirbelgelenke und der Bandscheiben denken. *Bei unklaren Schmerzerscheinungen sollten durch den behandelnden Arzt Erkrankungen der Nieren und ableitenden Harnwege sowie Erkrankungen der weiblichen Geschlechtsorgane ausgeschlossen werden.*

– mit Schmerzempfindungen in den Beinen (= Ischialgie)

Ausgehend vom Lenden-Kreuzbein-Bereich können ziehende, ein- oder beidseitig in die Beine ausstrahlende Schmerzen durch Verschleißprozesse der Lendenwirbelsäule und deren Übergang zum Kreuzbein verursacht sein (Abb. 7-17). Meist ist vom Gesäß aus der hintere oder seitliche Anteil des Oberschenkels betroffen – Ruhe, Belastung und Bewegung spielen dabei eine wesentliche Rolle. Nicht selten strahlen Schmerzempfindungen bis in Wade und Fuß aus.

– mit Gefühlsstörungen in den Beinen

Neben Schmerzsensationen können Gefühlsstörungen an bestimmten Hautarealen der Beine zum Krankheitsbild degenerativer Veränderungen der Lendenwirbelsäule gehören. In diesen Fällen ist die mechanische Reizung der Nervenwurzeln durch *Höhenminderung der Bandscheibe*, durch *Bandscheibenvorfall* oder infolge degenerativer *Knochenneubildung* ursächlich dafür verantwortlich zu machen. Aus dem gefühlsgestörten Hautgebiet kann man nach eingehender Untersuchung auf Schmerzreize meist eine Höhenlokalisation der Nervenschädigung treffen, da je nach Wirbelsegment korrespondierende Hautpartien betroffen sind.

Gefühlsstörungen beginnen häufig am Fuß (Fußrücken, Fußaußenrand, Zehen) *oder am Unterschenkel* (Wade, äußerer Unterschenkel). Taubheitsgefühl in Verbindung mit Kribbeln oder *»Ameisenlaufen«* bestimmen das subjektive Empfinden.

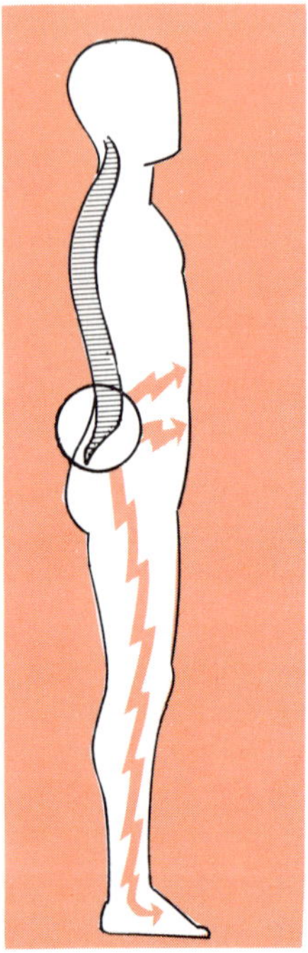

Abb. 7-17: Kreuzschmerz mit Ausstrahlung in Becken und Beine

Bei fortschreitender mechanischer Reizung der Nervenwurzeln können Lähmungserscheinungen auftreten. *Muskelverschmächtigungen*, Veränderungen der elektrischen Reizbarkeit von Nerven und Muskeln sowie Abnahme der Reflexbereitschaft können als objektive Kriterien gewertet werden. Die Funktion der Großzehen- sowie der Fußhebemuskulatur ist in der Regel zuerst gemindert. Auch Blasen- und Mastdarmstörungen sind zu beachten. Es empfiehlt sich stets, eine zusätzliche nervenfachärztliche Beurteilung zu veranlassen, um zentralnervöse Störungen abzugrenzen. Ischiasähnliche Schmerzen sowie Gefühlsstörungen können auch durch *Wirbelsäulentumoren* und *Entzündungen* (zum Beispiel Eiterungen, Tuberkulose) ausgelöst werden.

Grundsätzlich den Arzt zur Klärung aufsuchen!

– mit Muskelverspannungen an der Lendenwirbelsäule

Rückenstreck- und Bauchmuskulatur sind die aktiven Bewegungselemente der Lendenwirbelsäule. Während bei der aufrechten Haltung die Bauchmuskulatur entspannt ist, zeigt die Rückenstreckmuskulatur einen vermehrten Spannungszustand, der sich bei statischer Fehlbelastung sowie bei Verschleißerkrankungen mit Bewegungseinschränkung und Schmerz deutlich verstärkt. Tastbare Verhärtungen lassen sich gut lokalisieren. Beim Hartspann können ganze Muskelstränge entlang der Dornfortsätze betroffen sein.

– mit Fehlhaltung der Lendenwirbelsäule

Um dem Schmerz auszuweichen, kann es kurzfristig zu einer Seitverbiegung (= Skoliose) der Lendenwirbelsäule kommen. Dabei handelt es sich um eine *Schonhaltung, um Schmerzlinderung zu erzielen.* Unterscheiden müssen wir diese Form der Seitverbiegung von angeborenen und erworbenen Formverbiegungen, die durch ständige Fehlbelastung zu vorzeitigen Verschleißerscheinungen führen. Eine einseitige *Beinverkürzung* mit Beckenschiefstand (S. 97) kann zur Seitverbiegung der Lendenwirbelsäule in Richtung des verkürzten Beines führen. Durch Absatz- und Sohlenerhöhung sollte die Beinlängendifferenz so bald wie möglich ausgeglichen werden, um eine fixierte Seitverbiegung zu vermeiden.

Eine Fehlhaltung zur Seite können wir aus dem Verlauf der Dornfortsatzreihe sowie aus der asymmetrischen Taillendreieckkonfiguration erkennen.

Das Röntgenbild bestätigt den Untersuchungsbefund.

Zu falschen Belastungsvorgängen kommt es auch durch Änderungen der normalen Lendenwirbelsäulenkrümmung nach vorn (= Lordose). Eine zu starke Krümmung (= Hohlkreuz) oder zu flache Krümmung (= Flachrücken) (S. 52) führt auf Dauer zu Schmerzen mit muskulärem Hartspann. Für vorzeitige Verschleißerscheinungen, vor allem am Lenden-Kreuzbein-Übergang, sind damit günstige Voraussetzungen gegeben.

– mit Übergewicht

Die Last des Rumpfes wird von der Lendenwirbelsäule gehalten und über den Beckenring auf die Beine übertragen. Mit überdurchschnittlichem Köpergewicht nimmt die Belastung der elastischen Bandscheiben und der Wirbelgelenke erheblich zu. Besonders beansprucht ist der »Wetterwinkel« am Übergang von beweglichen zu fixierten Wirbelsegmenten – also die Verbindung zwischen Wirbelsäule und Becken.

– ausgehend von Veränderungen der Lendenwirbelsäule

Die hohe statische Belastung der Lendenwirbelsäule führt, in Verbindung mit der relativ freien Beweglichkeit nach vorn, zu verschiedenartigen Verschleißerkrankungen, bei denen auch mechanische Einflüsse sowie Veranlagung den Krankheitsverlauf bestimmen können.

7.6.1 Verschleißerkrankungen der Bandscheiben an der Lendenwirbelsäule

Die Höhenminderung der Bandscheiben zwischen den fünf Lendenwirbeln und dem Kreuzbein sind die ersten röntgenologisch sichtbaren Zeichen degenerativer Erkrankungen von Knorpelgewebe im Zwischenwirbelraum. Das Stadium der langsam fortschreitenden knorpeligen Veränderungen bleibt vom subjektiven Beschwerdebild her lange unbemerkt. Durch Bindegewebsschwäche und Flüssigkeitsverlust wird die Pufferfunktion der Bandscheibe herabgesetzt. Der allmähliche Umbau des Faserknorpels und seines Gallertkernes *(Chrondrose = Knorpelverschleiß)* ist Voraussetzung für das Austreten von Bandscheibengewebe in den Wirbelkanal, wobei es zur *akuten Einklemmung von Nervengewebe* (S. 61) kommen kann. Nicht zu verwechseln mit dem akuten Bandscheibenvorfall ist die Vorwölbung des derben Faserknorpelgewebes des Zwischenwirbelraumes (Abb. 7-18). Bei *ausgedehnter Vorwölbung* (= Protrusion), die beim Bücken zunimmt, kann eine druckmechanische Reizung der entsprechenden Nervenwurzel ausgelöst werden. Eine langsam zunehmende Bewegungseinschränkung mit Muskelhartspann und in das Bein ausstrahlenden Beschwerden (= ischialgiform) ist typisch. In schweren Fällen können sogar *Ausfallserscheinungen des peri-*

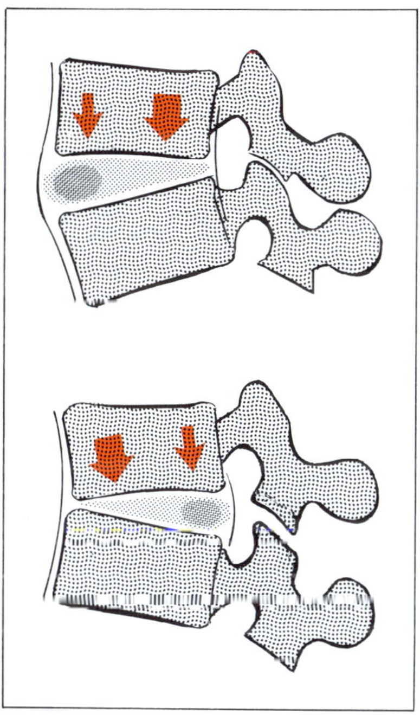

Abb. 7-18: Vorwölbung von Bandscheibengewebe nach vorn (oben)

nach hinten (unten) (Reihung der entsprechenden Nervenwurzel) *pheren Nervensystems* (= Gefühlsstörungen, Muskelkraftminderung, herabgesetzte Reflexbereitschaft) vorhanden sein.

Formverbildungen an den Wirbelkörperdeckplatten als Grenzzone zwischen festen und elastischen Bauelementen bezeichnen wir als *Knochen-Knorpel-Verschleiß* (= Osteochondrose) (Abb. 7-19). Auch hier kann uns nur das Röntgenbild zur gesicherten Diagnose verhelfen. Sind knötchenförmige Deckplattenveränderungen mit Keilwirbelbildung in den oberen Lendenwirbelsegmenten vorhanden, müssen wir annehmen, daß sie durch jugendliche Wachstumsstörungen im Sinne einer Scheuermannschen Erkrankung entstanden sind.

Auf vermehrte Biege- und Zugbelastung, durch Abnahme der Pufferfunktion in der Bandscheibe, reagiert das Wirbelsegment mit knöcherner Formverbildung an den Kanten der Wirbelkörper. Diese *Randwulstbildung* (Abb. 7-19) nennen wir *Spondylose*. Eine fortschreitende Knochenneubildung kann zur *Reizung von Nervenwurzeln* führen. Neben Schmerzen und Bewegungseinschränkung treten, je nach Höhenlokalisation, möglicherweise Ausfallserscheinungen in den Beinen mit Gefühlsstörungen, Muskelkraftminderung sowie herabgesetzter Reflexbereitschaft auf.

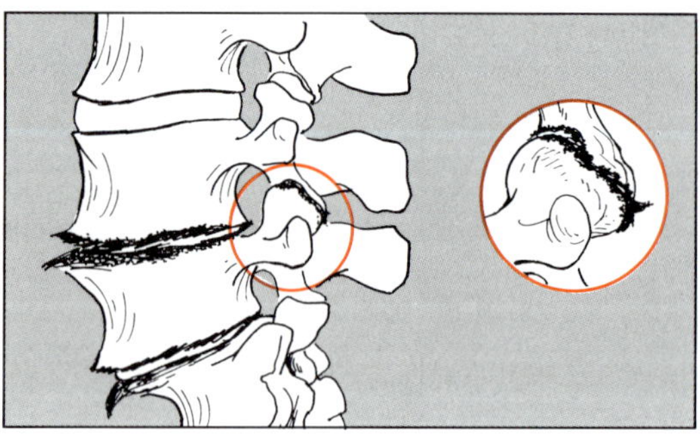

Abb. 7-19: Ausgeprägte Verschleißerscheinungen der Wirbelbogengelenke mit Knochenverdichtung und Knochenneubildung sowie hochgradige Verschmälerung der Bandscheiben (Spondylarthrose – Osteochondrose)

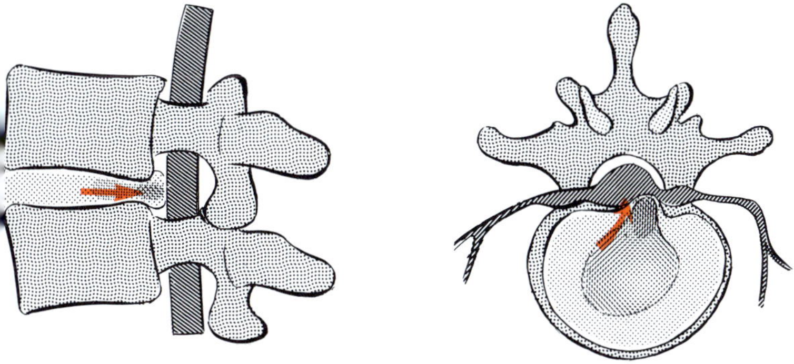

Abb. 7-20: Vorfall von Bandscheibengewebe mit Druck auf eine Nervenwurzel

Bandscheibenvorfall an der Lendenwirbelsäule
Beim Bandscheibenvorfall kommt es im Gegensatz zur Bandscheibenvorwölbung zum Austreten von zerschlissenem Knorpelgewebe in den Wirbelkanal (Abb. 7-20). Dazu muß der Faserknorpel der Bandscheibe einreißen, was bei bestehender *Bindegewebsschwäche oder knorpeliger Degeneration* (= Verschleiß) häufig ist. Der Bandscheibenvorfall kann eine plötzliche, vom Kreuz bis ins Bein ausstrahlende Schmerzsymptomatik hervorrufen. Die *Beweglichkeit* der Wirbelsäule ist infolge des reflektorischen muskulären Hartspanns fast *vollständig blockiert*. Durch Schonhaltung zur Seite und nach vorn versucht der Erkrankte weitgehende Schmerzfreiheit zu erzielen. Husten und Niesen sind oft sehr schmerzhaft. Je nach Lokalisation des Bandscheibenvorfalles findet man *Störungen des peripheren Nervensystems*. Gefühlsstörungen an Fuß und Unterschenkel (jede Nervenwurzel hat ein korrespondierendes Hautareal), Abschwächung der Großzehen- und Fußhebemuskulatur sowie verminderte oder fehlende Reflexbereitschaft sind die führenden neurologischen Merkmale bei akutem Krankheitsverlauf. Blasen- und Mastdarm-

störungen können auftreten. Das Ausmaß eines Bandscheibenvorfalles sowie die Höhenlokalisation können durch eine Computer- oder Magnetresonanztomographie dargestellt werden.

7.6.2 Verschleißerscheinungen der kleinen Wirbelgelenke an der Lendenwirbelsäule (= Spondylarthrose, Abb. 7-19)

Das Bewegungsausmaß der Wirbelsäule ist eine Summation von Einzelbewegungen in den kleinen Wirbelgelenken. Die längs gestellten Gelenke der Lendenwirbelsäule sind paarig angelegt und stellen, wie die Bandscheiben, eine Verbindung zwischen den Wirbeln her (S. 57). Aus dieser Funktion der Zwischenwirbelverbindung ergeben sich belastungsabhängige Veränderungen der Knochen-Knorpel-Struktur, die von der mechanischen Beanspruchung in den einzelnen Segmenten und der individuellen Veranlagung abhängig sind.

Eine mangelhafte Entfaltung der Dornfortsatzreihe beim Bücken kann neben Kreuzschmerzen der erste Hinweis auf einen *Verschleißprozeß der Wirbelgelenke (Spondylarthrose)* sein. Reaktive muskuläre Verspannungen finden wir fast immer. *Röntgenologische Befunde eilen den Beschwerden meist voraus:* Gelenkspaltverschmälerung mit Verdichtung an der Knochen-Knorpel-Grenze und unscharf begrenzten Gelenkflächen sind erkennbar.

Davon abgrenzen müssen wir die *Bechterewsche Erkrankung*, die auch an den kleinen Wirbelgelenken beginnen kann. Sie gehört zum rheumatischen Formenkreis und ist im Anfangsstadium schwer von Verschleißvorgängen zu unterscheiden. *Eine zunehmende Verknöcherungstendenz der gesamten Wirbelsäule ist charakteristisch*. Junge Männer sind weitaus häufiger betroffen als Frauen. Laborbefunde sind für die Sicherung der Diagnose von entscheidender Bedeutung.

7.6.3 Fehlbelastung der Lendenwirbelsäule

Beim aufrechten Stand kann bereits durch Fehlhaltung *(Hohlkreuz, Flachrücken)* eine ungünstige Belastung der Lendenwirbelsäule erfolgen. Die steil gestellte Wirbelsäule *(Flachrücken)* (Abb. 3-5) zeigt endgradige Bewegungseinschränkungen, vor allem aber einen ausgeprägten Hartspann der Rückenstreckmuskulatur. Durch die aufgehobene Vorwärtsschwingung wird die Wirbelsäulenachse statisch wesentlich stärker belastet und kann vorzeitige Veränderungen an Wirbelgelenken und Bandscheiben aufweisen. Eine zu stark nach vorn gekrümmte Lendenwirbelsäule *(Hohlkreuz)* (Abb. 3-5) zeigt Überlastungszeichen besonders am Krümmungsscheitel sowie am Übergang zum Kreuzbein. Bei stark ausgeprägtem Hohlkreuz können sich die Dornfortsätze knöchern berühren und Schmerzen verursachen.

Fehlbelastungen der Lendenwirbelsäule durch *Seitverbiegungen (Skoliose)* (Abb. 7-21) führen auf Dauer zu statisch bedingten Veränderungen der kleinen Wirbelgelenke und Bandscheiben besonders an der Innenseite (Konkavität) der Krümmung. Häufig ist ein zusätzlicher Drehfehler der Wirbel vorhanden. Es zeigt sich beim Bücken dann eine seitenunterschiedliche Vorwölbung der Lendenmuskulatur.

Jeder Verdacht auf Wirbelsäulenverbiegung sollte vor allem bei Kindern und Jugendlichen in der Wachstumsphase kritisch betrachtet werden, weil noch gute Korrekturmöglichkeiten bestehen.

Fehlbelastungen der Lendenwirbelsäule können auch Folge eines *Wirbelbruches* sein, wobei die obere Lendenwirbelsäule häufiger betroffen ist. Durch den nach vorn keilförmig veränderten Wirbelkörper entsteht eine Abknickung der Wirbelsäulenachse mit veränderten Belastungsverhältnissen. Die teilweise achsenkorrigierende Muskulatur zeigt meist reaktive schmerzhafte Verspannungen.

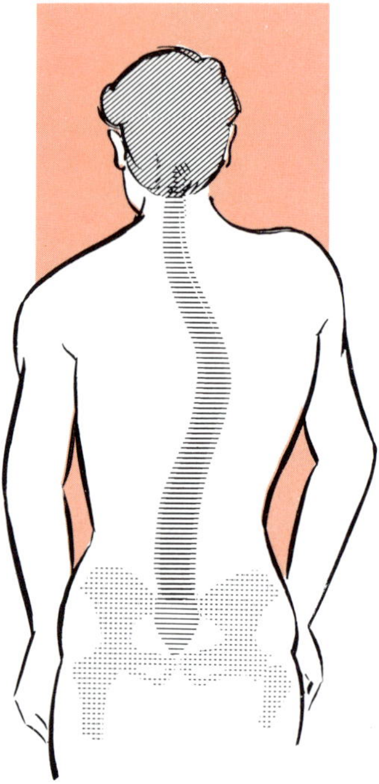

Abb. 7-21: Wirbelsäulenseitverbiegung (Skoliose)

7.6.4 Veränderungen des Lenden-Kreuzbein-Überganges (= »Wetterwinkel« der menschlichen Wirbelsäule)

Der Übergang von beweglichen zu festen Bauelementen stellt immer einen Ort vermehrter mechanischer Belastung dar. So ist auch die Lenden-Kreuzbein-Verbindung überaus stark beansprucht, und es finden sich dort vorzeitige Verschleißprozesse an Bandscheiben und Wirbelgelenken. Bei starkem Hohlkreuz oder vermehrt nach hinten gerichtetem Kreuzbein kommt es zu Druck- oder Biegebelastung, wodurch die Zwischenwirbelstruktur außerordentlich beansprucht wird.

Durch die zahlreichen anatomischen Fehlformen am Lenden-Kreuzbein-Übergang sind Überlastungsschäden der Wirbelgelenke schon durch die aufrechte Haltung möglich. Entsprechend starke Verschleißprozesse mit Knorpelschäden und Verknöcherungen führen zu Beschwerden mit Bewegungseinschränkung, Schmerz und reaktiver Verspannung der Rückenmuskulatur. Wie bei allen unklaren Beschwerden des Bewegungsapparates sollte man im Lenden-Kreuzbein-Bereich mögliche Ursachen anderer Fachgebiete abklären; vor allem Harnwegs- und Frauenkrankheiten dürfen nicht übersehen werden.

Dringende ärztliche Beratung erforderlich!

Die straffe, jedoch gelenkige Verbindung zwischen Kreuzbein und Beckenring *(= Kreuzdarmbeinfuge)* kann gelegentlich Ursache ausstrahlender, bewegungsabhängiger Schmerzen sein. Das Röntgenbild kann uns wichtige diagnostische Informationen geben. Abgrenzen müssen wir auch hier Erkrankungen des rheumatischen Formenkreises (Bechterewsche Erkrankung), vor allem durch Laboruntersuchungen.

Ärztliche Verordnungen

Viele Verschleißprozesse der Lendenwirbelsäule und des Lenden-Kreuzbein-Überganges mit reaktiver Verspannung der Rückenmuskulatur sind in erster Linie *konservativ* zu behandeln. Demgegenüber gibt es absolute und relative *Operationsnotwendigkeiten*. Der akute Bandscheibenvorfall kann bei Bewegungseinschränkung, Schmerz und zunehmenden Lähmungen eine dringende Operation, zum Beispiel Absaugen oder operatives Entfernen des Bandscheibengewebes, anzeigen. Bei chronisch mechanischer Reizung von Nervenwurzeln, zum Beispiel durch knöcherne Randwulstbildung (Spondylose), kann in bestimmten, sehr sorgfältig abgeklärten Fällen eine operative Druckentlastung die Raumverengung beheben und zu Beschwerdefreiheit führen. Das schmerzhaft instabile Wirbelsegment läßt sich kaum durch physikalische Methoden festigen. Die Methoden der Wahl sind ein gut angepaßtes Korsett oder eine operative Versteifung des Wirbelsegmentes.

Medikamentöse Behandlungsmöglichkeiten

Allgemein: abschwellende, entzündungsreizhemmende und schmerzlindernde Medikamente (Tabletten, Zäpfchen, Injektionen).

Lokal: Einreibungen, Injektionen in die schmerzhaften Muskelbereiche, Umspritzungen der kleinen Wirbelgelenke.

Physikalische Behandlungsmöglichkeiten (S. 207)

Lokale Wärme (Dampf, Fango, Heißluft), Massage, Unterwassermassage, Krankengymnastik, Elektrotherapie, Schwimmen, Schlingentisch, Schrägbrett, Einrenkung (manuelle Therapie).

7.7 Ich habe Beschwerden in der Hüfte

– mit Bewegungseinschränkung im Hüftgelenk

Das Hüftgelenk hat bei normaler Entwicklung eine formschlüssige, knöcherne Führung zwischen Gelenkkopf (Oberschenkel) und Gelenkpfanne (Becken) (Abb. 2-5c). Entscheidend für das passive Bewegungsausmaß ist die Kugelform des Gelenkes sowie die Kapsel-Band-Führung. Der muskuläre Weichteilmantel bestimmt die aktive Beweglichkeit.

Bewegungseinschränkungen finden wir bei Kugelgelenken in allen Richtungen. Am Hüftgelenk ist die Beugung (Gehen, Sitzen, Hocken) die bestmögliche und häufigste Bewegung. Eine Einschränkung dieser Funktion ist zunächst im täglichen Leben nicht auffallend, da leichte Beugebehinderungen durch die Lendenwirbelsäulenbewegung nach vorn ausgeglichen werden.

Hochgradiger einseitiger Verlust der Hüftbeugung kann je nach Grad der Schmerzhaftigkeit eine deutliche Behinderung darstellen. Menschen, die sich an *ein* knöchern schmerzfrei versteiftes Hüftgelenk gewöhnt haben, können durchaus ein zufriedenes Leben führen, wenn das andere Hüftgelenk frei beweglich ist. Sind beide Hüftgelenke in der Beugung stark eingeschränkt, so bedeutet das eine erhebliche Behinderung. Glücklicherweise kann man vielen dieser Menschen heute durch die Gelenkersatzchirurgie helfen.

Die der Beugung entgegengesetzte Bewegungsrichtung ist die Streckung. Diese ist am gesunden Hüftgelenk durch ein kräftiges, hemmendes Band an der vorderen Gelenkkapsel um nur wenige Grade möglich. Bei Verschleißerkrankungen ist die Streckfunktion meist aufgehoben, weil durch die bevorzugte Vorwärtsneigung des Beckens eine leichte Beugestellung in den Hüftgelenken eingenommen wird.

Behinderungen beim Ab- und Anspreizen sowie bei der Innen- und Außendrehung gehen fast immer mit Bewegungseinschränkungen beim Beugen und Strecken einher. Außendrehfehlstellungen sind häufiger als Innendrehfehlstellungen.

– mit Hüftschmerzen

Neben der Bewegungseinschränkung ist bei Verschleißerkrankungen der Hüftgelenke der *Schmerz* (Abb. 7-22) das führende Krankheitszeichen. Man sollte beide Kriterien im Anfangsstadium ernst nehmen, den Arzt aufsuchen und das subjektve Empfinden durch eine Röntgen- und Laboruntersuchung abklären lassen. Der Schmerz tritt zunächst bei Belastung meist in der *Leistenbeuge* auf. Dabei ist die Abhängigkeit vom *Körpergewicht*, von *Bewegungsform* und *Belastungsdauer* offensichtlich. Erste Schmerzempfindungen machen sich häufig bei längeren Wegstrecken bemerkbar. Ein zunehmender Knorpelabrieb der Gelenkfläche (siehe Ursache und Entstehung des Gelenkverschleißes S. 36) geht mit zunehmendem Bewegungs- und Belastungsschmerz einher. *Ruheschmerzen* sind meist schon ein Zeichen fortgeschrittenen Verschleißes.

Außer dem eigentlichen Hüftgelenksschmerz, der oft diffus bis in Knie und Lendenwirbelsäule ausstrahlen kann, müssen wir *Schmerzen* unterscheiden, die *vom Weichteilmantel* ausgehen. Dabei ergibt sich meist eine lokale Druckempfindlichkeit an den Muskel- und Sehnenansätzen am Becken oder Ober-

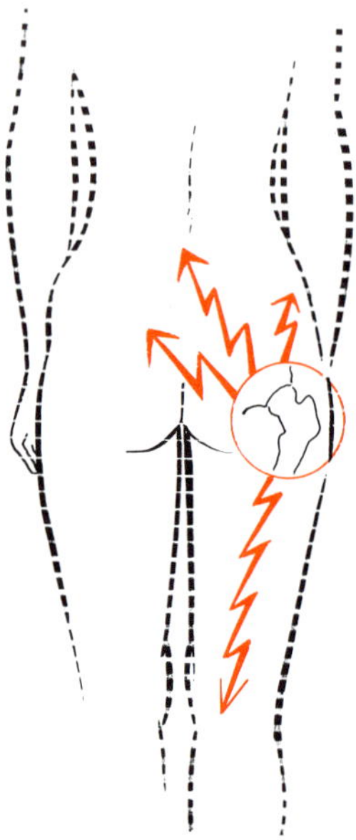

Abb. 7-22: Hüftschmerz mit Ausstrahlung in Becken und Bein

schenkel. Häufig ist der Schmerz entsprechend dem Verlauf der Muskulatur nur in bestimmten Bewegungsrichtungen vorhanden.

Bei *Schmerzen im Gesäß*, die in den rückseitigen Oberschenkel ausstrahlen, sollte man immer an Veränderungen der Lendenwirbelsäule denken und eine Reizung der Wurzeln des Ischiasnerven (siehe Verschleißerkrankungen der Bandscheiben S. 160) nach Möglichkeit ausschließen. Bei einer Ischiasreizung sind ganz bestimmte Punkte im Verlauf des Nerven am Gesäß druckschmerzhaft, und beim Beugen im Hüftgelenk mit gestrecktem Bein kann ein Ischiasdehnungsschmerz ausgelöst werden. Seltener sind die straffen, gelenkigen Verbindungen zwischen Kreuzbein und Beckenring für Schmerzen im Gesäß verantwortlich zu machen.

Schmerz- und Bewegungseinschränkung sind am Hüftgelenk ursächlich eng miteinander verbunden.

– mit Übergewicht

Etwa das Dreifache des Köpergewichtes betragen die Drücke im Hüftgelenk, so daß unter anderem zwischen Übergewicht und Hüftgelenksverschleiß ein eindeutiger Zusammenhang besteht.

– ausgehend von Veränderungen der Lendenwirbelsäule, des Lenden-Kreuzbein-Überganges oder der Kreuzdarmbeinfugen

(siehe Kreuzbeschwerden S. 154)

Verschleißprozesse der Lendenwirbelsäule, vor allem der Bandscheiben, können Ursache eines hüftnahen Schmerzes sein. Es handelt sich dabei um Reizungen von Nervenwurzeln mit besonders in das Gesäß ausstrahlenden Schmerzempfindungen.

– ausgehend von Veränderungen des Hüftgelenkes

Durch die aufrechte Haltung des Menschen ist die untere Extremität der Belastung des Rumpfgewichtes ausgesetzt. Daher hat das Hüftgelenk, knöchern wie muskulär, eine wesentliche stabilisierende Funktion, die für den Gebrauch des Beines von ganz entscheidender Bedeutung ist. Mechanische Fehlbelastung, Veranlagung oder Verletzung führen zu frühzeitigen Verschleißerkrankungen des Hüftgelenkes.

7.7.1 Entwicklungsstörungen des Hüftgelenkes (= Vorstadium zum Gelenkverschleiß)

Die Erkrankungen gehören zwar in das Kindes- und jugendliche Alter, sollen jedoch erwähnt werden, weil durch rechtzeitige Diagnose und Behandlung der sichere frühzeitige Verschleiß gestoppt werden kann.

7.7.1.1 Die sogenannte angeborene Hüftgelenksverrenkung (Luxation) gehört zu den häufigsten aller Skelettfehlbildungen. Die fehlerhafte Gelenkanlage führt ein- oder beidseitig zum Herausgleiten des Hüftkopfes aus der Pfanne. Wird die Erkrankung nicht rechtzeitig erkannt und behandelt, kommt es zu vorzeitigem Gelenkverschleiß im Sinne einer Hüftgelenksarthrose.

Eine *familiäre Häufung* ist nachgewiesen. *Mädchen* sind weitaus *häufiger betroffen* als Jungen. Man sollte bei Säuglingen nicht warten, bis den Eltern Form- und Bewegungsasymmetrie der Hüften auffallen, sondern sollte durch *Vorsorgeuntersuchungen* die Möglichkeit der *Früherkennung* wahrnehmen. Bei Bewegungseinschränkungen der Hüftgelenke und seitenabweichender Formveränderung am Gesäß (eventuell auch Beinverkürzung) besteht in den ersten Lebensmonaten der Verdacht einer Unterentwicklung oder Verrenkung der Hüftgelenke. Nach der Geburt beweist die Ultraschalluntersuchung eine fehlerhafte Entwicklung.

Ärztliche Verordnung

Die Weichen für verschleißbedingten Schmerz und Bewegungseinschränkung infolge der sogenannten angeborenen Hüftverrenkung werden bereits in der Kindheit gestellt. Die Behandlung sollte stets daraus ausgerichtet sein, eine gute Einstellung des Hüftkopfes in die Pfanne zu erreichen.

1.–4. Lebensmonat: Spreizlagerung, neuromuskuläre Behandlung

Ab 4. Lebensmonat: Spreizhose, eventuell Schienenbehandlung.

Bei unzureichender konservativer Einstellung sind operative Maßnamen angezeigt (offene Rückverlagerung des Hüftkopfes in die Pfanne, pfannenverbessernde Eingriffe am Becken, korrigierende Eingriffe am hüftgelenksnahen Oberschenkel).

7.7.1.2 Durchblutungsstörungen des Hüftkopfes führen im frühen Schulkindalter zum teilweisen oder totalen Zerfall des Oberschenkelkopfes (*Perthessche Erkrankung*). Jungen sind viermal häufiger betroffen als Mädchen. Bei nur *geringen Schmerzen* sind *rasches Ermüden* sowie *leichtes Hinken* des erkrankten Beines die ersten warnenden Zeichen des ernstzunehmenden Leidens. Mit der Diagnose »Wachstumsschmerz« sollte man sich nicht zufriedengeben.

Normales Wachstum tut nicht weh!

Die Beweglichkeit des Hüftgelenkes ist eingeschränkt, die endgültige Diagnose kann jedoch erst durch das Röntgenbild gesichert werden. Die in mehreren Stadien ablaufende Strukturveränderung des leicht verformbaren Hüftkopfes kann durch Veranlagung und Belastung zum Hüftverschleiß führen. Die gelenkbildenden knöchernen Strukturen sind mit abgeflachtem Hüftkopf und angeglichener Pfanne typisch verändert. Der vorzeitige Verschleiß der knorpeligen Gelenkanteile wird bei der Bewegung inkongruenter Flächen gefördert.

Ärztliche Verordnung

Grundlage jeder Behandlung einer Perthesschen Erkrankung ist die *Entlastung des Hüftkopfes* und die *vorübergehende Ruhigstellung* der Hüfte. Eine Entlastung kann *konservativ* durch Schienenbehandlung oder in geeigneten Fällen auch *operativ* durch Veränderung der Einstellung von Hüftkopf und Pfanne erreicht werden.

7.7.1.3 Die Lösung der jugendlichen Wachstumsfuge am Hüftgelenk finden wir bevorzugt beim männlichen Geschlecht vor oder während der Pubertät. Durch *Hormonstörungen* kommt es zur Auflockerung und zum Abgleiten der Hüftkopfkappe. Je nach Einwirkung der Schwerkraft durch Rumpfgewicht und

Belastung kann der Gleitprozeß plötzlich oder langsam vor sich gehen. Die Krankheitserscheinungen sind somit akut und nehmen langsam zu. Bei entsprechendem Konstitutionstyp deuten infolge der hormonellen Störung *Leistenschmerz*, *rasches Ermüden* und *leichtes Hinken* des betroffenen Beines auf eine Lösung der Wachstumsfuge am Hüftgelenk hin. Durch den Gleitprozeß wird die Formschlüssigkeit des Hüftkopfes gegenüber der Pfanne verändert. Die sich aus der Kopfverformung ergebende Inkongruenz und fehlerhafte Belastung führen zum vorzeitigen Hüftgelenkverschleiß mit Schmerz und Bewegungseinschränkung.

Ärztliche Verordnungen

Bei leichtem Abgleiten der Hüftkopfkappe sollte eine vorbeugende, *operative Maßnahme* durchgeführt werden, um ein weiteres Lösen der Wachstumsfuge zu vermeiden. Dieser Eingriff sollte beidseitig durchgeführt werden, da in hohem Prozentsatz beide Hüftgelenke die Veranlagung zum Gleiten der Hüftkopfkappe haben.

Schmerz und Bewegungsstörung im Hüftgelenk des Kindes und Jugendlichen müssen als Signal gewertet werden. Sofort den Arzt aufsuchen!

Durch richtige Diagnosestellung und korrigierende Maßnahmen bei Entwicklungsstörungen der heranwachsenden Hüfte kann man bei vielen Menschen einen vorzeitigen Verschleißprozeß aufhalten. Es sollte daher das Ziel der Zusammenarbeit von Eltern, Hausärzten, Schulärzten und Orthopäden sein, durch frühzeitige Beratung und Behandlung den jungen Menschen vor den Beschwerden eines frühzeitigen Hüftgelenkverschleißes zu bewahren.

7.7.2 Verschleißerscheinungen des Hüftgelenkes (= Hüftgelenksarthrose, Abb. 7-23)

Neben den oben angeführten Entwicklungsstörungen der Hüftgelenke gibt es noch weitere Ursachen, die zu Verschleißerscheinungen führen (S. 36). Sehen wir von *Verletzungen* (Hüftgelenksverrenkungsbrüchen, Schenkelhalsbrüchen) und *fehlerhafter Gelenkentwicklung* ab, dann ist zu beachten:

Warnende Frühzeichen einer beginnenden Verschleißerkrankung der Hüftgelenke sind nicht spürbar!

Die ersten subjektiven Zeichen sind meistens *Schmerzen* bei längeren Wegstrecken oder endgradiger Bewegung. Gelegentlich wird auch ein morgendlich vermehrter Schmerz angegeben, der nach etwas Bewegung kontinuierlich abnimmt (Einlaufschmerz).

Im Zuge des fortschreitenden Knorpelabriebes nehmen die Schmerzempfindungen bei steigender Belastung zu. *Ruheschmerzen treten meist erst bei fortgeschrittenem Krankheitsbild auf.*

Durch die vorwiegend stabilisierende Funktion der Hüftgelenke zwischen Rumpf und Beinen sind extreme Gelenkbewegungen selten, so daß geringe Bewegungseinschränkungen zunächst nicht wesentlich auffallen oder behindern. Schmerzhafte Bewegungsstörungen sind häufig als Ausdruck degenerativer Schädigung von Knochen, Knorpelgewebe und Weichteilmantel zu werten.

Sicher und objektiv kann man das Stadium des Hüftgelenksverschleißes erst anhand des Röntgenbildes beurteilen. Durch Verlust an Knorpelgewebe wird der Gelenkspalt zunächst in der Hauptbelastungszone zwischen Kopf und Pfanne verschmälert. Die Knochen-Knorpel-Grenze wird bei zunehmendem Krankheitsbild unruhig strukturiert und zeigt vermehrte Verknöcherungstendenz. Zysten und Einbrüche von Knochen-Knorpel-Gewebe gehören zum fortgeschrittenen Stadium

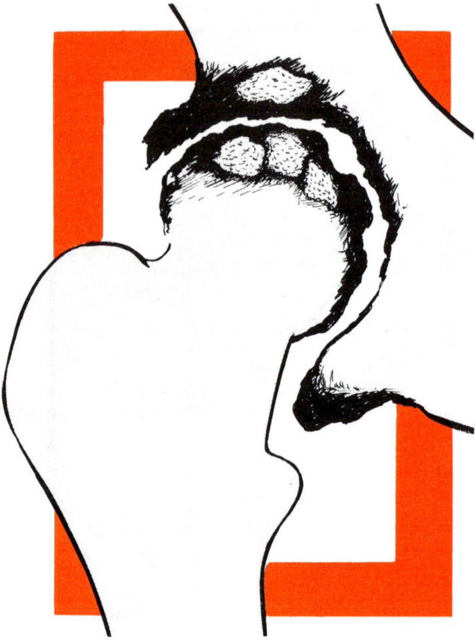

Abb. 7-23:
Hüftgelenksverschleiß

(Abb. 7-23), ähnlich wie die Ablagerung von Knochenneugewebe am Randgebiet der Hüftgelenkspfanne. Bei Gelenkflächeneinbrüchen sehen wir Veränderungen bis zur hochgradigen Verformung und Fehlstellung des Hüftgelenkes. Die knöcherne Versteifung kann das Endstadium eines jahrelangen Verschleißprozesses darstellen. Bei vielen, meist nicht ausreichend behandelten Entwicklungsstörungen des Hüftgelenkes finden wir frühzeitig charakteristische Formveränderungen.

Der behandelnde Arzt hat die Aufgabe, Verschleißprozesse der Hüftgelenke von Erkrankungen des rheumatischen Formenkreises, anderen entzündlichen Prozessen (Eiterungen, Tuberkulose) sowie von Tumoren abzugrenzen.

Frühzeitige ärztliche Untersuchung ist entscheidende Voraussetzung für den Erfolg einer Behandlung!

Ärztliche Verordnungen

Der Verschleiß von Knochen-Knorpel-Gewebe ist nicht rückgängig zu machen, so daß wir im Rahmen therapeutischer Maßnahmen zunächst versuchen sollten, den degenerativen Prozeß aufzuhalten.

Medikamentöse Behandlungsmöglichkeiten

Allgemein: abschwellende, entzündungsreizhemmende und schmerzlindernde Medikamente (Tabletten, Zäpfchen, Injektionen).

Lokal: Injektionen in das Hüftgelenk, Einspritzungen in die Hüftgelenkskapsel.

Physikalische Behandlungsmöglichkeiten (S. 207)

Lokale Wärme (Fango, Dampf, Heißluft), Massage, Hydro- und Balneotherapie, Elektrobehandlung, Wassergymnastik, Schwimmen, Krankengymnastik.

Operative Behandlungsmöglichkeiten

Durch Entnahme eines Keils am hüftgelenknahen Oberschenkel können knochenkorrigierende Eingriffe durchgeführt werden, wodurch es zur Verbesserung der Belastungsverhältnisse zwischen Hüftkopf und Pfanne kommt (Abb. 7-24). Beschwerden können dadurch gebessert oder beseitigt werden.

Gewichtsabnahme

Sollten die angeführten Methoden nicht ausreichen, um die Beschwerden auf ein erträgliches Maß zu verringern, bleibt noch die Möglichkeit eines *totalen Hüftgelenkersatzes* (S. 101). Trotz der beeindruckenden Frühergebnisse hinsichtlich Beweglichkeit und Schmerz hat ein künstliches Gelenk nur eine begrenzte Lebenszeit, so daß wir – von Ausnahmen abgesehen – eine solche Operation erst ab dem 60. Lebensjahr empfehlen. Durch die Fortschritte in Metall-, Kunststoff- und Keramikwerkstof-

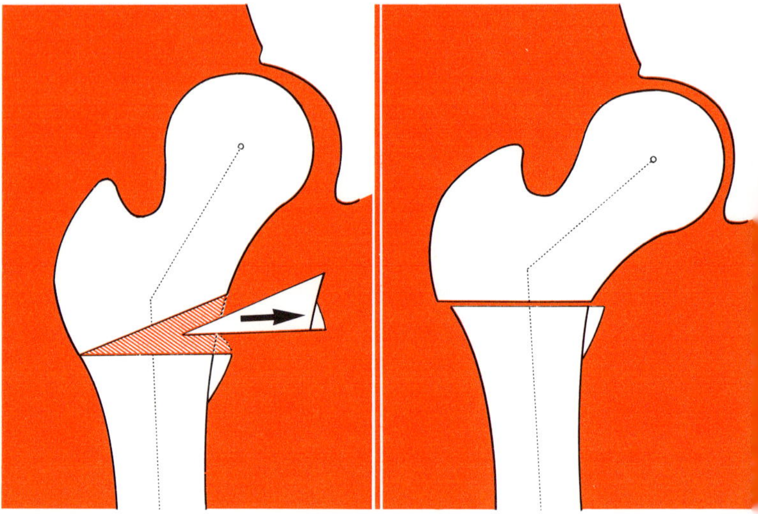

Abb. 7-24: Schematische Darstellung einer Korrekturmöglichkeit zur besseren Hüftkopfeinstellung

fen ist es gelungen, äußerst belastungsfähige Hüftgelenk-Prothesen herzustellen.

7.7.3 Veränderungen des Weichteilmantels der Hüfte

Seltener als an der Schulter treten am Weichteilmantel der Hüfte *Überlastungsbeschwerden* von seiten der *Sehnen- und Muskelansätze* auf. Besonders oft betroffen sind am inneren Oberschenkel die Muskelansätze im Bereich des Beckens (Abb. 7-25). Auch kann an dem tastbaren Knochenvorsprung des äußeren Oberschenkels eine muskuläre Überlastung zu Reizzuständen mit schmerzhafter Bewegungseinschränkung führen. Gelegentlich finden wir muskuläre Überlastungserscheinungen am Ursprung der Gesäßmuskulatur entlang des Beckenrandes.

Ärztliche Verordnungen

Medikamentöse Behandlungsmöglichkeiten

Allgemein: abschwellende, entzündungsreizhemmende und schmerzlindernde Medikamente (Tabletten, Zäpfchen, Injektionen).

Lokal: Einreibungen, Einspritzungen in den schmerzhaften Bereich.

Physikalische Behandlungsmöglichkeiten (S. 207)

Lokale Wärme, Elektrobehandlung, Hydro- und Balneotherapie, Krankengymnastik.

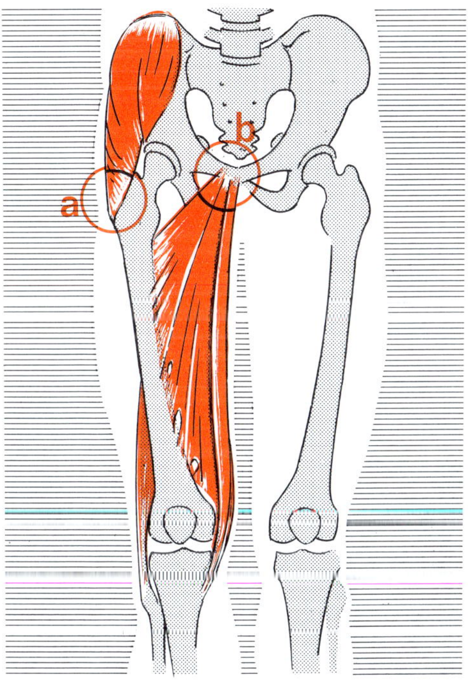

Abb. 7-25: Schmerzpunkte der Hüftmuskulatur
a am Rollhügel
b in der Leistenbeuge

7.8 Ich habe Beschwerden im Knie

– mit Bewegungseinschränkung

Im Kniegelenk bewegen sich (ähnlich einem Scharnier) Unter- und Oberschenkel gegeneinander. Die dadurch mögliche Beugung und Streckung hat wesentliche funktionelle Bedeutung. Eine Einschränkung der Beweglichkeit behindert vor allem Hocken, Laufen, Gehen und eventuell Stehen. Charakteristisch für Verschleißerscheinungen sind häufig Bewegungseinschränkungen in Verbindung mit Schmerzempfindungen. Ist zunächst also nur die endgradige Beugung und Streckung betroffen, so wird mit fortschreitenden Veränderungen der knorpelig-knöchernen Gelenkstruktur die Beweglichkeit des Kniegelenkes in zunehmendem Maße eingeschränkt. In schweren Fällen kann das Gelenk versteifen.

– mit Knieschmerzen

Bei schmerzhaften Kniegelenken (Abb. 7-26) sollte man auch an *Verschleißerscheinungen* denken und nach Möglichkeit schon im Anfangsstadium eine sichere Diagnose stellen. Schmerzen bei Gelenkknorpelverschleiß sind nicht unbedingt typisch für den alten Patienten, sondern können gerade am Kniegelenk auch schon bei Jugendlichen auftreten.

Wesentlich ist der Schmerzcharakter: Werden Gelenkbeschwerden in Ruhe bzw. bei Bewegung und Belastung angegeben, oder sind sie wetterabhängig? Der *Ruheschmerz* kann in allen Gelenkstellungen vorhanden sein und wird als besonders charakteristisch bei anhaltend gebeugtem Kniegelenk (z. B. Kino, Auto) hinter der Kniescheibe empfunden. Möglicherweise sprechen diese Beschwerden für eine knorpelige Veränderung der gelenkbildenden Kniescheibenrückfläche. *Bewegungsschmerzen* gehen bei fortgeschrittenen Veränderungen oft mit hör- und fühlbaren *Reibegeräuschen* einher, die durch den vermehrten *Knorpelabrieb* zu erklären sind. Knackende

Geräusche müssen nicht immer krankhafte Bedeutung haben. Wichtig ist auch zu beobachten, ob die Schmerzen diffus das ganze Kniegelenk betreffen oder lokale Gelenkanteile vermehrt schmerzempfindlich sind. Häufig sind auch kombinierte Bewegungs-Belastungs-Abläufe schmerzhaft (zum Beispiel Treppensteigen).

Auch im Kniegelenk gibt es, ähnlich wie in anderen Gelenken, den betont *morgendlichen Schmerz* mit Steifigkeit, der nach etwas Bewegung fast vollständig verschwindet. Hier sollte man vor allem auch an Erkrankungen des rheumatischen Formenkreises denken.

Die Schmerzlokalisation durch den Patienten kann für den untersuchenden Arzt von ganz entscheidender Bedeutung

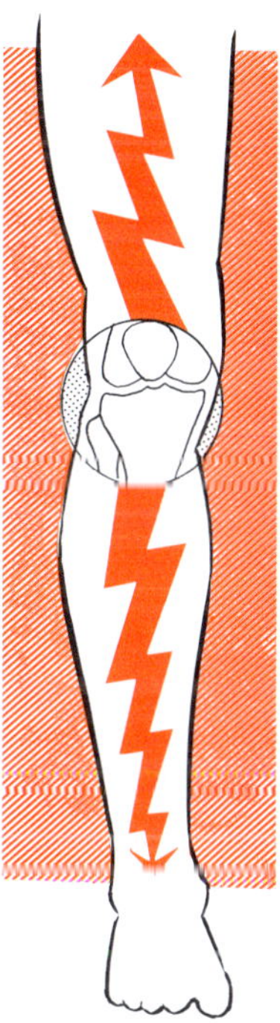

Abb. 7-26: Schmerzausstrahlung vom Kniegelenk

sein. Meistens ist es aus diagnostischen Gründen zusätzlich erforderlich, Druck- und Bewegungsschmerzen auszulösen.

– mit Schwellung des Kniegelenkes

Durch den dünnen Weichteilmantel des Kniegelenkes sind Schwellungen mit verstrichenen Gelenkkonturen gut sicht- und tastbar. Verschleißvorgänge des Knorpels können zu *Reizzuständen der Gelenkhaut* führen, wodurch es zur *Ergußbildung* kommen kann. Darunter versteht man eine Flüssigkeitsvermehrung im Kniegelenksbinnenraum, die meist durch leichten Druck auf die Kniescheibe nachgewiesen werden kann. Die anhaltende Druckbelastung des Knorpels kann vor allem *bei blutigen Kniegelenksergüssen zu raschen Knorpelschäden führen*. Die Gelenkkapsel selbst ist bei chronischen Reizzuständen meist geschwollen und tastbar verdickt; eine Ergußbildung des Kniegelenkes kann dabei fehlen. Knöcherne Erhabenheiten durch Randwulstbildungen in Höhe des Gelenkspaltes sind charakteristisch für ein fortgeschrittenes Stadium des Gelenkverschleißes (S. 186). Diese Verknöcherungstendenz ist tastbar und auch durch das Röntgenbild nachzuweisen.

– mit Übergewicht

Die Kniegelenke müssen die Last des Rumpfgewichtes tragen und stabilisieren. Wenn wir bedenken, daß bei aufrechtem Gang des Menschen eine wechselseitige Belastung der Kniegelenke durch das Körpergewicht erfolgt, ist verständlich, daß ein vermehrtes Körpergewicht ein *weiterer Risikofaktor in der Entstehung von Verschleißprozessen* darstellt.

Abb. 7-27: Fehlbelastung bei O- und X-Bein

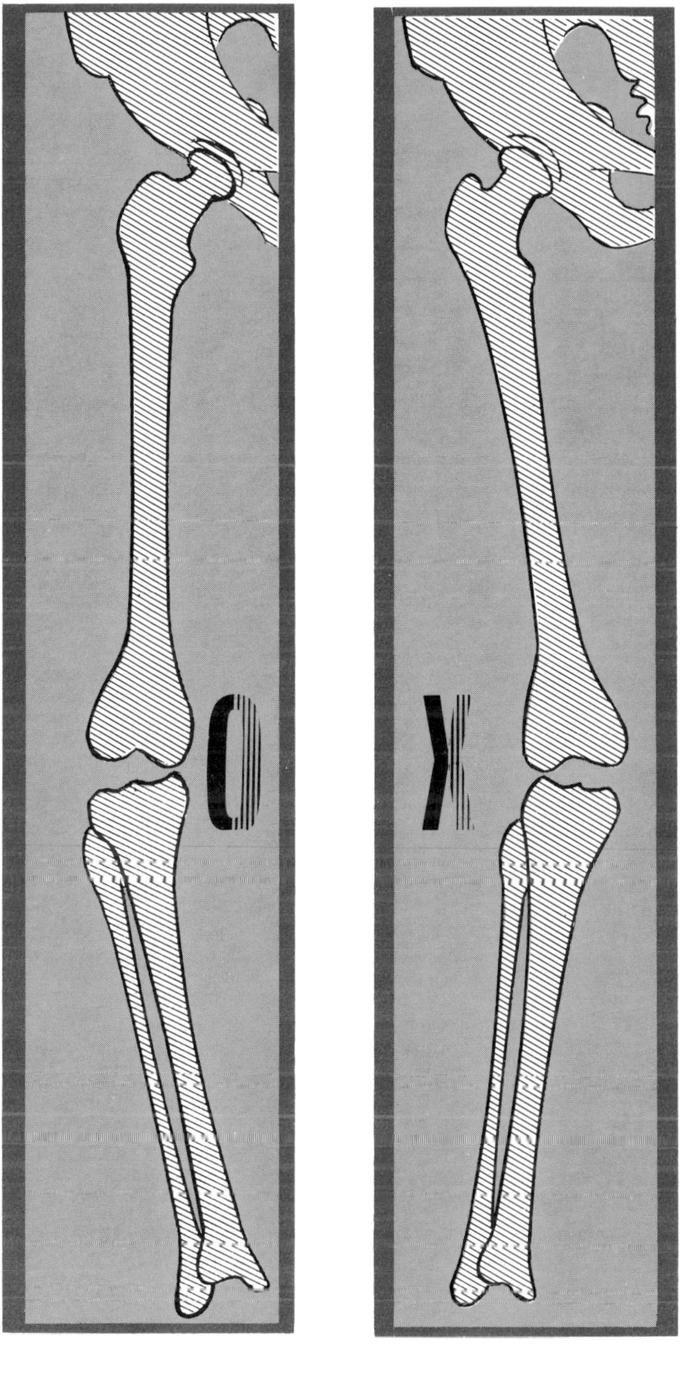
O
X

– mit Fehlstellung der Beinachsen

Die Fehlstellung der Beinachsen im Kniegelenk führt zur einseitig vermehrten Druckbelastung. So wird beim X-Bein der äußere Kniegelenkspalt, beim O-Bein der innere Kniegelenkspalt stärker belastet (Abb. 7-21). Entsprechend der Krafteinwirkung kann es druckmechanisch zu vorzeitigen Knorpelveränderungen kommen, wodurch der eigentliche Verschleißprozeß eingeleitet wird.

– ausgehend von Veränderungen der Lendenwirbelsäule und des Lendenkreuzbeinüberganges (S. 160 u. 166)

In diesen Fällen sind die Beschwerden nicht auf die Kniegelenke beschränkt, sondern strahlen von der unteren Wirbelsäule über Oberschenkel und Kniegelenk hinweg aus. Entsprechend sollte sich nach genauer Untersuchung die Behandlung auf die Veränderungen der Wirbelsäule konzentrieren.

– ausgehend von Veränderungen der Hüftgelenke (S. 171)

Hüft- und Kniegelenk haben enge funktionelle sowie statische Beziehungen. Dadurch sind Veschleißerscheinungen an einem der beiden Gelenke möglicherweise Ursache der Schmerzausstrahlungen ins Nachbargelenk.

Kniegelenksbeschwerden können durch Veränderungen der Hüftgelenke bedingt sein!

– ausgehend von Veränderungen der Kniegelenke

Abgesehen von den Hüften sind die Kniegelenke am häufigsten von Verschleißerkrankungen betroffen, wobei Veranlagung, mechanische Belastung sowie Verletzungsfolgen verantwortlich sein können. Auch entzündliche und rheumatische Erkrankungen sowie Knochen- und Weichteiltumoren können Kniegelenksbeschwerden hervorrufen.

Dringende ärztliche Beratung!

7.8.1 Verletzungen der Kniegelenksstrukturen (= Vorstadium zum Gelenkverschleiß)

Bei Gewalteinwirkungen auf das Kniegelenk sind verschiedene Verletzungen möglich. Ganz im Vordergrund steht die *Meniscusverletzung*. Hierbei kommt es zur Zerreißung des knorpeligen Polsters zwischen Oberschenkelknochen und Schienbeinkopf, wobei der innere Meniscus weit häufiger als der äußere betroffen ist. Bei einer akuten Verletzung ist je nach Form der Meniscuszerreißung die Gelenkbeweglichkeit schmerzhaft eingeschränkt oder blockiert. In vielen Fällen ist durch Ruhigstellung allein kein befriedigendes Ergebnis zu erwarten, so daß häufig der Meniscus operativ entfernt werden muß. Obwohl sich im Anschluß daran ein knorpeliges Ersatzgewebe bildet, können Formschlüssigkeit und Pufferfunktion gestört sein; durch vermehrte Belastung der Gelenkflächen kann sich ein vorzeitiger Gelenkverschleiß einstellen. Eine Verletzung des *Kapselbandapparates* kann zur Instabilität des Kniegelenkes führen. Wird die Bandführung des Gelenkes nicht wiederhergestellt, ergibt sich Unsicherheit beim Gehen und Laufen. Die relativ freie, unkontrollierte Beweglichkeit führt dann durch abnorme Belastung zu Veränderungen der knorpeligen Gelenkfläche und damit zum Gelenkverschleiß.

Stufenbildende, *knöcherne Verletzungen* des Kniegelenkes sollen nach Möglichkeit operativ versorgt werden. Das Ziel einer solchen Behandlung ist die anatomische Wiederherstellung der gelenkbildenden Knochen-Knorpel-Struktur. Dadurch wird weitgehend vermieden, daß Schleifspuren einen vermehrten, einseitigen Knorpelabrieb begünstigen, der zum Gelenkverschleiß führen kann und mit Schmerz und Bewegungseinschränkung antwortet.

Verletzungen der *kindlichen Wachstumsfugen* durch kniegelenksnahe Knochenbrüche können zu Wachstumsstörungen führen. Die somit entstehende X- oder O-Beinstellung bedeutet eine einseitige Überlastung des Kniegelenkes. In solchen Fällen soll man rechtzeitig die Beinachse operativ korrigieren.

7.8.2 Verschleißerkrankungen des Kniegelenkes (= Kniegelenksarthrose, Abb. 7-28)

Durch die doppelkonvexe Form des kniegelenkbildenden Oberschenkelknochens wird die Kraft an zwei Flächen auf den Schienbeinkopf übertragen. Wir unterscheiden dabei den inneren und den äußeren Kniegelenkspalt, der vom Knorpelgewebe des Meniscus ausgefüllt ist und sich im Röntgenbild besonders gut darstellen läßt. Sehen wir von den oben aufgeführten Verletzungen ab, so *fehlen spürbare Frühzeichen einer beginnenden Kniegelenksarthrose* fast immer, weshalb der Röntgenuntersuchung im Vor- und Frühstadium besondere Bedeutung zukommt. Dabei erscheint der Gelenkspalt innen oder außen leicht verschmälert, was für Höhenminderung und Verschleiß (Stoffwechselstörungen, Flüssigkeitsverlust, Bindegewebsschwäche) des zugehörigen Meniscus sprechen kann. Kalkeinlagerungen im Knorpelgewebe des Meniscus sprechen ebenfalls für Verschleißvorgänge, möglicherweise nach kleinen Knorpelverletzungen. Die Ansätze der Kreuzbänder im Kniegelenksbinnenraum zeigen gelegentlich eine vermehrte knöcherne Ausziehung. An den Rändern des Kniegelenkspaltes finden sich kleine knöcherne Randleisten.

In diesem bereits etwas fortgeschrittenen Stadium treten häufig die ersten belastungsabhängigen Beschwerden auf. Knorpelreibegeräusche sind oft tastbar, können jedoch allein nicht als Maßstab für den Schweregrad eines Verschleißprozesses gelten. Bei eindeutigem Untersuchungsbefund mit Schmerz und Bewegungseinschränkung, Gelenkschwellung und Knorpelreiben sind die röntgenologischen Veränderungen charakteristisch: hochgradige Gelenkspaltverschmälerungen, deutliche Randzackenbildung, vermehrte Verknöcherungstendenz an der Knochen-Knorpel-Grenze (Abb. 7-28). Bei deutlichem X- oder O-Bein ist meist nur die entsprechende Belastungszone des Kniegelenkes betroffen (Abb. 2-14/15).

Ärztliche Verordnungen

Gelingt es uns, den Verschleiß von Knochen- und Knorpelgewebe aufzuhalten, so haben wir schon einen wesentlichen Behandlungserfolg erzielt. Je nach Form und Schweregrad der Arthrose stehen uns verschiedene Therapieformen zur Verfügung.

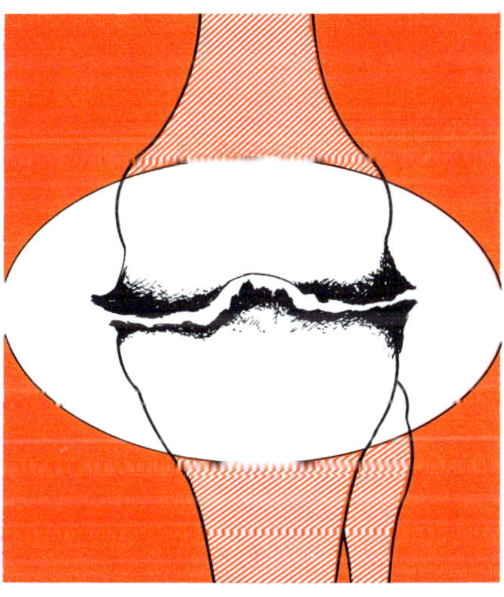

Abb. 7-28: Kniegelenksverschleiß

Medikamentöse Behandlungsmöglichkeiten

Allgemein: abschwellende, entzündungsreizhemmende und schmerzlindernde Medikamente (Tabletten, Zäpfchen, Injektionen).

Lokal: abschwellende, entzündungsreizhemmende und schmerzlindernde Einreibungen.

Injektionen in das Kniegelenk (zur Förderung der Knorpelernährung), Einspritzungen in den schmerzhaften Bereich der Kniegelenkkapsel.

Physikalische Behandlungsmöglichkeiten (S. 207)

Lokale Wärme, Fango, Hydro- und Balneotherapie, Elektrotherapie, Krankengymnastik.

Operative Behandlungsmöglichkeiten

Ein großer Teil operativer Eingriffe am Kniegelenk wird heute arthroskopisch durchgeführt. Das Operationstrauma ist geringer und der Krankenhausaufenthalt kürzer. Entsprechend den krankhaften Veränderungen kann man sich auf eine Gelenktoilette mit Entfernung von Knochenzacken und Glätten der Gelenkflächen beschränken. Bei Verschleißformen, die infolge Fehlbelastung auf den äußeren oder inneren Gelenkanteil beschränkt sind, kann eine knöcherne Korrektur der Beinachse zur Veränderung der Kniegelenksbelastung führen, wodurch oft Beschwerdefreiheit zu erzielen ist (S. 99). Die versteifende Operation des Kniegelenkes setzt eine weitgehend intakte Beweglichkeit in den übrigen Beingelenken voraus. Es ist sicherlich eine gute Möglichkeit, auf Kosten der Beweglichkeit ein stabiles und schmerzfreies Kniegelenk zu erhalten.

Künstliche Kniegelenke werden in verschiedenen Modellen angeboten und auch verwendet. Bei Kenntnis der Problematik (Lockerung, Injektion) sollte man jedoch nur operieren, wenn andere Behandlungsmöglichkeiten nicht mehr greifen und durch Schmerzen und Bewegungseinschränkung

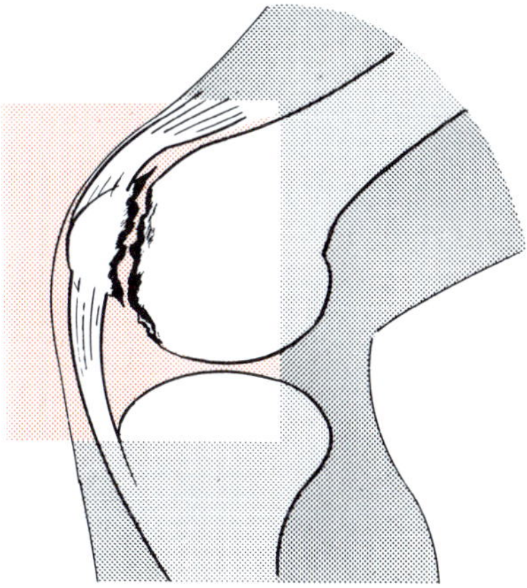

Abb. 7-29: Verschleiß des Kniescheibengleitlagers

hochgradige Funktionsstörungen vorliegen. Auch auf dem Gebiet des künstlichen Gelenkersatzes sind große Fortschritte offensichtlich.

7.8.3 Verschleißerkrankungen des Kniescheibengleitlagers (Abb. 7-29)

Die Kniescheibe mit ihrem sehnigen Streckapparat stellt eine knöcherne Begrenzung des Kniegelenkes nach vorn dar. Die gelenkige Fläche gleitet beim Beugen und Strecken zwischen den konvexen Gelenkanteilen des Oberschenkelknochens. In der endgradigen Beugephase des Kniegelenkes kann durch den gespannten Streckapparat ein abnormer Druck im Kniescheibengleitlager entstehen, der bei Knorpelveränderungen der Kniescheibenrückfläche Schmerzen verursacht. Dieser knorpelige Verschleiß (Chondromalazie) der Kniescheibe ist eine häufige, auch schon beim jungen Menschen auftretende Erkrankung, deren Ursache möglicherweise auf Ernährungsstörungen des Knorpelgewebes, zum Beispiel durch gestörte Knochendruckverhältnisse, zurückzuführen ist. Durch die geringe knöcherne Führung kann die Kniescheibe bei Entwicklungsstörungen oder Gewalteinwirkung leicht aus ihrem Lager gleiten. Wir sprechen von einer *Kniescheibenverrenkung* (= -luxation), die bei gehäuftem Auftreten zu Knorpelschäden und vorzeitigem Verschleiß führen kann. Mißempfindungen hinter der Kniescheibe, vor allem bei Beugebelastung, gehen meist den röntgenologischen Veränderungen voraus. Bei fortgeschrittenen Veränderungen kann man Reibegeräusche im Kniescheibengleitlager auslösen. Ausgeprägte Kniegelenksverschleißprozesse gehen meist einher mit ähnlichen Veränderungen im Gleitlager der Kniescheibe und entsprechenden röntgenologischen Veränderungen der Knochen-Knorpel-Struktur.

Ärztliche Verordnungen

Medikamentöse und physikalische Behandlungsmöglichkeiten

Ähnlich wie bei Verschleißerkrankungen des Kniegelenkes (S. 188).

Operative Behandlungsmöglichkeiten

a) *Bei Kniescheibenverrenkung*
Um einem Verschleiß des Kniescheibengleitlagers durch gehäufte Kniescheibenverrenkungen vorzubeugen, soll möglichst bald durch operative Behandlung (Raffung der Gelenkkapsel, Sehnenverlagerung) die Kniescheibe in ihrem Lager gehalten werden.

b) *Bei Verschleiß im Kniescheibenlager*
Durch eine Druckentlastung durch einfaches Anbohren kann gelegentlich Beschwerdefreiheit erzielt werden. Die Entfernung der Kniescheibe, ebenso die Kniegelenksversteifung, kommt nur in seltenen Fällen in Frage.

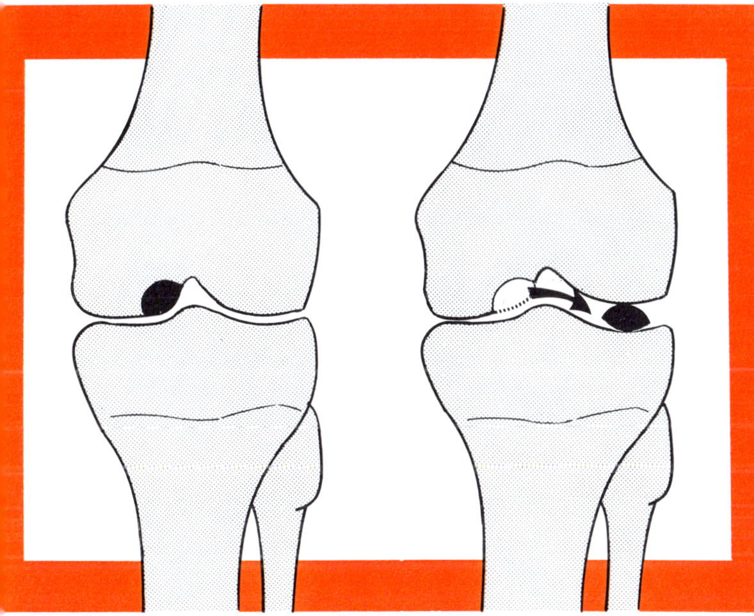

Abb. 7-30: Bildung einer »Gelenkmaus«

7.8.4 Lokal begrenzter Knochen-Knorpel-Verschleiß

Am Kniegelenk findet man häufig eine umschriebene, schalenförmige Verschleißerkrankung von Knochen-Knorpel-Gewebe, wobei es sich möglicherweise um Durchblutungsstörungen handelt.

Die im Röntgenbild sichtbare Veränderung (*Osteochondrose*) kann im Gelenkniveau haften bleiben oder sich als »Gelenkmaus« loslösen (Abb. 7-30). Der dadurch entstandene freie Gelenkkörper kann im Kniegelenkbinnenraum zu Blockierungen und zu Einklemmungserscheinungen führen.

Ärztliche Verordnungen

Freie Gelenkkörper sollte man operativ entfernen. Das »Mausbett« kann man durch Bohrungen anfrischen und ihm somit Gelegenheit zur Neubildung von Knorpelgewebe geben.

7.8.5 Überlastungsbeschwerden an Bänder-, Sehnen- und Muskelansätzen

Überlastungsschmerzen an Bänder-, Sehnen- und Muskelansätzen finden wir auch am Weichteilmantel des Kniegelenkes. Jeder Übergang von Sehnen- zu Knochengewebe ist einer vermehrten mechanischen Belastung ausgesetzt, wodurch chronische Reizzustände, vor allem bei einseitigem Bewegungsablauf, auftreten können.

Ärztliche Verordnungen

Medikamentöse Behandlungsmöglichkeiten
Allgemein: abschwellende, entzündungsreizhemmende und schmerzlindernde Medikamente (Tabletten, Zäpfchen, Injektionen).
Lokal: abschwellende, entzündungsreizhemmende und schmerzlindernde Einreibungen, Einspritzungen in den schmerzhaften Bereich.
Physikalische Behandlungsmöglichkeiten (S. 207)
Lokale Wärme, eventuell auch Eispackungen, Elektrotherapie.
Bei anhaltenden Beschwerden ist eine kurzfristige Ruhigstellung im Gipsverband erforderlich.

7.8.6 Weichteilgeschwülste in der Kniekehle

Bei Schwellungen im Bereich der Kniekehle handelt es sich meist um eine Zyste oder um ein Ganglion. Diese Weichteilveränderungen entstehen durch bindegewebige Entartung, sind fast immer gut tastbar und nicht bösartig. Wenn Beschwerden auftreten, sollte man Zysten und Ganglien aus der Kniekehle operativ entfernen.

7.9 Ich habe Beschwerden im Fuß

– mit Bewegungseinschränkung

Das Bewegungsausmaß der gelenkigen Verbindung zwischen Unterschenkel und Fuß ist im wesentlichen abhängig von der Funktion des *oberen Sprunggelenkes*. Dabei wird das Sprungbein als Teil der Fußwurzel in der Gabel zwischen Innen- und Außenknöchel bewegt und von einem kräftigen Kapsel-Band-Apparat gehalten. So entsteht durch Heben und Senken des Fußes ein Abrollvorgang im oberen Sprunggelenk. Bei Bewegungseinschränkung ist das Gangbild behindert, besonders wenn zusätzlich Schmerzen empfunden werden. Die Beweglichkeit kann bis zur völligen Versteifung eingeschränkt sein. Besonders häufig ist die Unfähigkeit, den Fuß zu heben (= Spitzfußstellung, S. 197). Ähnlich wie das obere Sprunggelenk haben die Zehengrundgelenke beim Abrollen des Fußes, also beim Gehen und Laufen, eine besondere funktionelle Bedeutung.

Krankhafte Veränderungen betreffen oft das *Großzehengrundgelenk*, die Verbindung zwischen Mittelfuß und Großzehen. Bewegungseinschränkungen durch Verschleißerscheinungen können beim Beugen und Strecken auftreten, oft sehr schmerzhaft sein und beim Abrollvorgang des Fußes erheblich behindern. Häufig findet man gleichzeitig eine fehlerhafte Stellung der Großzehe zur Fußachse (S. 202). An den restlichen Zehen führen meist Verkürzungen der Sehnen zur Einschränkung der Bewegung in den Grund-, Mittel- und Endgelenken. Die gelenkige Verbindung der Fußwurzel mit dem Mittelfuß ist sehr straff und hat im wesentlichen statische Bedeutung (Erhaltung der knöchernen Gewölbekonstruktion des Fußes). Bei Bewegungseinschränkung am Fuß müssen wir auch an die

Möglichkeit *angeborener Fehlbildungen*, *Verletzungsfolgen* und *Nervenerkrankungen* denken, denn auch sie können durch fehlerhafte Belastung zu vorzeitigem Verschleiß des Stütz- und Bewegungsapparates führen.

– mit Schmerzen in Sprung- und Fußgelenken

Da die Last des Körpergewichtes zur Auslösung von Schmerzempfindungen am Fuß wesentlich ist, sollte man zunächst zwischen *Ruhe-* und *Belastungsschmerz* unterscheiden. Beim Belastungs- oder Überlastungsschmerz sind mehr die statischen Elemente und damit vor allem das Fußgewölbe in die Überlegungen der Schmerzursache einzubeziehen. Kommt durch die *Bewegung* ein weiterer schmerzauslösender Faktor hinzu, so sind nun in der Hauptsache die am stärksten beanspruchten Bewegungselemente – also das obere Sprunggelenk und das Großzehengrundgelenk – für die Beschwerden verantwortlich (Abb. 7-31).

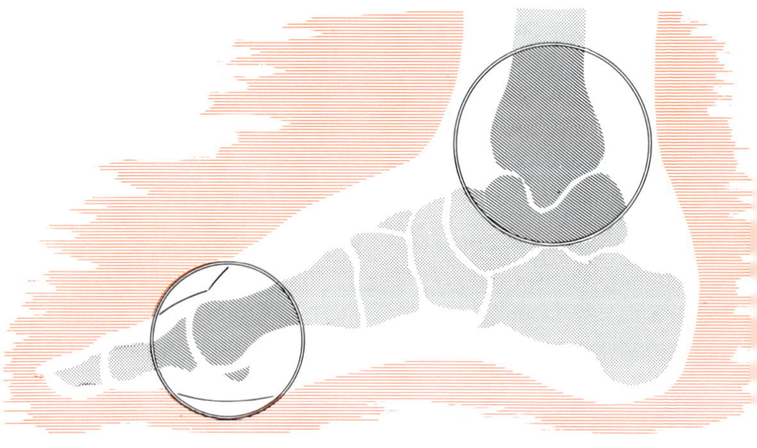

Abb. 7-31: Schmerzen in Sprung- und Zehengelenken

Erkrankungen des rheumatischen Formenkreises sowie *Gicht* können zu schubartigen, eventuell auch nächtlichen Schmerzattacken vorwiegend im Großzehengrundgelenk führen. Wie am gesamten Bewegungsapparat können auch am Fuß Funktionseinschränkung und Schonhaltung weitgehend eine Folge der Schmerzhaftigkeit sein.

– mit Schwellung der Fußgelenke

Schwellungszustände an den Fußgelenken sind meist gut sicht- und tastbar. Es handelt sich häufig um Verdickungen von Gelenkkapselgewebe als Folge chronischer Reizzustände. Abflußstörungen in den Venen (*Krampfadern oder Venenverschlüsse*) können zu ausgeprägten Stauungen im Knöchel und im Unterschenkelbereich führen. Durch die flächenhafte Schwellung und das meist deutliche Hervortreten von Krampfadern lassen sich diese Stauungen durch Blutrücklaufstörungen meist deutlich von Gelenkveränderungen abgrenzen. Ergußbildungen durch Flüssigkeitsvermehrung sind in den Fußgelenken selten tastbar. Häufig sind dagegen meist deutlich tastbare knöcherne Erhabenheiten. Eine besonders markante knöcherne Vorwölbung ist oft am inneren Fußrand festzustellen, etwa in Höhe des Großzehengrundgelenkes. Es handelt sich um eine Knochenneubildung am Köpfchen des ersten Mittelfußknochens, die durch Fehlstellung der Großzehe nach außen besonders hervortreten kann. Wir sprechen auch vom »Frostballen«. Oft bildet sich hier noch ein chronisch entzündeter Schleimbeutel. Seltener sind Fersenbeinsporn und Fußrückenhöcker, die auch als knöcherne Erhabenheiten auffallen und als Fehlform des Fußskelettes anzusehen sind.

– mit Übergewicht

Sprung- und Fußgelenke sind bei erhöhtem Körpergewicht einer vermehrten Belastung ausgesetzt. Darüber hinaus werden das Längs- und das Quergewölbe des Fußes stark beansprucht, so daß beim übergewichtigen Menschen vorzeitig Beschwerden durch Überlastung und Verschleiß zu erwarten sind.

Gewichtsabnahme verzögert den Gelenkverschleiß an Lendenwirbelsäule und Beinen!

– mit Fehlstellung in den Fußgelenken

Am Fuß gibt es zahlreiche angeborene oder erworbene Fehlstellungen (Abb. 7-22). Infolge der dadurch bedingten einseitigen Überlastung entsprechender Gelenk- und Bandanteile kann es zu Beschwerden und vorzeitigem Gelenkverschleiß kommen. In jedem Fall ist eine ärztliche Beratung empfehlenswert, um vor allem beim heranwachsenden Fuß rechtzeitig korrigierende Maßnahmen einzuleiten.

Beim Knick-Senk- und Knick-Plattfuß handelt es sich meist um kombinierte Fußfehlformen.

Von einem *Knickfuß* sprechen wir dann, wenn der Rückfuß nicht mehr in der Achse des Unterschenkels steht, sondern nach außen abknickt, ähnlich einem X-Bein.

Beim *Senkfuß* ist das Längsgewölbe des Fußes abgeflacht, beim *Plattfuß* ist das Längsgewölbe aufgehoben.

Eine weitere häufige Fußfehlform ist der *Spreizfuß*, bei dem das vordere Quergewölbe abgeflacht ist. Dadurch kommt es zur Verbreiterung des Vorfußes mit vermehrter Beschwielung der vorderen Fußsohle. Im Schuh kann es zu Druckstellen kommen und zum Abweichen der Großzehe aus der Fußachse (siehe *Hallux valgus*, S. 202).

Im Gegensatz zum Senk- und Plattfuß ist beim *Hohlfuß* das

Fußlängsgewölbe verstärkt und der Spann überhöht. Der erste Mittelfußknochen steht steil, wodurch sich der Großzehenballen vermehrt vorwölbt.

Der *Klumpfuß* ist eine meist angeborene Fehlstellung, bei der, umgekehrt wie beim Knickfuß, der Rückfuß aus der Unterschenkelachse nach innen abknickt. Wir finden beim Klumpfuß eine Kombination von drei fehlerhaften Fußstellungen: Spitzfuß, O-Stellung im Rückfuß sowie Einwärtsdrehen des Vorfußes, so daß die Fußsohle nach innen zeigt.

Beim *Spitzfuß* kann der Fuß nicht mehr über die Mittelstellung hinaus angehoben werden. Beim angeborenen Spitzfuß haben wir meist eine Verkürzung der Achillessehne mit Fer-

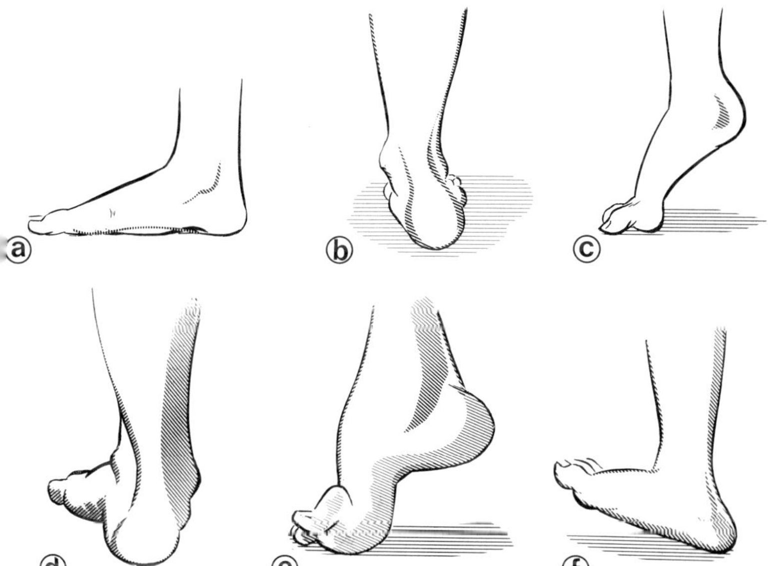

Abb. 7-32: Fußfehlformen: a Plattfuß, b Knickfuß, c Spitzfuß, d Klumpfuß, e Hohlfuß, f Hackenfuß

senbeinhochstand. Verletzungsfolgen oder Nervenlähmungen können als Ursache einer Spitzfußfehlstellung in Frage kommen.

Im Gegensatz zum Spitzfuß kann beim *Hackenfuß* der Fuß nicht mehr über die Mittelstellung hinaus gesenkt werden.

Bei den *Fehlstellungen der Zehen* hat der *Hallux valgus*, die Abwinkelung der *Großzehe* im Grundgelenk nach außen, eine besondere Bedeutung (Abb. 7-35). Diese Fehlstellung ist oft kombiniert mit Schmerz und Bewegungseinschränkung im Großzehengrundgelenk. Durch den fast immer vorhandenen Spreizfuß kann es zusätzlich zu einer ausgeprägten knöchernen Erhabenheit mit Schleimbeutelbildung an der Innenseite des ersten Mittelfußköpfchens kommen. Eine ähnliche Fehlstellung, jedoch mit Abwinkelung nach innen, finden wir an der *Kleinzehe*. Durch die Fehlform wird die 4. Zehe von der Kleinzehe überlagert, was zu Druckbeschwerden im Schuhwerk führen kann.

Infolge von Störungen des Gleichgewichtes zwischen Streck- und Beugemuskulatur der Zehen, durch Lähmungen, Narben oder Fußfehlbildungen kann es zur Ausbildung von *Krallen-* oder *Hammerzehen* kommen (Abb. 7-33). Durch Schuhdruck wird eine schmerzhafte Schwielen- und Schleimbeutelbildung begünstigt.

– ausgehend von Veränderungen der Lendenwirbelsäule und des Lenden-Kreuzbein-Überganges

Bei Reizung der Ischiasnerven findet man im Bereich der Lendenwirbelsäule beginnende und bis in den Fuß ausstrahlende Schmerzen. Auch Gefühlsstörungen am Fußrücken und äußeren Fußrand sowie Kraftlosigkeit in der Großzehen- und Fußhebermuskulatur lassen auf Nervenreizung im Bereich der Lendenwirbelsäule schließen (zum Beispiel beim Bandscheibenvorfall).

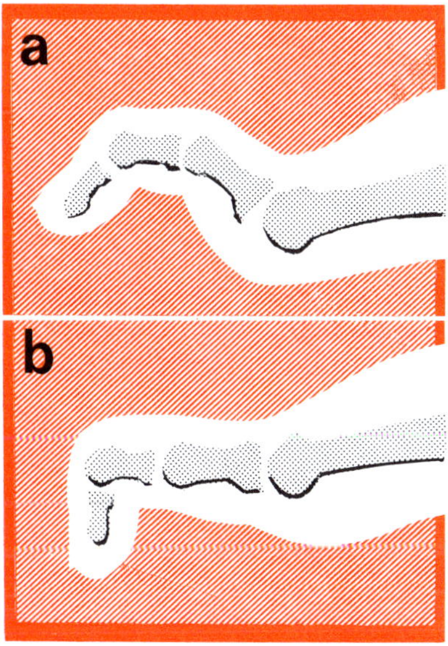

Abb. 7-33: Fehlstellungen der Zehen
a Krallenzehe
b Hammerzehe

– ausgehend von Veränderungen der Sprunggelenke und des Fußes

Neben Veranlagung und fehlerhafter Belastung sind Verletzungsfolgen die häufigsten Ursachen für den vorzeitigen Verschleiß der Sprunggelenke.

Durch Einwirkung von Dreh- oder Biegekräften kommt es häufig zu *Innen-* und *Außenknöchelbrüchen* mit Beteiligung der Gelenkfläche. In diesen Fällen sollte man eine genaue Wiederherstellung der gelenkbildenden Knochen-Knorpel-Struktur erreichen und moderne Operationsverfahren anwenden. Stufen durch nicht genau aneinandergefügte Gelenkflächen führen vor allem unter Einwirkung des Körpergewichtes zu einseitigem Knorpelabrieb.

Nach *Verletzungen der kindlichen Wachstumsfuge* kann es zu Störungen der Wuchslenkung und einseitiger Gelenkbelastung kommen. Sie sollte rechtzeitig operativ korrigiert werden.

Die Verrenkung des oberen Sprunggelenkes mit Verletzung

des Kapsel-Band-Apparates führt oft zur Bandlockerung. So kann gehäuftes Umknicken einen vorzeitigen Gelenk- und Gelenkkapselverschleiß zur Folge haben. Durch Stauchungsmechanismen entstehen gelegentlich *Fersenbeinbrüche*. Dadurch wird nicht nur der Verschleiß im unteren Sprunggelenk zwischen Sprung- und Fersenbein begünstigt, sondern es kann außerdem noch zur Abflachung des Fußlängsgewölbes kommen (Plattfuß). Damit sind wieder ungünstige Belastungsverhältnisse für das ganze Fußskelett gegeben.

Am Mittel- und Vorfuß können Verletzungsfolgen auch zu vorzeitigem Verschleiß und zu Überlastungsbeschwerden führen, jedoch sind Häufigkeit und Schweregrad geringer als im Bereich des Rückfußes.

Fußfehlstellungen (S. 196) sollen konservativ durch Fußgymnastik, Einlagen und Schienen behandelt oder in schweren Fällen auch opeativ korrigiert werden. *Entzündliche* und *rheumatische Erkrankungen*, in seltenen Fällen auch *Knochen-* und *Weichteiltumoren*, können für Fußschmerzen verantwortlich sein. Daher sollte *bei unklaren Beschwerden* stets *ärztliche Behandlung* in Anspruch genommen werden.

7.9.1 Verschleißerkrankungen der Sprunggelenke (= Sprunggelenksarthrose, Abb. 7-34)

Sehen wir von Fehlstellungen, Verletzungen und Infektionen ab, so fehlen für den beginnenden Verschleiß der Sprunggelenke spürbare warnende Frühzeichen. Sind Schmerzen, Schwellung, Reibegeräusche und Bewegungseinschränkung beim Heben und Senken des Fußes vorhanden, so finden sich meist schon ausgeprägte röntgenologische Veränderungen im *oberen Sprunggelenk*. Der Gelenkspalt ist verschmälert, im Kapsel-Band-Apparat zeigen sich Kalkeinlagerungen. Als Verknöcherungstendenz am Übergang von Knochen zu Knorpelgewebe oder im Ansatzbereich der Gelenkkapsel sieht man ausgezogene Randzacken. Freie Gelenkkörper können Ausdruck eines knorpeligen Verschleißes sein.

Das *untere Sprunggelenk* läßt sich röntgenologisch schwerer

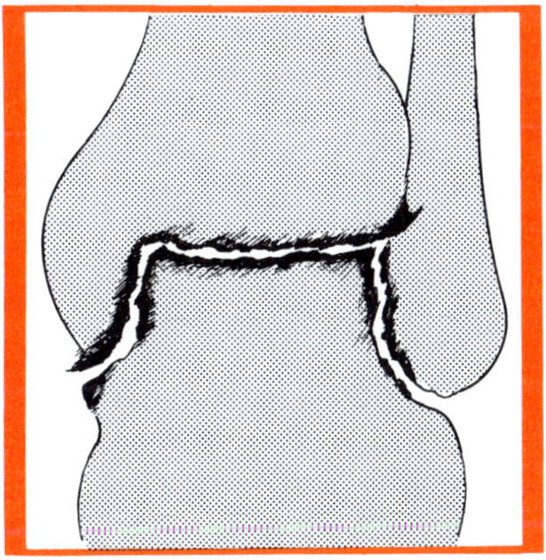

Abb. 7-34: Verschleiß eines Sprunggelenkes

darstellen. Meist ist bei Verschleißerkrankungen der Gelenkspalt sichtbar verschmälert, und an überlasteten Knochen-Knorpel-Flächen beobachtet man eine vermehrte Verknöcherungstendenz. Die Wackelbeweglichkeit in der Fußlängsachse ist nach innen und außen meist eingeschränkt.

Ärztliche Verordnungen

Medikamentöse Behandlungsmöglichkeiten

Allgemein: abschwellende, entzündungsreizhemmende und schmerzlindernde Medikamente (Tabletten, Zäpfchen, Injektionen).

Lokal: abschwellende, entzündungsreizhemmende und schmerzlindernde Einreibungen, eventuell Injektionen in den schmerzhaften Bereich der Gelenkkapsel.

Physikalische Behandlungsmöglichkeiten (S. 207)

Lokale Wärme, Hydro- und Balneotherapie, Elektrotherapie, Krankengymnastik.

Operative Behandlungsmöglichkeiten

Bei hochgradigen, sehr schmerzhaften Verschleißerscheinungen muß man auf Kosten der Restbeweglichkeit eine versteifende Operation im oberen bzw. unteren Sprunggelenk in Erwägung ziehen. Der künstliche Ersatz einzelner Gelenkanteile sollte mit großer Zurückhaltung empfohlen werden. In vielen Fällen ist die Verordnung von orthopädischem Schuhwerk erforderlich.

Röntgenentzündungsbestrahlung
Gewichtsabnahme

7.9.2 Verschleißerkrankungen des Mittel- und Vorfußes

Ganz im Vordergrund steht der Verschleiß des *Großzehengrundgelenkes* (Abb. 7-36). Bei Schmerz und Bewegungseinschränkung in diesem Gelenk sollte immer außer an *Gicht* auch an *Erkrankungen des rheumatischen Formenkreises* gedacht werden, weshalb ärztliche Untersuchung und Beratung nach Kontrolle der Laborbefunde dringend anzuraten ist. Meistens sind die Beschwerden jedoch auf einen Knochen-Knorpel-Verschleiß zurückzuführen, wobei Frauen häufiger betroffen sind als Männer. Durch Teilverrenkung der Großzehe nach außen (*Hallux valgus*), die durch Spreizfußstellung begünstigt wird, kann es vor allem in engem Schubwerk zu Druck- und Belastungsbeschwerden des Großzehengrundgelenkes kommen. Am inneren vorderen Fußrand bildet sich meist durch das Hervortreten des 1. Mittelfußknochens eine knöcherne Erhabenheit mit chronisch entzündetem Schleimbeutel, dem sogenannten Frostballen (Abb. 7-35).

Im Röntgenbild sieht man neben dem Spreizfuß die Verrenkung im Großzehengrundgelenk. Der Gelenkspalt ist verschmälert, die Knochen-Knorpel-Grenze zeigt Randzackenbildung (Abb. 7-36).

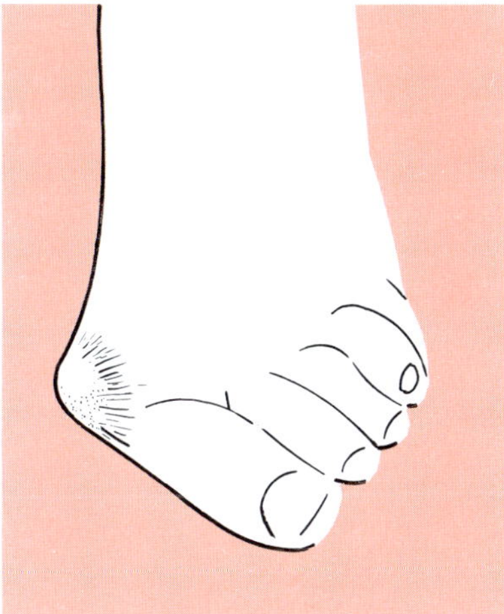

Abb. 7-35: Spreizfuß mit Hallux valgus und »Frostballen«

Ärztliche Verordnungen

Medikamentöse Behandlungsmöglichkeiten

Allgemein und lokal: abschwellende, entzündungsreizhemmende und schmerzlindernde Medikamente.

Physikalische Behandlungsmöglichkeiten (S. 207)

Lokale Wärme, Elektrotherapie, Fußbäder.

Operative Behandlungsmöglichkeiten

Auf Dauer am dankbarsten ist wohl die operative Korrektur des Großzehengrundgelenkes. Bei sorgfältiger operativer Technik sind sehr gute Erfolge zu erzielen.

Für die Fehlstellung der Großzehe sind eine Nachtlagerungsschale sowie der Fußform angepaßtes Schuhwerk empfehlenswert.

7.9.3 Überlastung an Bändern, Sehnen und Muskeln

Bei Fehlstellung im Bereich des Längs- und Quergewölbes des Fußes kommt es häufig zu Überlastungsbeschwerden. Auch der Ansatz der Achillessehne am Fersenbein kann bei Überlastung schmerzen.

Neben lokalen Einreibungen und Einspritzungen wird vor allem eine richtige Fußbettung durch Einlagenversorgung nach Maß erforderlich.

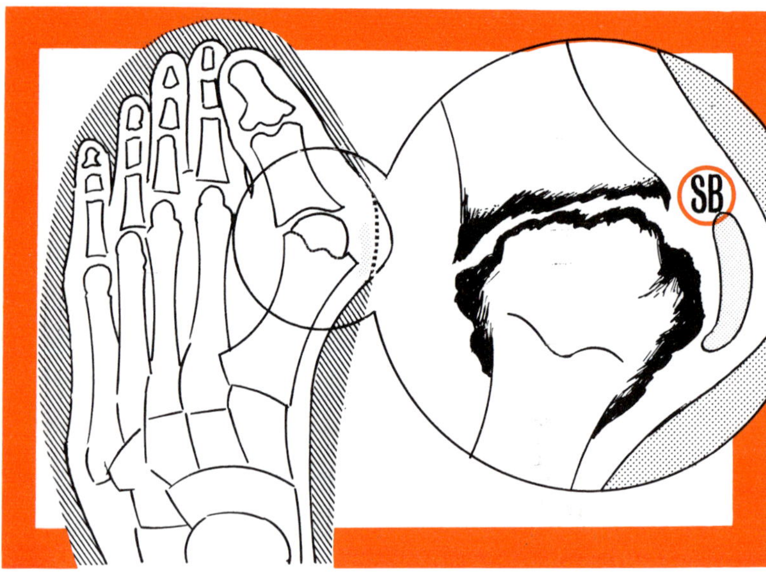

Abb. 7-36: Verschleiß des Großzehengrundgelenkes – SB = Schleimbeutel

7.9.4 Weichteilgeschwülste und Überbeine

Bei derben, elastischen Schwellungen von Sehnen und Gelenkkapselgewebe kann es sich um eine bindegewebige Entartungsreaktion handeln. Sie wird als Ganglion bezeichnet und sollte, ebenso wie die knöchernen Erhabenheiten (Überbeine) am Fußskelett, operativ entfernt werden, wenn sie zu Schmerzen und Druckbeschwerden im Schuhwerk führt.

8 Physikalische Therapie

Die Anwendung sogenannter »natürlicher« Mittel in der Heilkunde ist keine Erfindung der Neuzeit. Schon im Altertum wußte man den Wert des Heilmittels »Bewegung und Massage« zu schätzen. Mit Gymnastik, Massage und Atemübungen machten sich die Schwertkämpfer römischer Gladiatorenschulen nicht nur fit für den Kampf, sondern sie bedienten sich nach ihren meist blutigen Schauspielen dieser natürlichen Heilmittel ebenso zur Wiederherstellung der Körperkräfte. Aber auch der Normalbürger vorchristlicher Zeit kam schon in den Genuß physikalisch-therapeutischer Maßnahmen, wenn ihn die Gicht oder anderes Körperweh plagten: Bäder, Massagen, Leibesübungen – dazu Fasten oder fleischlose Kost.

Die Physikalische Therapie wurzelt also in historischem Boden, und man muß nicht ein Jünger des Asklepios sein, um zu wissen, *daß die Natur manch Heilsames »frei Haus« liefert. Dennoch bedarf es einiger Kenntnisse, um diese »Heimittel der Natur« zu richtiger Zeit, an richtiger Stelle und in nützlicher Dosierung anzuwenden.* Wie in allen Bereichen der Medizin sind auch auf dem Gebiet der Physikalischen Therapie die Kenntnisse gewachsen und haben zu einem umfangreichen Katalog physikalisch-therapeutischer Maßnahmen geführt, die mit den Bezeichnungen

- Bewegungstherapie,
- Massage,
- Hydro- und Balneotherapie,
- Elektro-, Licht-, Wärme- und Kältetherapie

nur grob umrissen werden können.

Die vielseitige Entwicklung ärztlichen Handelns hat es mit sich gebracht, daß Teilaufgaben der Therapie aus der Hand – nicht aus der Verantwortung – des Arztes abgegeben wurden an Mitarbeiter, die für diese speziellen Behandlungsaufgaben ausgebildet sind. Solche Mitarbeiter sind im Bereich der Physikalischen Therapie Krankengymnasten, Masseure und Medizinische Bademeister. Entsprechend der Berufsbezeichnung, die bei allen drei Berufsgruppen gesetzlich geschützt und an die erfolgreich abgeschlossene jeweilige Ausbildung gebunden ist, liegt der Schwerpunkt der Tätigkeit *beim Krankengymnasten auf der Bewegungstherapie, beim Masseur auf den Massageanwendungen und beim Medizinischen Bademeister auf hydrotherapeutischen Maßnahmen.* Überschneidungen der Tätigkeitsbereiche lassen sich nicht vermeiden, zumal bei vielen Erkrankungen Behandlungsmaßnahmen aus allen Bereichen der Physikalischen Therapie sinnvoll kombiniert werden können. Da Krankengymnasten, Masseure und Medizinische Bademeister nicht nur im Krankenhaus angestellt sind, sondern auch in eigener Praxis freiberuflich arbeiten können, ist es von Nutzen, zu wissen, wer von ihnen für die verordnete Behandlung in erster Linie zuständig ist.

»Wer rastet, der rostet!«

Nicht immer stehen Aussagen des Volksmundes in Einklang mit den Erkenntnissen moderner Medizin. Hinsichtlich der Erkrankungen des Bewegungssystems, die auf Verschleißerscheinungen zurückzuführen sind, gilt aber diese Spruchweisheit auch heute noch. Doch der Volksmund kennt auch ein anderes: »Allzuviel ist ungesund!« In der ausgewogenen Mitte zwischen dem Zuviel an Bewegung und dem Zuwenig wird Bewegung zum Heilmittel.

8.1 Bewegungstherapie

Bewegungstherapeutische Maßnahmen unterstützen Heilungsprozesse an Knochen, Sehnen, Bändern und Muskeln; sie korrigieren Haltungs- und Bewegungsfehler und wirken vorbeugend gegen vielfältige Schäden, die infolge Bewegungsmangel auftreten können.

Bewegungstherapie läßt sich nicht konsumieren.

Sie ist ein *aktives Geschehen*, bei dem Behandler und Behandelter sozusagen zu einer Arbeitsgemeinschaft werden müssen, wenn sich Erfolg einstellen soll. Wichtigste Voraussetzung also für Heilung oder Linderung durch Bewegung ist die Bereitschaft des Patienten zu Mitarbeit und Eigentätigkeit! Nur mit dieser Bereitschaft auf seiten des Behandelten kann Bewegungstherapie dazu führen, daß

- Gelenke ihre Beweglichkeit behalten oder wiedergewinnen,
- Muskeln kraftvolle Arbeit leisten,
- Bewegungen harmonisch ablaufen und nicht unnötig Energie verbrauchen,
- Kreislauf und Atmung Schritt halten bei körperlichen Leistungen und
- Haltung und Bewegung den Erfordernissen des täglichen Lebens in einer Weise gerecht werden, die übermäßige Anstrengung – oder gar Schmerzen und Behinderungen – vermeiden hilft.

Entsprechend den Beschwerden und dem Behandlungsziel wählt der Krankengymnast in Absprache mit dem behandelnden Arzt aus den vielfältigen Möglichkeiten der Bewegungstherapie diejenigen Maßnahmen aus, die rasch und sicher zum Erfolg führen – vorausgesetzt, die Arbeitsgemeinschaft Patient Therapeut funktioniert und die krankhaften Befunde sind bewegungstherapeutisch zu beeinflussen.

Unser Gehirn denkt nicht in Einzelbewegungen, sondern in ganzen Bewegungsabläufen; es wird nicht ein Muskel aktiviert, sondern Muskelketten erhalten Aufträge zu komplexen Bewegungsmustern. Diesem Arbeitsprinzip des Körpers trägt die Bewegungstherapie Rechnung; und gemäß dem Grundsatz »Der Stärkere hilft dem Schwächeren« werden in der Behandlung Bewegungsverbindungen gesucht, bei denen – fast unbemerkt – die Schwachstellen der Bewegungskette von ihren stärkeren Arbeitspartnern profitieren können.

Will der Bewegungsablauf nicht so recht gelingen, so stehen dem Krankengymnasten mancherlei Hilfen zur Verfügung, mit denen er schließlich doch den gewünschten Muskeleinsatz hervorlocken kann:

- Haut- und Muskelreize (Klopfen, Streichen, Dehnen),
- richtungweisender Widerstand gegen die Bewegung,
- Übungsauftrag mit Zielangabe u. a.

Oft wird Bewegung auch erleichtert, wenn man *Geräte* in den Übungsablauf einbezieht. Ball, Stab, Keule, Seil, Reifen bringen Abwechslung in das Übungsprogramm und aktivieren manchmal gar eine längst vergessene Bewegungsfreude.

Im Wasser verliert der Körper ein gut Teil seiner Erdenschwere, und wenn die Temperatur eines solchen *Bewegungsbades* bei 32–34 Grad Celsius liegt, breitet sich wohlige Entspannung aus. Unter diesen günstigen Bedingungen werden Bewegungen möglich, die außerhalb des Wassers nicht oder nur unter Schmerzen gelingen. Bewegungstherapie im Wasser ist deshalb bei schmerzhaften Verschleiß- oder Ermüdungserscheinungen am Bewegungssystem eine vom Arzt häufig verordnete Maßnahme.

Schlingengeräte oder Federzüge bieten die Möglichkeit, den Körper oder einzelne Körperabschnitte schwerelos aufzuhängen, um auf diese Weise Bewegung zu erleichtern oder schmerzhaft verspannte Muskulatur zu lockern.

Aktivität des Patienten ist in der Bewegungstherapie oberstes Gebot. Nur durch Bewegung können Gelenkversteifungen vermieden werden; es gibt keine andere Möglichkeit!

Wenn allerdings infolge krankhafter Veränderungen an Muskeln, Sehnen, Bändern oder Knochen die aktive Bewegung nicht mehr möglich ist, so muß der Krankengymnast die entsprechenden Gelenke passiv bewegen, um schmerzhaften Versteifungen vorzubeugen. Dieses passive Bewegen kann auch im warmen Wasser geschehen oder im Zusammenhang mit Wärme- oder Kälteanwendungen. Dehnlagerungen mit apparativem Zug oder mittels Gewichten gehören in den Bereich passiver Maßnahmen und werden manchmal notwendig bei hartnäckigen Bewegungseinschränkungen. Immer aber gilt in der Bewegungstherapie der Grundsatz, daß den aktiven Maßnahmen Vorrang zu geben ist und passiv erst dann gearbeitet werden soll, wenn alle aktiven Möglichkeiten ausgeschöpft sind!

Was sollten Sie für den Hausgebrauch über Bewegung und Bewegungstherapie wissen?

- Unsere Muskeln arbeiten dynamisch, wenn Bewegung stattfindet: zum Beispiel Laufen, Werfen, Schwimmen.
- Unsere Muskeln arbeiten statisch, wenn Haltekraft von ihnen verlangt wird: zum Beispiel Koffertragen, Stehen, Abstützen.
- Dynamische Arbeit steigert die Ausdauerleistung, wenn große Muskelgruppen eingesetzt werden: Arme, Beine, Rumpf – nicht nur Hand und Finger.

Wenn also Ihr Kreislauf trainiert werden soll, weil Ihnen schon bei geringfügigen körperlichen Leistungen die »Puste ausgeht«, dann müssen Sie laufen, wandern, schwimmen, radfahren oder sich auf andere Weise ausgiebig bewegen! Ihr Puls darf dabei ruhig über 120 Schläge pro Minute ansteigen. Diese Pulsfrequenzsteigerung ist das Zeichen dafür, daß Ihr Kreislaufsystem durch den Bewegungsreiz zu größerer Aktivität gezwungen wird (vgl. Kapitel 9).

Achtung!
Auf jeden Fall müssen Sie Ihren Arzt fragen, ob und in welchem Ausmaß Sie sich körperlich belasten und Ihre Pulsfrequenz in die Höhe treiben dürfen. Niemals auf eigene Faust trainieren!

- Statische Arbeit steigert die Kraft der Muskulatur. Wenn Sie also Kraft gewinnen wollen, dann müssen Sie Bewegungen gegen Widerstand durchführen (Gewichtheben, Expanderziehen u. a.) oder den Muskel gegen Widerstand spannen lassen, ohne daß Bewegung entsteht (Stemmen, Stützen).

Dieses isolierte Krafttraining ist allerdings nur selten notwendig. Solange Sie nicht überwiegend Bettruhe einhalten müssen, werden Ihre Muskeln genügend auf Kraft durch die Alltagsbewegung beansprucht. Bei ausgeprägten Muskelschwächen ist es ohnehin ratsam, die Bewegungstherapie vom Fachmann ausführen zu lassen. Wenn Sie aber doch einmal Ihre Muskelkräfte steigern möchten, dann zählen Sie beim Spannen der Muskeln langsam und laut bis sieben; so lange nämlich muß die statische Arbeit dauern, wenn sie als Trainingsreiz zur Kraftentfaltung wirksam werden soll.

Achtung!
Nicht die Luft anhalten oder mit verkniffenem Gesicht das letzte an Kraft aus sich herauspressen! Atmen Sie ruhig, und gönnen Sie sich Pausen!

Krankengymnastische Behandlung, also auch Bewegungstherapie, können Sie nur auf Verordnung Ihres Arztes erhalten. Sie ist ein Teil der ärztlichen Therapie, und es ist wichtig, daß der Bewegungsbehandlung eine ärztliche Untersuchung vorausgeht, bei der Möglichkeiten und Grenzen der Behandlung festgelegt werden.

Kontakt und Informationsaustausch zwischen Arzt, Patient und Krankengymnast sind notwendig, um die Wirksamkeit der krankengymnastischen Therapie jederzeit am Befinden des Patienten und den Ergebnissen der ärztlichen Kontrolluntersuchung überprüfen zu können.

Wenn Sie sich aber fit halten und Bewegungsmangelschäden vorbeugen wollen oder wenn Sie nach erfolgreicher Behandlung Ihre neugewonnene Beweglichkeit erhalten möchten, dann gibt es aus der Bewegungstherapie einige Anregungen, *mit deren Hilfe Sie Ihrem Verschleiß einen Bremsklotz in den Weg legen können*:

1. Üben Sie träglich!

Anfangs wird es mühsam sein, den »alten Adam« zu überwinden, der bei uns allen dem Gesetz der Trägheit verhaftet ist. Neue Gewohnheiten auszuprägen ist ein langwieriges Geschäft. Aber wenn Sie durchhalten und sich täglich zu einer bestimmten Zeit ein kurzes Übungsprogramm abverlangen, so wird Ihnen diese Gewohnheit ans Herz wachsen.

Der Morgen bietet sich an als Übungszeit. Wischen Sie also nicht nur den Schlaf aus den Augen, sondern schütteln Sie ihn auch aus allen Gelenken! Beginnen Sie schon vor dem Aufstehen im Bett:

- Räkeln Sie sich ausgiebig unter der Bettdecke (Abb. 8-1)!

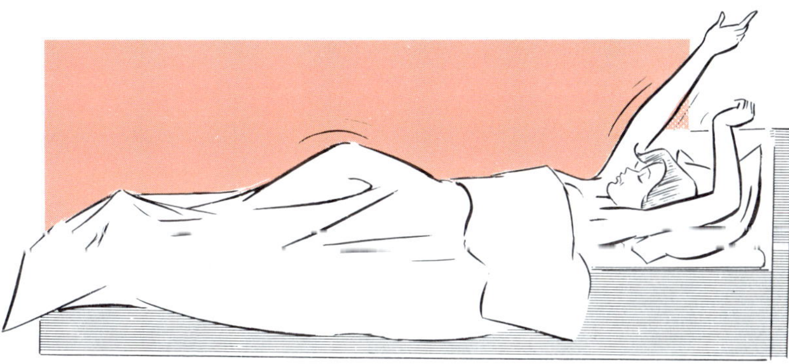

Abb. 8-1

- Werfen Sie Bettdecke und Kopfkissen von sich, und das Bett wird zur Gymnastikmatte (Abb. 8-2).
- Fußspitzen kräftig hochziehen schauen Sie hin, das ist wichtig, damit der Kopf hochkommt und die Bauchmuskeln wachwerden. Zurück zum faulen Liegen und ein paarmal zufrieden durchatmen (Abb. 8-3)!

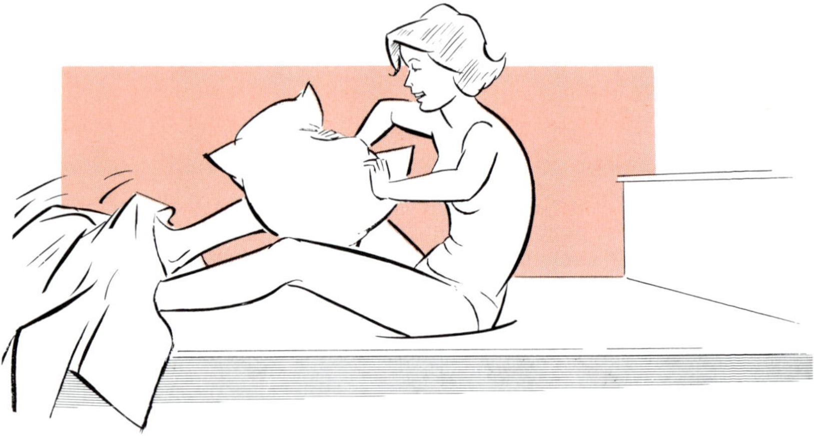

Abb. 8-2

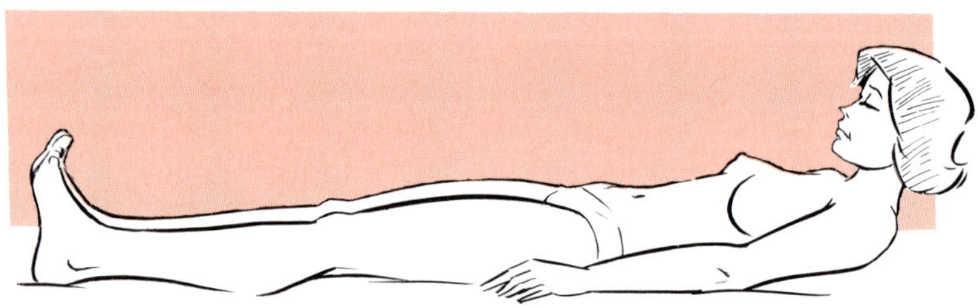

Abb. 8-3

- Jetzt wieder Kopf hoch, Fußspitzen hoch und beide Hände zu den Knien ziehen lassen! Bleiben Sie ein Weilchen mit den Fingerspitzen an den Kniescheiben! Atmen nicht vergessen! Erholen Sie sich wieder im faulen Liegen (Abb. 8-4).

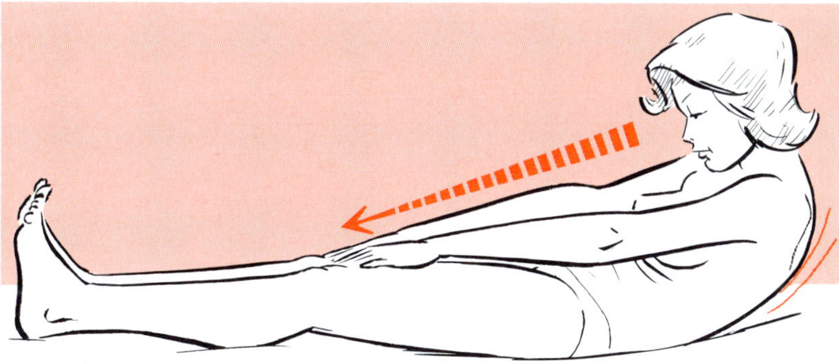

Abb. 8-4

- Sie können auch die Arme wechselseitig seitlich am Körper entlang zu den Knien ziehen lassen, dabei den Oberkörper mit herunternehmen (Abb. 8-5 a und 8-5 b).

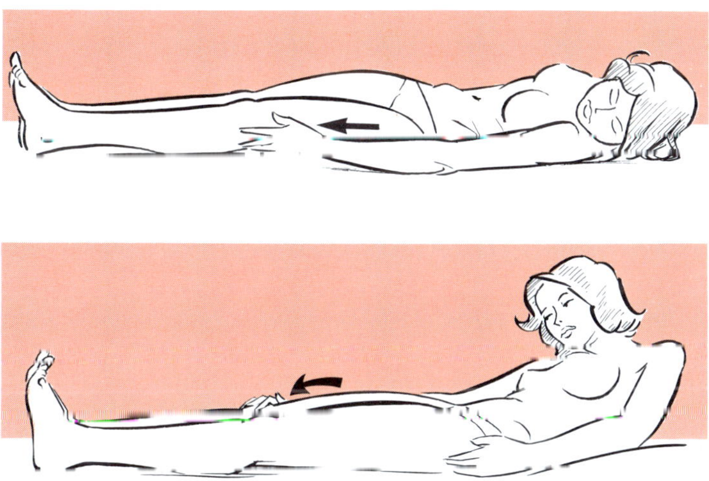

Abb. 8-5 a, b

- Oder die rechte Hand zieht zum linken Knie und umgekehrt. Aber immer bleibt der Kopf oben, die Fußspitzen ebenfalls, und Atmen ist wichtig (Abb. 8-6)!

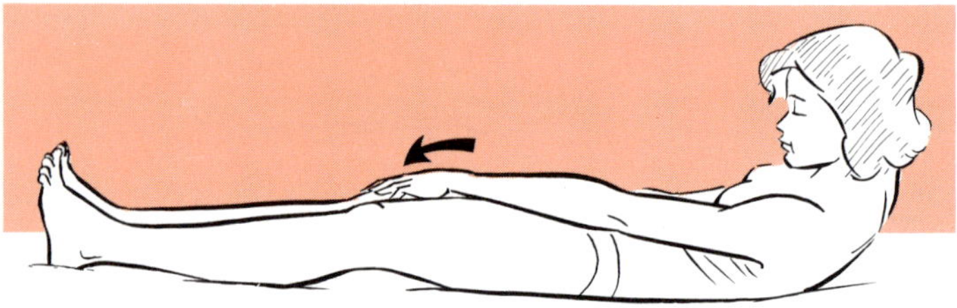

Abb. 8-6

- Kopf wieder hochnehmen, Unterarme und Handflächen pressen Sie fest auf die Matratze. Erst rechts, dann links ziehen Sie die Fußspitze hoch und das ganze Bein an den Körper heran, langsam erst, aber ausgiebig, die Ferse darf auf dem Bett entlanggleiten. Dann steigern Sie das Tempo und trampeln im Wechsel, nur nicht in der Eile die Fußspitze hängenlassen oder das Knie nicht weit genug hochziehen! Erholen Sie sich in der Rückenlage und beobachten Sie, wie Ihr Bauch sich hebt und senkt beim ruhigen Atmen (Abb. 8-7).

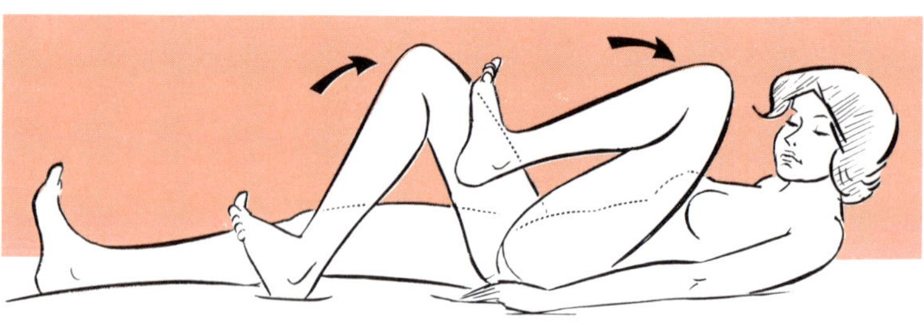

Abb. 8-7

- Drehen Sie sich gemütlich in die Bauchlage, die Stirn liegt auf den Händen, Füße und Beine drücken Sie fest auf die Unterlage. Kopf und Arme heben Sie ein kleines Stück vom Bett ab. Bleiben Sie eine Weile in dieser Haltung, aber vergessen Sie das Atmen nicht, und die Beine halten guten Kontakt zur Unterlage! Pause im entspannten Liegen (Abb. 8-8).

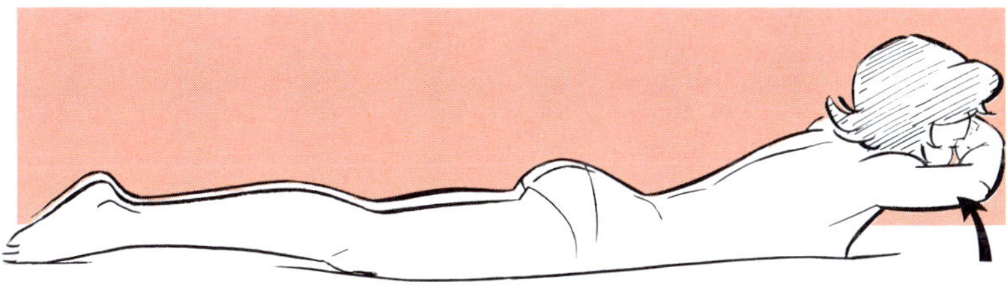

Abb. 8-8

- Wenn Sie genügend Zeit eingeplant haben, dann machen Sie die Übungen aus der Rückenlage noch einmal (Abb. 8-9). Wenn nicht, dann setzen Sie sich jetzt auf den Bettrand, beide Füße stehen fest auf dem Boden.

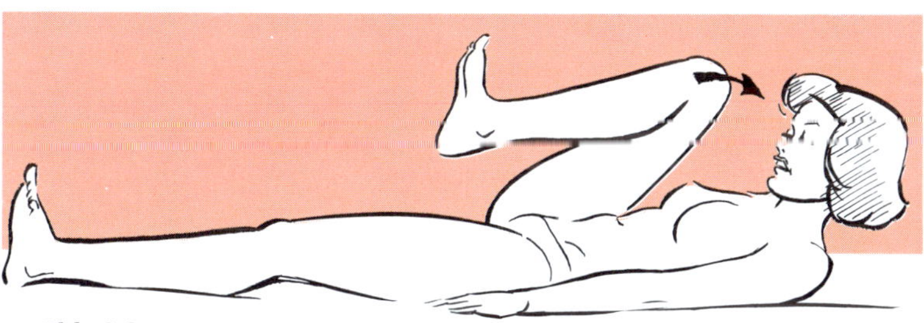

Abb. 8-9

- Räkeln Sie sich wieder ausgiebig mit erhobenen Armen. Schieben Sie die Arme im Wechsel weit zur Zimmerdecke hinauf, lang und länger, aber immer senkrecht bleiben und mit beiden Füßen fest auf dem Boden. Auch hierbei das Atmen nicht vergessen, Luft ist lebenswichtig (Abb. 8-10)!

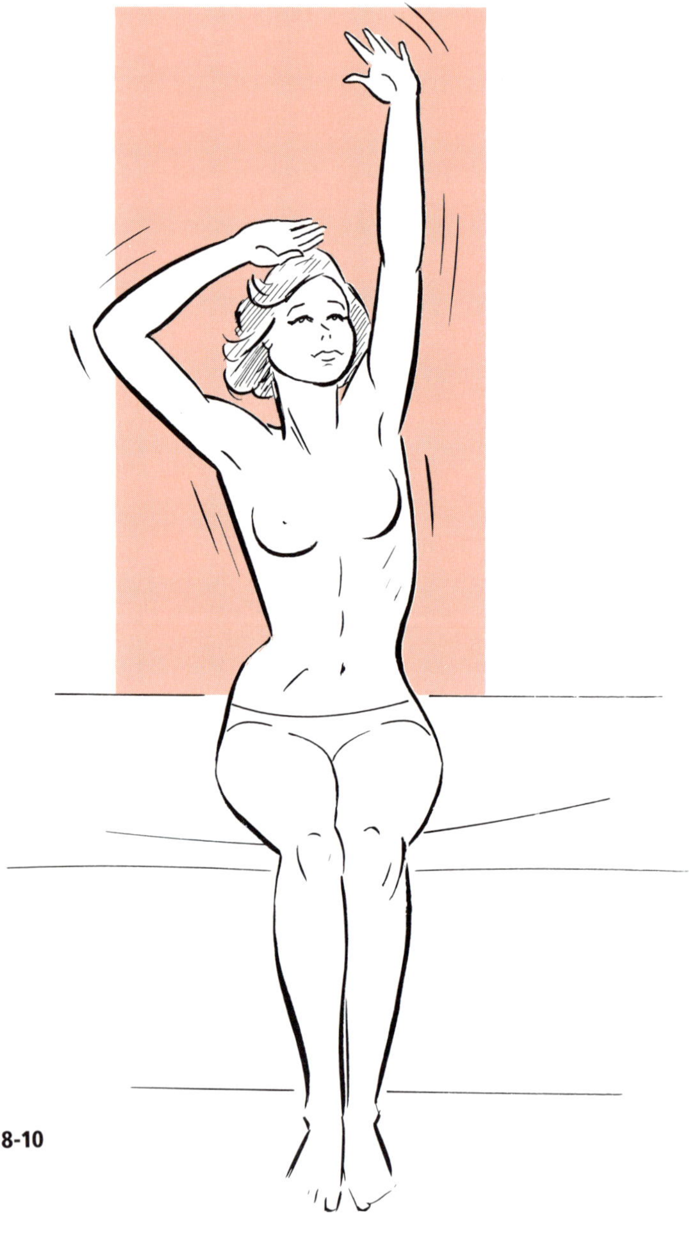

Abb. 8-10

- Mit den Händen stützen Sie nun seitlich ab. Knie und Stirn kommen sich entgegen. Wenn's geht, tippen Sie an: mal rechtes, mal linkes Knie an die Stirn, und zwischendurch aufrichten, dabei aber nicht die Nase in die Luft recken, sondern den Nacken lang machen, Schultern bleiben unten (Abb. 8-11)!

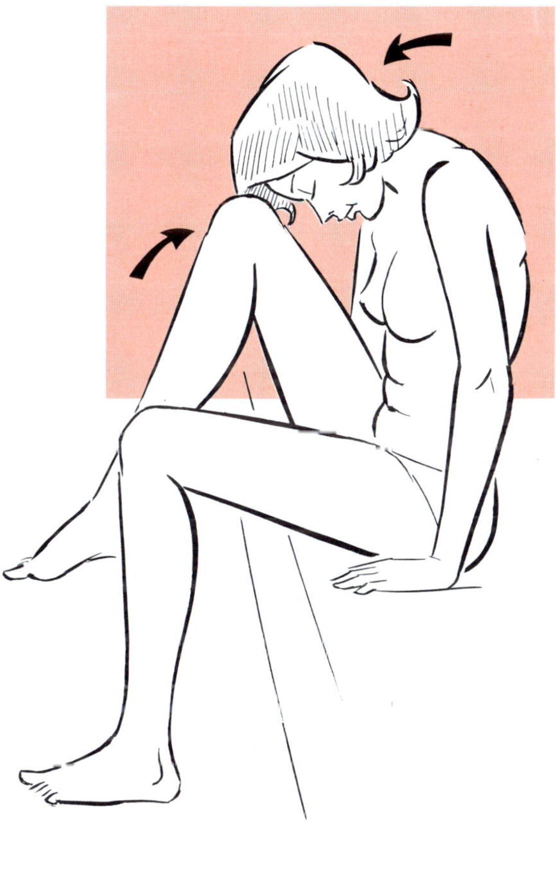

Abb. 8-11

- Beide Füße halten jetzt wieder standhaft Bodenkontakt, Sie boxen in die Luft: nach vorn, zur Seite, nach oben, nach unten. Ziehen Sie die Arme im Wechsel immer dicht an den Körper heran, und stoßen Sie sie dann rasch und kraftvoll von sich! Der Rücken bleibt aufrecht bei diesem Manöver, und mit den Augen verfolgen Sie den Weg ihrer Fäuste. Bestimmen Sie das Tempo selbst, und drehen Sie während des Übens den Oberkörper nach rechts oder nach links (Abb. 8-12a und b).

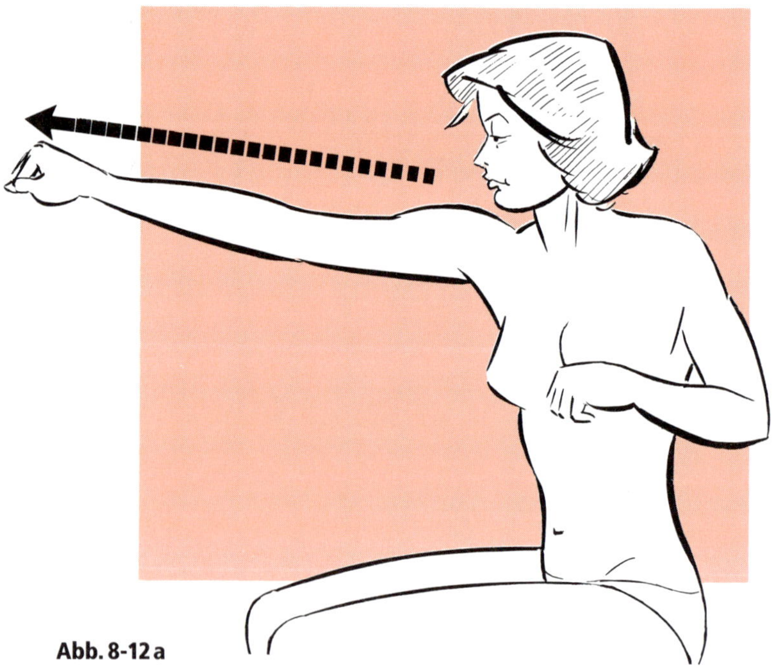

Abb. 8-12 a

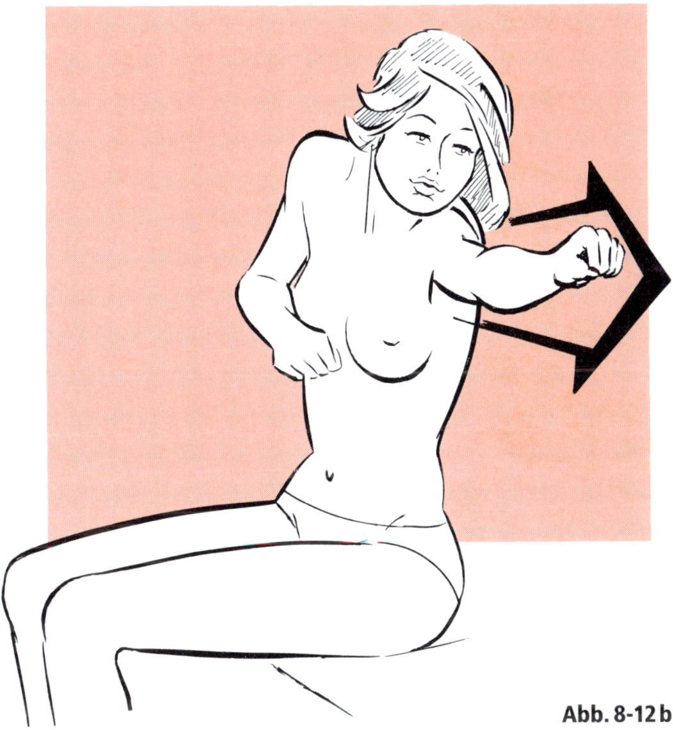

Abb. 8-12 b

- Zur Entspannung Ellbogen auf die Oberschenkel stützen, Kopf locker hängenlassen und wieder einmal beobachten, wie Bauch und Rücken mit der Atembewegung weit werden und nachgeben (Abb. 8-13).

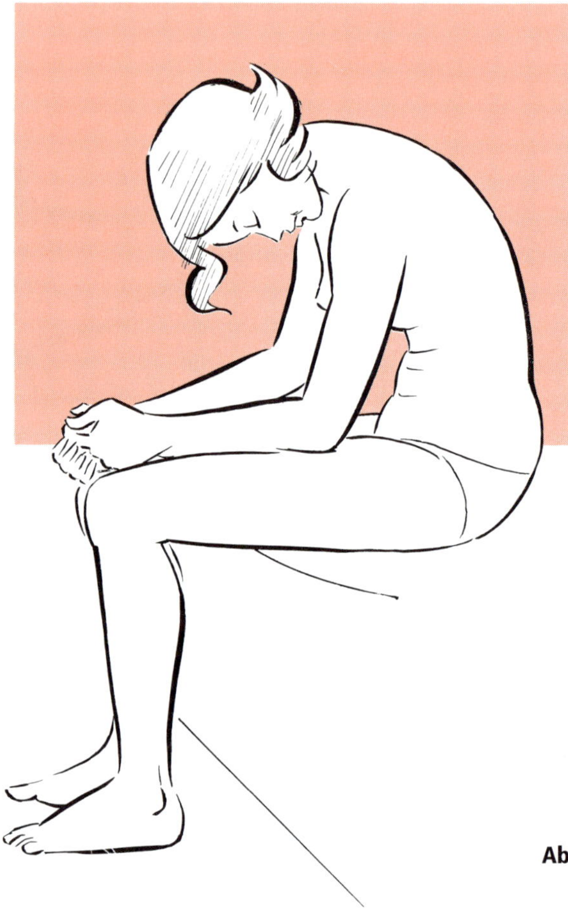

Abb. 8-13

- Und schon stehen Sie vor dem Bett, Beine leicht gegrätscht, und wieder wird geräkelt. Ziehen Sie jetzt mit den Armen jedesmal schräg vor Ihrer Nasenspitze entlang nach oben, und lassen Sie die Fersen fest am Boden! Blicken Sie der Hand nach, und lassen Sie den Arm locker fallen, wenn er lang genug gedehnt worden ist (Abb. 8-14).

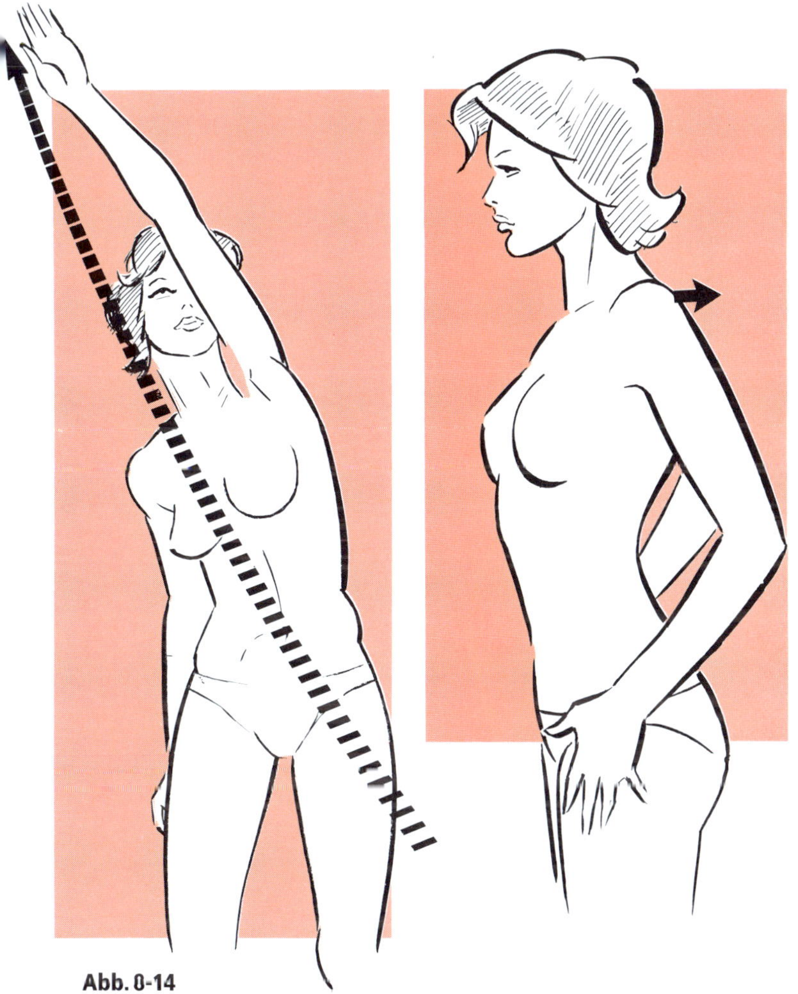

Abb. 8-14

- Ziehen Sie die Schultern an die Ohren – locker fallen lassen – jetzt Schulterblätter zur Wirbelsäule ziehen (Brust raus) und Schultern wieder nach vorn holen! Der Oberkörper bleibt aufrecht bei all dem nur die Schultern sind in Aktion. Probieren Sie aus, in welche Richtungen man die Schultern bewegen kann, Sie werden erstaunt sein (Abb. 8-15a und b)!

- Haben Sie genügend Platz im Schlafzimmer? Dann beschreiben Sie jetzt abwechselnd mit beiden langgestreckten Armen große Kreise. Nutzen Sie den Raum vor, neben und

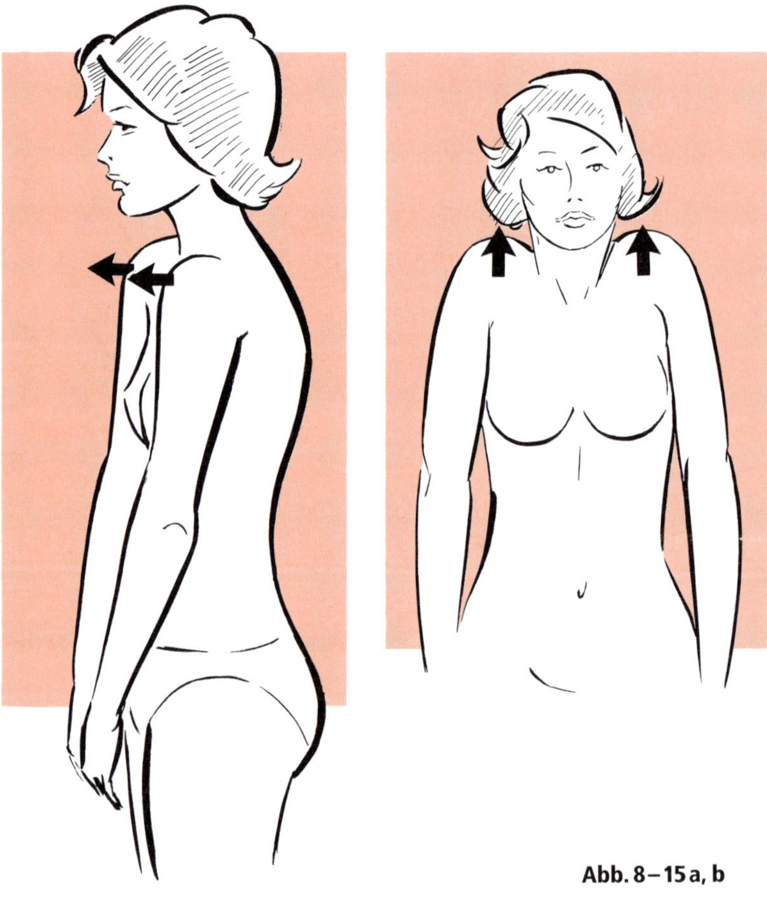

Abb. 8–15a, b

hinter sich, der Rumpf darf sich an der Bewegung beteiligen, nur die Füße bleiben fest parallel am Boden (Abb. 8-16)!

- In den Pausen schütteln Sie Ihre Arme kräftig aus und ziehen dann im Wechsel die Knie, so hoch es geht, an den Körper heran (Abb. 8-17).

Selbstverständlich können Sie dieses kleine Programm auch in umgekehrter Reihenfolge – also vom Stehen zum Liegen – durchführen, wenn Sie lieber abends vor dem Schlafengehen üben wollen. Sie können die Bewegung nach Musik durchführen. Sie können Variationen erfinden, das Tempo verändern und die Dauer des Übens langsam steigern. Versuchen sie aber immer, den Bewegungsraum Ihrer Gelenke voll zu nutzen – keine halben Sachen machen! –, werden Sie locker und schwer

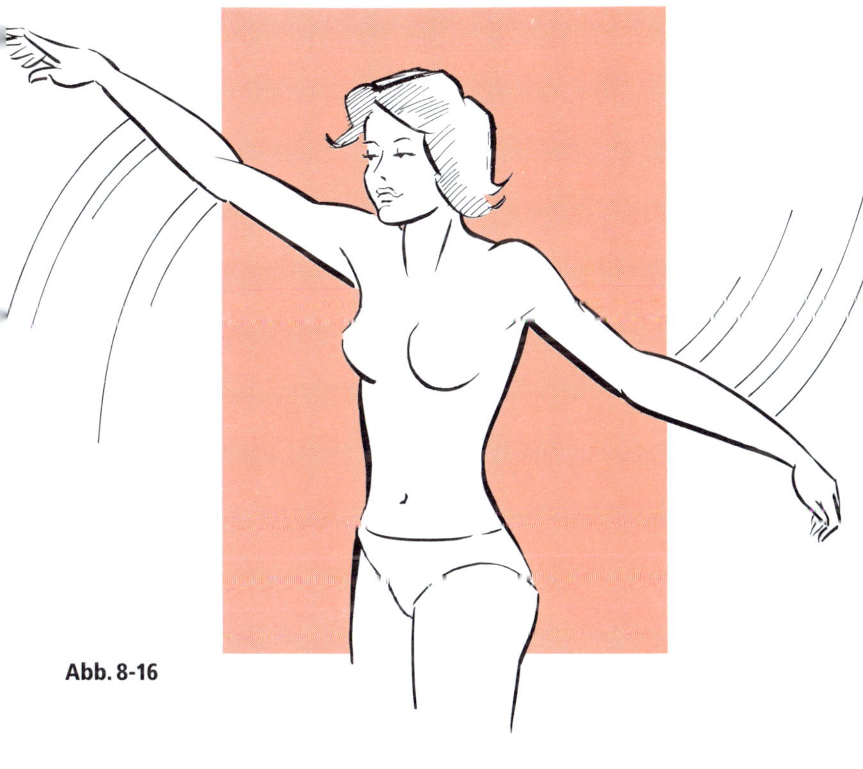

Abb. 8-16

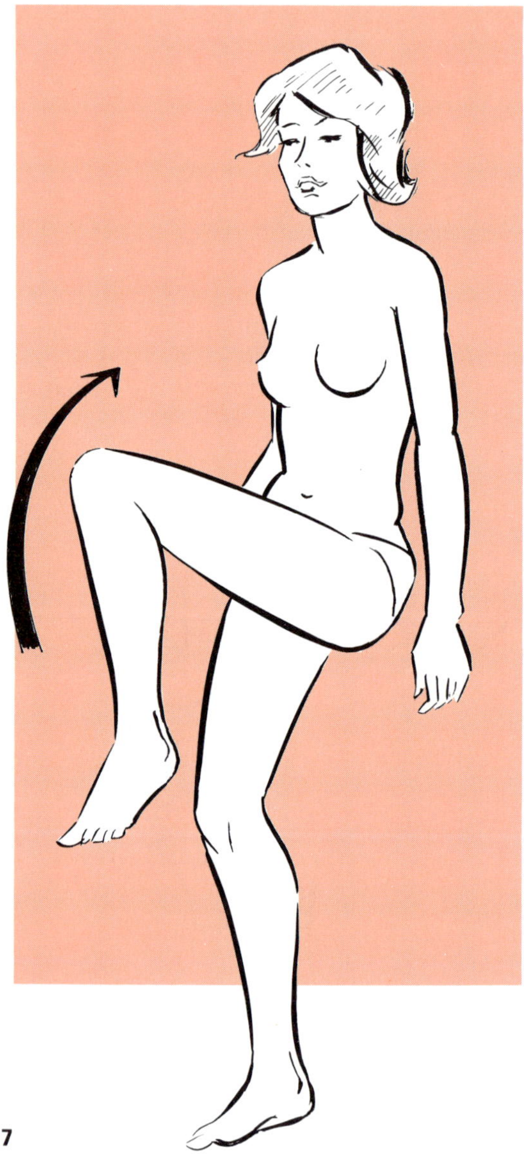

Abb. 8-17

in den Pausen, und denken Sie daran, daß zum Bewegen immer auch das Atmen gehört!

2. Seien Sie kein »Bewegungsmuffel«!

Es wird uns ja so leichtgemacht, uns den Bewegungsmangelschäden entgegenzubequemen: Einkaufen per Telefon, Spazierengehen per Auto, Treppensteigen per Lift oder Rolltreppe, Sport per Fensehen und so fort – ein altes Lied. *Werden Sie »umgänglicher«! Gehen Sie also mehr herum*, es gibt so viele kleine Gelegenheiten dazu. Niemand erwartet von Ihnen, daß Sie in Zukunft den Weg zur Arbeitsstätte zu Fuß oder mit dem Fahrrad zurücklegen, zuviel Unangenehmes bezüglich Witterung, Kleidung und dergleichen wäre damit verbunden. Fassen Sie eine solche Revolution Ihrer täglichen Gewohnheiten erst dann ins Auge, wenn Sie sicher sind, Ihren Entschluß auch durchhalten zu können. Wer steckt schon gern zurück? *Fangen Sie also klein an*, Sie werden erfolgreicher sein im Durchhalten, und Erfolg spornt an!

Überlegen Sie sich, welche Wege Sie zukünftig gut zu Fuß zurücklegen können, und gehen sie dann auch wirklich zu Fuß dorthin! Lift und Rolltreppe sind sehr hilfreich, wenn Taschen, Koffer und Kinderwagen transportiert werden müssen. In den Treppenhäusern, die neben dem Lift nach oben (und erst recht nach unten) führen, ist meist nicht solch ein Gedränge wie im Fahrstuhl. Versuchen Sie's mal... (Abb. 8-18). Bei Hochhäusern können Sie Kompromisse schließen: halbe Strecke fahren, halbe Strecke laufen. *Nutzen Sie die kleinen Gelegenheiten!*

Zum Großeinkauf ein Auto zur Verfügung zu haben ist eine notwendige Erleichterung, und wenn unhandliche oder schwere Güter vom Händler zugestellt werden, ist jeder dankbar für diese Dienstleistung. Den *Zwischendurch-Einkauf* aber sollten Sie getrost *zu Fuß* nach Hause tragen: Sie werden länger zu diesem kleinen Spaziergang in der Lage sein, wenn Sie sich ihn schon früh angewöhnen (Abb. 8-19)!

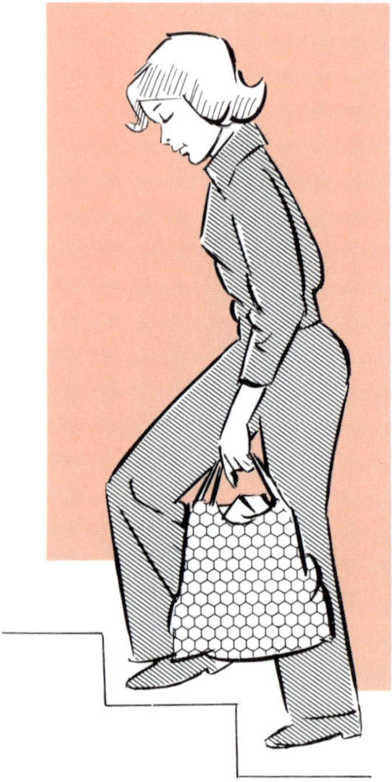

Abb. 8-18

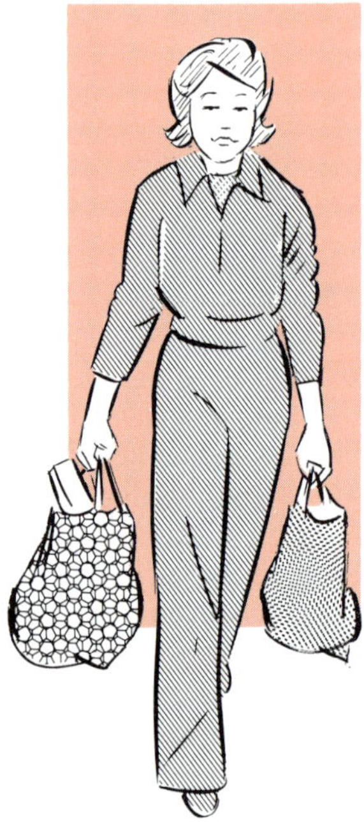

Abb. 8-19

Hallenschwimmbäder gibt es heutzutage selbst in kleineren Gemeinden. Sie werden überrascht sein, wie wenige Ihrer Mitbürger diese Einrichtung nutzen! Schwimmen im temperierten Wasser hält Sie beweglich, trainiert Ihren Kreislauf und macht Spaß, weil mal wieder ein Stückchen Erdenschwere weggenommen ist (Abb. 8-20).

Planen Sie Ihren Tag und planen Sie Ihre Woche nie ohne angemessenes Bewegungspensum! Was »angemessen« ist, das bestimmen Ihr körperlicher Zustand, Ihr Allgemeinbefinden und Ihre persönlichen sowie räumlichen Möglichkeiten. Die Zeit, die Sie ab morgen in Bewegung verbringen, wird dazu beitragen, daß Sie länger in Bewegung bleiben!

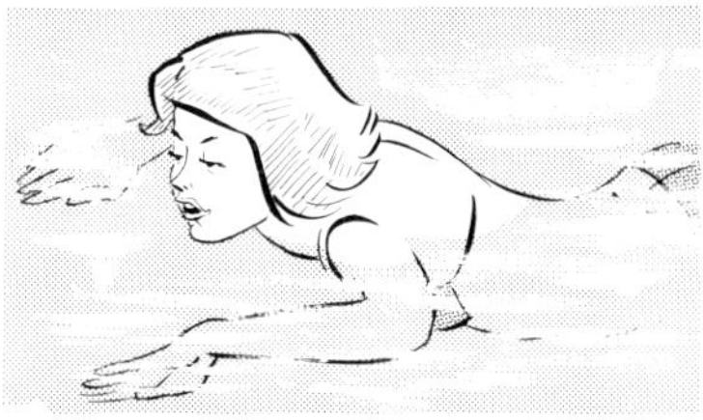

Abb. 8-20

Achtung!
Gehen Sie Ihr Bewegungsprogramm langsam an, ein Extrem ist so schädlich wie das andere! Regelmäßigkeit ist wichtiger als einmalige Exzesse! Beraten Sie mit Ihrem Arzt, wieviel an Belastung Ihnen zuträglich ist!

3. Schonen Sie Ihre Wirbelsäule!

Rückenschmerzen sind weit verbreitet. Ihre Ursachen sind vielfältig – nicht immer, aber häufig ist mangelnde oder fehlerhafte Bewegung der Grund für ihr Auftreten. Werden Sie erst von Rückenschmerzen geplagt, so sollten Sie durch den Arzt die Ursache aufklären lassen, er wird Ihnen dann auch die jeweils zutreffende Therapie verordnen. *Therapieren Sie nie auf eigene Faust oder entsprechend den Ratschlägen von Freunden oder Leidensgenossen! Vorbeugen aber können Sie auf eigene Faust:*

- Üben Sie täglich nach dem oben beschriebenen Programm, und seien Sie auch sonst kein »Bewegungsmuffel«!
- Schlafen Sie auf ebener Unterlage und fester Matratze!
- Ihre Halswirbelsäule ist dankbar, wenn Sie nur auf einem Kopfkissen schlafen und wenn dies so flach ist, daß Ihr Kopf nicht darin versinkt und Ihnen das Kinn auf die Brust drückt.
- Wenn Sie im Bett ein Keilkissen haben, das Sie jetzt selbstverständlich vom Kopfende vertreiben wollen, schieben Sie es ans Fußende: Müde Beine erholen sich rascher, wenn sie

ein wenig unterlagert sind und der Blutrückstrom beschleunigt wird.

- Wippen Sie nicht aus dem Stand mit den Handflächen auf den Boden! Diese Übung, bei der es strenges Gebot ist, die Knie durchgedrückt zu halten, ist leider als Gradmesser der »Gelenkigkeit« weit verbreitet. Brauchen Sie eine solche Bewegung in Ihrem Alltagsleben? Sicher nicht. Und Ihre Wirbelsäule braucht eine so starke, einseitige Belastung auch nicht.
- Gehen Sie in die Hocke, wenn Sie etwas am Boden zu tun haben oder etwas aufheben müssen!
- Tragen Sie Kisten oder schwere Körbe nur dann allein, wenn wirklich niemand in der Nähe ist, der Ihnen rasch helfen kann! Und wenn ein Alleintransport einmal unumgänglich ist, dann fassen Sie mit beiden Händen zu, heben Sie aus der Hocke hoch, und halten Sie Ihre Wirbelsäule dabei möglichst gerade, das heißt, machen Sie weder ein übermäßiges Hohlkreuz noch einen runden Buckel!
- Koffertragen ist auch so eine Klippe, an der schon mancher Hexenschuß gelauert hat! Zwei kleinere Koffer in jeder Hand mögen Ihnen zwar unpraktischer erscheinen, weil keine Hand freibleibt zum Türenöffnen, aber der Wirbelsäule ist diese gleichmäßige Belastung sehr viel bekömmlicher als eine schwere Last auf nur einer Seite! Beobachten Sie einmal in der Reisezeit, welche zum Teil abenteuerlichen Ausweichmanöver der Oberkörper – und mit ihm die Wirbelsäule – vollführen muß, um das seitlich hängende Gwicht auszugleichen (Abb. 8-21).
- Wenn Sie längere Zeit sitzen müssen – am Schreibtisch, hinter dem Steuer, in Gesellschaft –, richten Sie sich hin und wieder auf, machen Sie den Rücken lang, wachsen Sie aus Ihrem Sitz hinaus!
- Geizen Sie mit Ihren Pfunden! Bauchspeck ist kein kosmetisches Problem, zu unterschiedlich sind da die Geschmäkker, aber er ist ein Problem für die Wirbelsäule! Jedes überflüssige Pfund, das Sie vorn anwachsen lassen, stört das natürliche Gleichgewicht der Kräfte und zwingt die Mus-

kulatur und die sie umgebenden Muskeln zu Gegenmaßnahmen, die auf Dauer zu Überlastungsschmerzen und -schäden führen können.

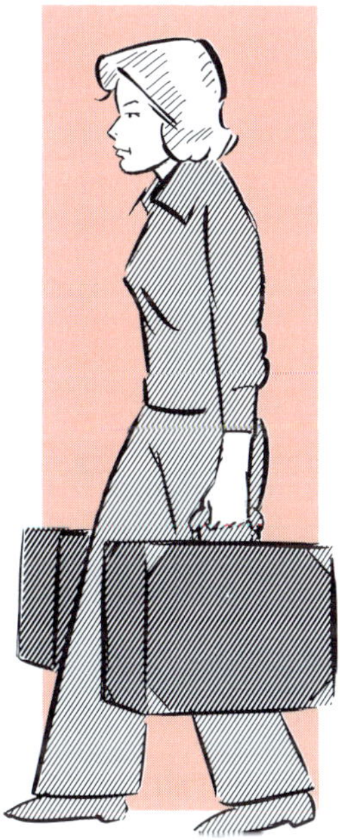

Abb. 8-21

8.2 Massage

Neben der Bewegungstherapie ist auch die *Massage* ein altbewährtes Heilmittel aus dem Katalog physikalisch-therapeutischer Maßnahmen.

Die sogenannte *klassische Massage* wirkt in erster Linie auf die Muskulatur und wird deshalb auch als Muskelmassage bezeichnet. Verschiedene Grifftechniken, deren Dosierung variiert werden kann, bewirken, daß

- schmerzhafte Verspannungen im Muskel nachlassen,
- die Durchblutung von Haut und Muskulatur angeregt wird,
- der Körper sich insgesamt lockert und entspannt,
- Gewebsflüssigkeit besser abtransportiert und
- Narbengewebe elastischer wird.

Lockerung, Durchblutungsanregungen und Entstauung sind also die wesentlichen Behandlungsziele, wenn Muskelmassage verordnet wird.

Eine Kraftsteigerung des Muskels durch Massage ist *nicht* möglich! Diese kann *nur* durch aktives Bewegen erreicht werden.

Bei der Kombination von Bewegungstherapie und Massage dient die Massage vor, während oder nach den aktiven Bewegungen der Lockerung der Gewebe und der Durchblutungsverbesserung. Verständlicherweise ist es vielen Patienten angenehmer, sich wohlig unter einer Massage hinzustrecken, anstatt sein aktives Bewegungsprogramm zu absolvieren. Aber leider ist das Angenehme nicht immer auch in gleichem Maße nützlich, und gerade die Erkrankungen des Bewegungssystems lassen sich nur selten ohne die aktive Mitwirkung des Patienten beheben oder lindern.

Sie sollten um diesen Stellenwert der Massage wissen, wenn Sie dem Verschleiß Ihres Bewegungsapparates vorbeugen wollen oder gemeinsam mit dem Arzt und dem Krankengymnasten sich gegen ihn zur Wehr setzen!

Zur Vorbereitung und Unterstützung der aktiven Therapie ist Massage sinnvoll und hilfreich. *Rasche, kräftige Knetungen* des Muskels beeinflussen dessen Arbeitsbereitschaft; *weiche, langsame Streichungen* oder Schüttelungen entspannen und beruhigen.

Schmerzhaft sollte eine Massagebehandlung nicht sein, weil durch den Schmerz die Muskulatur eine Abwehrspannung aufbaut, die dem Ziel der Massage entgegensteht. Trotzdem nicht sofort aufgeben, wenn anfangs Muskeln ein wenig schmerzhaft reagieren.

Soll besonders die Hautdurchblutung angeregt werden, so wird mit der Hand kräftig gerieben oder geklopft (Hautreizgriffe); Bürste oder Massagehandschuh dienen demselben Zweck (Bürstenmassage).

Bürstenmassage zur besseren Hautdurchblutung können Sie auch zu Hause durchführen:

- Beginnen Sie am rechten Fuß und arbeiten Sie sich mit kreisenden Bewegungen bis zur Leiste hoch; dann das linke Bein in gleicher Weise bürstend massieren (Abb. 8-22);
- es folgt der rechte Arm, vom Handgelenk zur Schulter, und der linke Arm entsprechend;
- Brust, Bauch, Gesäß schaffen Sie noch allein, für den Rükken brauchen Sie eine hilfreiche Hand (Abb. 8-23).
- Bürsten Sie langsam und rhythmisch ohne festen Druck! Sie werden sehen, daß Ihre Haut eine leichte Röte annimmt und daß abgestorbene Hautpartikelchen abgeschilfert werden.
- Bürsten Sie nicht bei Krampfadern, Narben, Entzündungen! Massagen mit der Hand oder mit der Bürste können auch im Wasser durchgeführt werden. Hierbei ist der Patient durch das warme Wasser meist schon entspannter, die Muskulatur lockerer und gut durchblutet.

Eine Sonderform stellt die *Unterwasserdruckstahl-Massage* dar. Wie schon der Name sagt, wird der Muskel mittels Wasserstrahl massiert: Unterschiedlich weite Düsen regeln die Stärke des Strahls, der großflächig oder fast punktförmig den Muskel trifft. Auch bei dieser Massageform liegt der Patient entspannt im Wasser.

Achtung!
Massage kann auch schädlich sein. Und zwar bei:

- Krampfadern,
- Thrombose und Thombophlebitis,
- Verkrampfungen der Muskulatur, die auf Störungen im Gehirn oder Rückenmark zurückzuführen sind (zum Beispiel Spastik).

Fast ebenso bekannt wie die klassische Massage – wenn auch sehr viel jünger – ist die *Bindegewebsmassage*. Das Wort Massage in der Bezeichnung Bindegewebsmassage trägt leider

Abb. 8-22

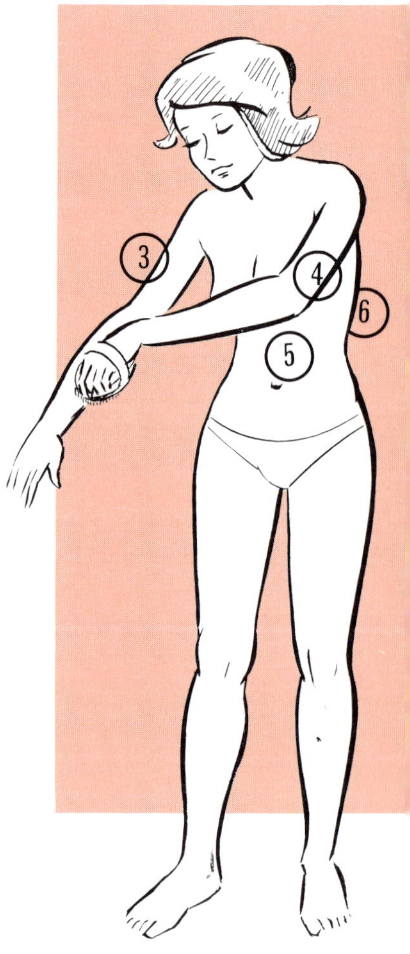

Abb. 8-23

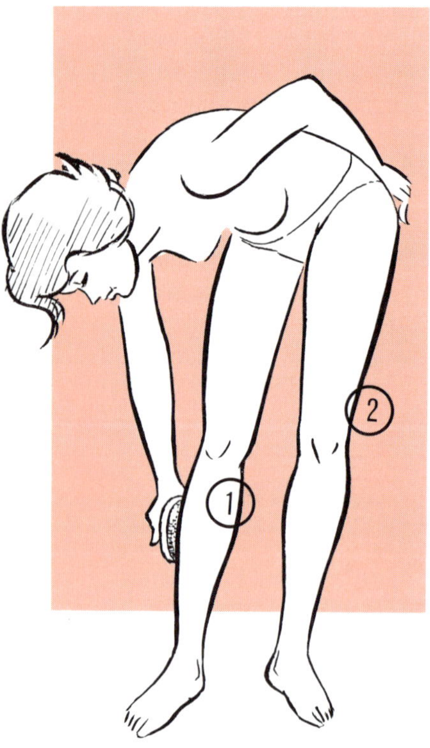

häufig zu einer Fehleinschätzung dieser Behandlungsart bei: Nicht nur in Laienkreisen taucht immer wieder die seltsame Auffassung auf, klassische Massage sei im Normalfall angebracht, Bindegewebsmassage aber den besonderen Fällen – oder nur Privatpatienten – vorbehalten! Auch im Normalfall, auch dem Kassenpatienten kann Bindegewebsmassage verordnet werden, wenn das *vegetative Nervensystem* beeinflußt werden soll.

Bindegewebsmassage nämlich ist eine sogenannte Reflexzonentherapie, bei der über Haut und Unterhautgewebe (Bindegewebe) auf das vegetative Nervensystem eingewirkt werden kann.

Das vegetative Nervensystem reguliert die Funktion innerer Organe (Magen, Leber, Darm, Blase, Blutgefäße u. a.), es beeinflußt Blutdruck, Temperaturhaushalt, Schlaf-Wach-Rhythmus und viele andere Regulationsmechanismen des Körpers. Organbeschwerden ohne deutlich faßbare, krankhafte Veränderungen sind häufig Ausdruck einer vegetativen Regulationsstörung (zum Beispiel Kopfschmerzen, Magenbeschwerden, Schlafstörungen, übermäßiges Schwitzen).

Solche Organbeschwerden zeigen sich dem Krankengymnasten in typischen Veränderungen der Hautoberfläche, wobei bestimmte Hautbezirke ganz bestimmten inneren Organen zugeordnet werden können. Diese Hautveränderungen werden als Zonen bezeichnet

Bei der Bindegewebsmassage arbeitet der Behandler mit feinen Techniken in diesen Zonen, er verschiebt die einzelnen Haut- und Unterhautschichten gegeneinander und löst damit Reflexe aus, die zu den entsprechenden inneren Organen geleitet werden.

- Die klassische Massage wird am Muskel angesetzt und wirkt in erster Linie auf den Muskel.
- Die Bindegewebsmassage wird in Haut und Unterhaut angesetzt und wirkt über das vegetative Nervensystem auf innere Organfunktionen.
- Griffe der klassischen Massage können Sie unbeschadet an sich selbst durchführen; bei steifem Nacken oder bei Wa-

denkrämpfen haben Sie dies sicherlich auch schon hin und wieder getan.

- Bindegewebsmassage darf nur vom Fachmann durchgeführt werden! Bei fehlerhafter Technik kann es zu Kreislaufkollaps, Herzbeschwerden, Kopfschmerzen, Schwindel und anderen Störzeichen kommen.

Die *manuelle Lymphdrainage* ist eine Massageanwendung, bei der im Bereich der Lymphwege und Lymphknoten durch leichte Streichungen und Zirkelungen der Gewebsflüssigkeitsstrom beschleunigt werden soll. Bei hartnäckigen Ödemen scheint diese Therapieform erfolgversprechend zu sein, aber noch ist die wissenschaftliche Diskussion über Wirkungsweise und Nutzen dieser Therapie nicht abgeschlossen. Es gibt heftige Verfechter und ebenso heftige Gegner der manuellen Lymphdrainage. Und wie so oft wird die zorn- und eiferlose Einschätzung dieser vergleichsweise jungen Behandlungsform durch wirtschaftliche Interessen sehr stark behindert.

Spezielle Massagetechniken gibt es noch eine Fülle, teils mit reflektorischer, teils mit örtlicher Wirkung. Sie können hier nicht alle vorgestellt werden, und die Zahl derer, die in solchen speziellen Techniken ausgebildet sind, ist auf einen relativ kleinen Kreis begrenzt.

Nennenswert aber im Zusammenhang mit Erkrankungen des Bewegungssystems ist die Technik der *Deep-friction-Massage*. Hierbei tastet der Behandler ganz gezielt eine schmerzhaft überlastete oder krankhaft veränderte Sehne. Mit nur einem Finger wird in der Tiefe auf der Sehne mit mäßigem Druck in bestimmter Weise gerieben (deep friction), um die Gleitfähigkeit und Elastizität des Gewebes wiederherzustellen. Eine sehr exakte Bewegungsbeurteilung muß dieser Massage vorausgehen, um mit Sicherheit herausfinden zu können, ob der Bewegungsschmerz und die Bewegungsbehinderung auf einen krankhaften Prozeß an einer bestimmten Sehne zurückzuführen sind.

8.3 Hydro- und Balneotherapie

Das Wasser ist uns im Zusammenhang mit physikalisch-therapeutischen Maßnahmen schon einige Male begegnet: Bewegungstherapie kann im Wasser durchgeführt werden; Massage ist im Wasser und mit dem Wasserstrahl möglich.

Wenn das Wasser nicht nur ein Medium ist, in dem Therapie bestritten wird, sondern selbst Behandlungsmittel, dann sprechen wir von *Hydro- und Balneotherapie.*

- Bei hydrotherapeutischen Maßnahmen wird Wasser sozusagen im Naturzustand angewendet (zum Beispiel Kneippsche Anwendungen).
- Balneotherapie bedeutet, daß dem Wasser Zusätze beigefügt werden, die durch die Haut in den Körper eindringen und dort wirksam werden sollen (zum Beispiel Fichtennadelbäder).

Mit hydro- und balneotherapeutischen Anwendungen soll

- Kreislaufanregung,
- Durchblutungsförderung in einzelnen Körperabschnitten,
- Stabilisierung vegetativer Funktionen oder
- allgemeine Entspannung und Beruhigung

erreicht werden. Es handelt sich also in erster Linie um sogenannte »roburierende« Maßnahmen (lat. robur = Kraft); Abwehrkräfte und vegetatives Funktionssystem sollen stabilisiert werden.

Viele hydro- und balneotherapeutischen Maßnahmen sind als *Hausmittel* bekannt und beliebt. Wenn Sie Ihr bewegungstherapeutisches Vorsorgeprogramm mit einigen Wasseranwendungen bereichern wollen, dann sollten Sie einiges über die Wirkung dieses Behandlungsmittels wissen:

- Kaltes Wasser verengt die Gefäße, die Blutzufuhr zu Haut und Muskulatur wird also erst einmal gedrosselt.
- Bringen Sie deshalb Kaltanwendungen immer nur kurzzeitig an und nicht bei ohnehin schon ausgekühltem Körper!
- Im Anschluß an die Kaltanwendung werden die Gefäße wieder weit, Sie sehen dies an einer rasch zunehmenden Rotfärbung des behandelten Körperteils. Rötung und Wärme sind

die Zeichen der kräftigen Durchblutung nach anfänglicher Minderversorgung.

- Schmerz – sogenannter Kälteschmerz – ist immer ein Zeichen, die Kaltanwendung zu beenden oder zu unterbrechen.
- Warmes (oder heißes) Wasser weitet die Gefäße in Haut und Muskulatur, das Blut fließt also ungehindert und vermehrt in den behandelten Körperabschnitt. Sie sehen eine langsam und gleichmäßig zunehmende Rötung der Haut.
- Warmanwendungen dürfen länger andauern und können auch bei ausgekühltem Körper durchgeführt werden.
- Die beabsichtigte Durchblutungsförderung erfolgt also bei Kaltanwendungen hinterher, bei Warmanwendungen während der Behandlung.
- Kaltes sowie warmes (heißes) Wasser wirkt als Reiz auf die Blutzirkulation. Solche Reizeinwirkungen setzen ein funktionstüchtiges Gefäßsystem voraus, das heißt, die Gefäße müssen in der Lage sein, nach Kalt- oder Heißreizen ihre normale Weite wiederherzustellen.
- Ist der Mechanismus, der Blutangebot und Blutnachfrage in allen Körperabschnitten automatisch regelt, gestört, so sollten Sie ohne fachmännische Anleitung keine Wasseranwendungen mit extremen Temperaturen durchführen! Es bleibt dann zwar noch die Indifferenztemperatur (lauwarm), aber bei Gefäßerkrankungen sollten Sie immer Ihren behandelnden Arzt entscheiden lassen, ob und in welcher Form Ihnen Hydrotherapie bekömmlich ist!

Die für den Hausgebrauch praktikabelste Form der Wasseranwendung ist das *Vollbad*. Für Teilbäder (Arm- oder Beinbäder) brauchen Sie spezielle Arm- oder Fußbadewannen, weil Waschbecken oder Eimer meist nicht groß genug sind, um ein Teilbad wirklich kunstgerecht durchzuführen. Vollbad heißt, daß Sie täglich bis über die Schultern ins Wasser tauchen können; Sie brauchen also eine große Badewanne. Halbbad bedeutet dementsprechend, daß Ihr Körper nur bis etwa Nabelhöhe unter Wasser ist.

Badezusätze erhalten Sie in Apotheken und Drogerien. Die bekanntesten sind:

- Fichtennadel mit kreislauf- und stoffwechselanregender Wirkung,
- Kamille, Baldrian, Heublume zur Entzündungshemmung, Beruhigung, Entspannung und Schmerzlinderung,
- Moor mit durchblutungsförderndem und schmerzdämpfendem Effekt.
- Neben diesen und vielen anderen pflanzlichen Zusätzen werden mineralische Zusätze verwendet: Schwefel, Sole, Jod, Kaliumpermanganat, Brom, Eisen. Solche Bäder werden Sie wohl eher in einer Badekur anwenden. Es ist vernünftiger, sie sich vom Arzt verordnen zu lassen, weil hier eine zu intensive Dosierung nicht immer von Nutzen ist. Sauerstoffbad und Kohlensäurebad werden ebenfalls besser unter fachmännischer Anleitung verabreicht.

Achtung!
Vollbäder sind sehr belastend für Herz und Kreislauf! Fragen Sie also Ihren Arzt, ob Blutdruck und Kreislaufregulation bei Ihnen dieser Belastung standhalten!

- Nach dem Bad, in welchem Sie anfangs zehn, später bis zu zwanzig Minuten ruhig und entspannt gelegen haben, sollten Sie ruhen! Wickeln Sie sich in ein großes Badetuch, und legen Sie sich noch feucht ins Bett! Sie brauchen dort nicht zu schwitzen, sondern sollen ganz gelöst liegen. Beobachten Sie Ihre Atembewegung, und meditieren Sie dabei ein wenig!

Die wohlig-süße Körperschwere, die sich im Anschluß an ein Vollbad in Ihnen ausbreitet, läßt diese Maßnahme eher für den Abend geeignet sein. Sie können auch Ihre Badewanne zum »Bewegungsbad« erklären und die in der Wärme entstehende Muskellockerung für ein paar Übungen nutzen.

- Legen Sie beide Arme auf den Wannenrand, damit Sie Halt haben! Abwechselnd schieben Sie ein gestrecktes Bein zur Seite und führen es wieder an das andere heran; einmal führt die Ferse in die Bewegung, ein anderes Mal die Zehen. Sie spüren die Bewegung am deutlichsten im Hüftgelenk, wenn

Sie es richtig machen; und je schneller Sie bewegen, desto kräftiger muß die Hüftmuskulatur arbeiten (Abb. 8-24).

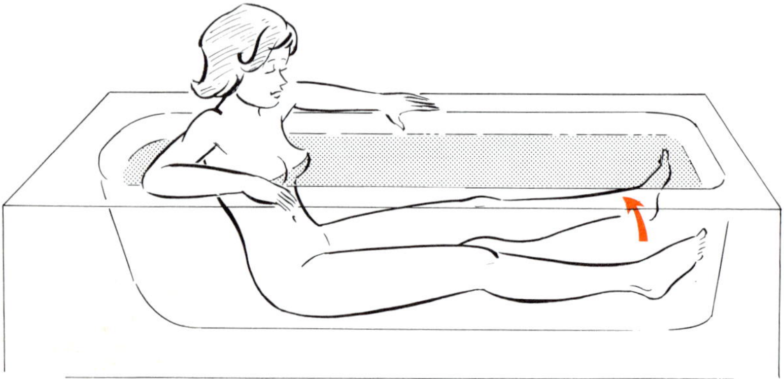

Abb. 8-24

- Drücken Sie beide Füße kräftig gegen die untere Wannenwand, mit Nacken, Schultern und Armen nehmen Sie Halt am oberen Rand, heben Sie Ihren Körper so weit ab, bis Beine und Rumpf eine gerade Linie bilden! Langsam wieder zurück und gleich noch einmal nach oben (Abb. 8-25)!

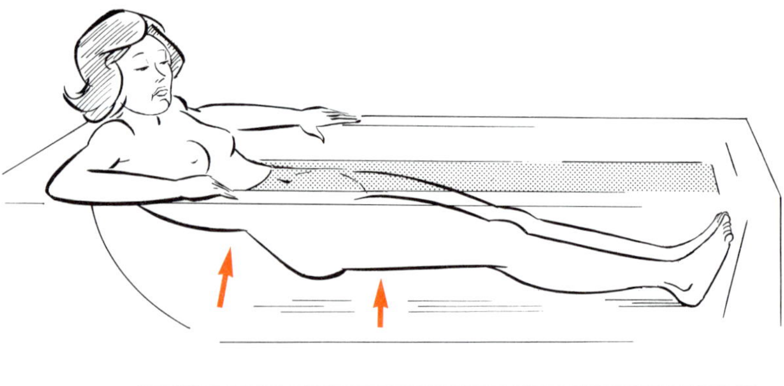

Abb. 8-25

- Ziehen Sie abwechselnd die Knie so weit an sich heran, wie es eben geht, das andere Bein hält dabei festen Fußsohlenkontakt mit der unteren Wannenwand! Das können Sie mehrmals im Wechsel tun und dabei auch noch den Kopf zum Knie vorbeugen (Abb. 8-26).

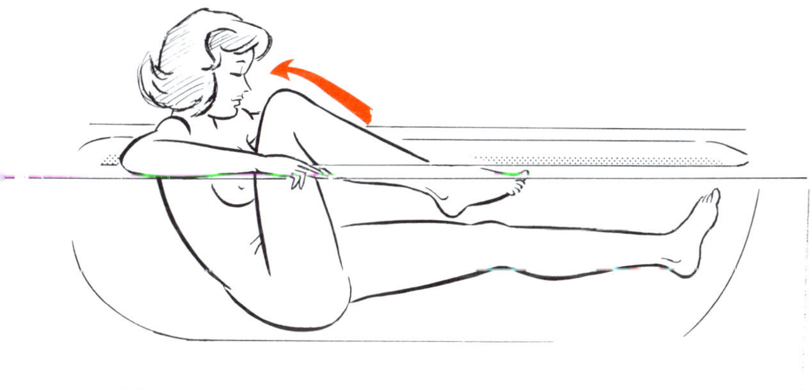

Abb. 8-26

Pausen nicht vergessen und weiteratmen!

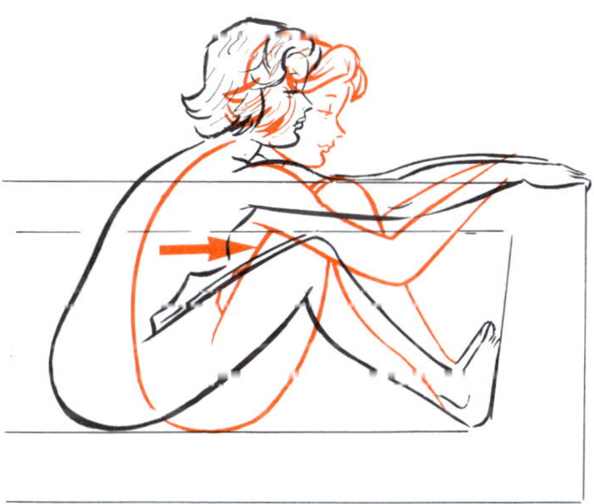

Abb. 8-27

- Richten Sie sich auf und greifen Sie mit beiden Händen an den unteren Wannenerand! Ziehen Sie Ihren Körper an die Hände heran, bis Sie ganz zusammengekauert im unteren Drittel der Wanne sitzen. Drücken Sie die Knie nach unten, schieben Sie sich damit weg – aber die Hände bleiben fest am Rand! Heranziehen – wegschieben – heranziehen, immer im Wechsel, und jedesmal die Knie ein bißchen weiter nach unten drücken! Langsam, sonst gibt's Überschwemmung (Abb. 8-27).
- Die Pause im Liegen haben Sie jetzt verdient. Bewegen Sie Arme und Beine locker unter Wasser!
- Brausen Sie sich im Anschluß an Ihr warmes Bewegungsbad kalt ab: am rechten Bein hoch, über den Unterkörper, am linken Bein herunter. Vorderseite und Rückseite; dann am rechten Arm hoch, über die Brust zum linken Arm, dort erunter; jetzt noch einmal vom rechten Bein über den ganzen Körper und links abwärts, Vorderseite, Rückseite (Abb. 8-28). Bei dieser kalten Dusche verengen sich die kleinen Gefäße in Haut und Muskulatur wieder, die im warmen Bad weitgestellt waren.

Wärmeanwendungen gibt es nicht nur in Form von Bädern. Heiße *Kompressen*, *Wickel* mit Heublumenextrakt oder heiß angerührtem Senfmehl sind lokale Wärmemaßnahmen zur Durchblutungsförderung und Schmerzdämpfung. Auch *Wärmepackungen* (Moor, Fango, Paraffin u. a.) haben eine vermehrte Blutzufuhr und Lockerung umschriebener Weichteilbezirke zum Ziel. Wenn arthrotische Gelenkveränderungen zu schmerzhaften Verspannungs- und Schrumpfungszuständen an Muskeln, Sehnen, Bändern und Gelenkkapsel geführt haben, so wird eine solche Wärmepackung als sehr wohltuend, weil entspannend und schmerzdämpfend empfunden. Zur Vorbereitung einer Bewegungsbehandlung sind deshalb oft lokale Wärmemaßnahmen angebracht.

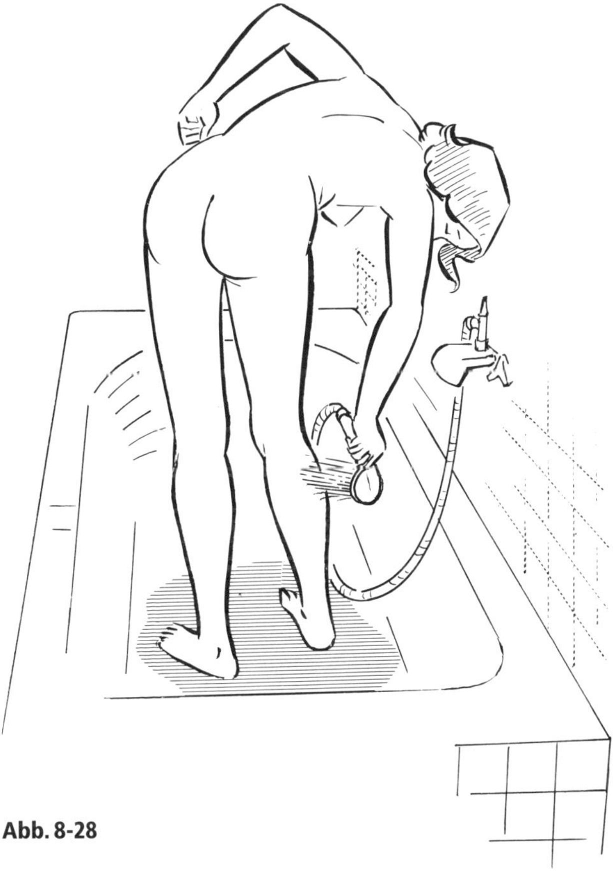

Abb. 8-28

8.4 Elektrotherapie

Wärme kann auch durch elektrischen Strom erzeugt werden. Eine Vielzahl *elektrotherapeutischer* Geräte macht nieder- oder hochfrequente Ströme der Therapie nutzbar. Lichtbogen, Heißluftkasten, Bestrahlungslampen erzeugen eine oberflächliche Durchwärmung mit deutlicher Hautrötung; Kurz- und Mikrowellenapparate bewirken mit hochfrequenten Strömen eine Erwärmung tieferliegender Gewebeschichten, die äußerlich nicht sichtbar wird.

Mittels eines *stabilen Gleichstromes* können entzündungshemmende und schmerzlindernde Medikamente in die Weichteile eingebracht werden, ein Verfahren, das als *Iontophorese* bezeichnet wird.

Während Sie bei Muskel- oder Gelenkschmerzen eine Wärmepackung, heiße Kompressen oder Wickel auch schon einmal zu Hause anwenden können, sind *alle elektrotherapeutischen Maßnahmen streng an die ärztliche Verordnung* und fachmännische Überwachung *gebunden*. Strom hat nicht nur heilende Wirkung, sondern er kann – unsachgemäß appliziert und dosiert – zu Verbrennungen und Verätzungen führen.

Die Durchwärmung und bessere Durchblutung von Haut und Muskulatur sollte nicht Selbstzweck sein, sondern erster Schritt im physikalischen Therapieprogramm: Vorbereitung auf eine aktive Behandlung, bei der der Patient den Zustand der Lockerung und Schmerzfreiheit ausnutzt, um mit weniger Beschwerden seine Übungen durchzuführen!

Eine Sonderform der *Elektrotherapie* ist die Behandlung mit sogenannten *Reizströmen*. Kurz aufeinander folgende Stromstöße bringen den Muskel zur Kontraktion; sie ahmen sozusagen einen Nervimpuls nach. *Reizstromtherapie* ist angezeigt, wenn der Muskel infolge einer Nervenschädigung schlaff gelähmt ist. Sobald allerdings erste Zeichen der Muskeleigentätigkeit beobachtet werden, ist jede willkürliche Muskelkontraktion zur Kraftsteigerung weitaus wirkungsvoller als die durch Reizstrom erzeugte Muskelzuckung.

8.5 Kältetherapie

Auch *Kälte* kann nicht nur als kaltes Teil- oder Ganzbad zur Therapie benutzt werden. Kneippsche Anwendungen beispielsweise beinhalten unter anderem *kalte Güsse* für Arme und Beine oder den ganzen Körper, *Wassertreten* oder *Wechselbäder*, die mit Kaltphasen abschließen.

In jüngerer Zeit wurde der therapeutische Wert einer sehr alten Kälteanwendung wiederentdeckt: *Eisbehandlung*, auch *Kryotherapie* genannt.

Der intensive Kältereiz des Eises hat eine stark schmerzdämpfende Wirkung. Außerdem läßt die Spannung der Muskulatur nach, es kommt zu einer kräftigen Durchblutungssteigerung nach anfänglicher Gefäßverengung. Diese Wirkungen lassen die Eisbehandlung zu einer äußerst hilfreichen Therapiemaßnahme werden bei sehr schmerzhaften Bewegungseinschränkungen, die mit Verspannung und Verkürzung von Muskulatur und Weichteilen einhergehen.

Wichtig ist, daß gleichzeitig mit der Eisbehandlung eine exakt dosierte Bewegungstherapie durchgeführt wird! Die Anwendungsmöglichkeiten des Eises sind vielgestaltig, und mit der Wahl der Anwendungsform dosiert der Krankengymnast gleichzeitig die Intensität des Kältereizes. Umschriebene Körperabschnitte können in Eiswasser eingetaucht werden; mit Eiswasser getränkte und im Kühlfach überfrorene Tücher können als Eiswickel um ein Gelenk gelegt werden; Eismehl im Beutel wird als Packung angebracht, oder man reibt mit Eisstückchen auf dem zu behandelnden Körperabschnitt.

Intensive Heiß- und Kaltreize werden in der *Sauna* kombiniert. Hohe Lufttemperatur (70–90 Grad Celsius) und geringe Luftfeuchtigkeit (8–15 %) bewirken

- Steigerung der Körpertemperatur,
- Blutdrucksenkung,
- vermehrte Schweißsekretion,
- Pulsfrequenzsteigerung.

In der ausgiebigen Abkühlphase (kaltes Tauchbad, Dusche, Bewegung in kalter Frischluft) normalisieren sich diese Werte wieder. Dieser Wechsel von Heiß und Kalt beansprucht die vegetativen Regulationsmechanismen (Kreislauf, Atmung, Temperaturhaushalt) ganz erheblich und trägt bei regelmäßigem und sachgerechtem Saunieren zur Stabilisation vegetativer Funktionen bei.

Sie sollten nicht häufiger als einmal wöchentlich die Sauna aufsuchen, aber nehmen Sie sich dann Zeit! Drei Gänge sind üblich, wobei die Hitzephase bis zu höchstens 15 Minuten Dauer gesteigert werden kann. Es genügen auch 8 bis 10 Minuten pro Gang. Kühlen Sie sich nach jedem Gang gründlich ab, und ruhen Sie sich in entspannter Körperlage, wenn möglich in ein Leinentuch gehüllt, aus!

- Vor allem aber fragen Sie vorher Ihren Arzt, ob Ihr Herz-Kreislauf-System den Belastungen der Sauna gewachsen ist!

8.6 Manuelle Therapie

Die *manuelle Therapie* befaßt sich mit Untersuchung und Behandlung von Bewegungseinschränkungen aller Gelenke einschließlich der Wirbelsäule. Sie beinhaltet ganz spezielle Grifftechniken, die nur mit der Hand ausgeführt werden können und beim Behandler exakte funktionell-anatomische Kenntnisse voraussetzen. Manuelle Therapie ist nur Ärzten und Krankengymnasten vorbehalten, die eine entsprechende Zusatzausbildung abgeschlossen haben.

Es handelt sich bei der manuellen Therapie um sehr fein und schmerzlos dosierte Manipulationen, die angezeigt sind bei Funktionsstörungen der Gelenke infolge

- Fehlbelastung,
- Trauma ohne sichtbare Verletzungsfolgen,
- Gelenkveränderungen, zum Beispiel Arthrose,
- Ruhigstellung.

8.7 Konzentrative Entspannung

Manche der bisher genannten Maßnahmen der Physikalischen Therapie führen über Muskellockerung und Durchblutungsanregung auch zu einer allgemeinen Entspannung des Körpers. Die Krankengymnastik kennt aber darüber hinaus Behandlungstechniken, die vorrangig eine Gesamtentspannung des

Übenden zum Ziel haben. Es sind dies in erster Linie konzentrative Verfahren, die in der krankengymnastischen Atemtherapie ihren festen Platz haben. Durch Einengung der Wahrnehmung des Übenden und Konzentration auf den Atemvorgang werden störende Umweltreize möglichst ausgeschaltet, das Sich-Einsinkenlassen in Ruhe und Gelöstheit wird systematisch geübt. Es ist dies keine Suggestiventspannung wie beispielsweise das Autogene Training, das sie nur unter ärztlicher Anleitung erlernen sollten.

Konzentrative Entspannung können Sie auch zu Hause üben. Vielleicht gelingt es Ihnen mit dieser Hilfe, leichter einzuschlafen, eine erfrischende Ruhepause in den Alltag einzuschieben oder Ihren Körper bewußter wahrzunehmen.

- Sorgen Sie dafür, daß Sie mindestens 15 Minuten lang völlig ungestört sind!
- Wenn der Raum kühl ist oder Sie zum Frieren neigen, halten Sie eine leichte, warme Decke bereit! Wer friert, kann nicht entspannen!
- Legen Sie sich auf den Rücken! Die Unterschenkel sind mit einem weichen Polster unterlagert, Knie- und Hüftgelenke ein wenig gebeugt. Wenn Sie wirklich locker liegen, fallen Ihre Fußspitzen auseinander, die Fersen berühren sich (Abb. 8-29).
- Unterstützen Sie Ihre Halswirbelsäule mit einer kleinen Nackenrolle! Schultern und Arme sind ganz gelöst, die

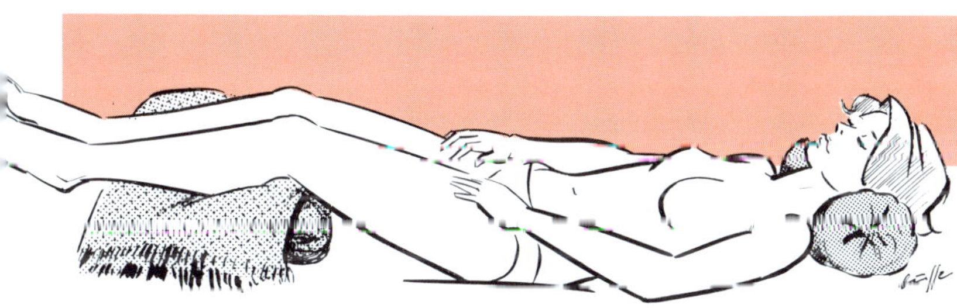

Abb. 8-29

Hände liegen flach neben dem Körper oder auf den Oberschenkeln (Abb. 8-29).

- Schließen Sie die Augen! Denken Sie jetzt nicht daran, was Sie alles noch erledigen müssen, sondern denken Sie nur an sich! Lassen Sie Ihren Körper ganz schwer werden, und nehmen Sie seine Schwere und Wärme wahr!
- Beginnen sie bei den Zehenspitzen und denken sie sich über Fuß, Unter- und Oberschenkel bis zur Hüfte hoch. Machen Sie sich bewußt, wie Ihr Bein auf der Unterlage ruht!
- Tun Sie das gleiche am anderen Bein, und nehmen Sie sich Zeit!
- Es folgen Fingerspitzen, Hand, Unter- und Oberarm, Schulter – erst die eine Seite, dann die andere.
- Entspannen Sie in gleicher Weise Gesäß, Bauch, Rücken, Halswirbelsäule und Kopf!
- Halten Sie die Augen geschlossen, und spüren Sie die Berührung Ihrer Lippen aufeinander! Lassen Sie den Unterkiefer locker! Die Zähne berühren sich nicht, die Zunge ist leicht.
- Mund-, Nasen- und Augenpartei sind völlig gelöst, die Augenlider ruhig.
- Atmen Sie ohne Anstrengung, lassen Sie die Luft durch die Nase kommen, und gehen und beobachten Sie, wie Brust- und Bauchraum der Atmung nachgeben!
- Bleiben Sie schwer, warm und ruhig! Ziehen Sie eine Fußspitze hoch, schieben Sie die Ferse von sich weg, und spannen Sie alle Muskeln des Beines so kräftig wie eben möglich! Halten Sie die Spannung einige Sekunden aufrecht, aber nur in dem einen Bein, das andere und der übrige Körper bleiben locker und schwer; Atmen nicht vergessen!
- Lösen Sie die Spannung ganz langsam und bewußt wieder auf! Das Bein liegt jetzt wieder schwer auf der Unterlage, die Fußspitze rollt nach außen. Beobachten Sie, wie Ihr Bein ruht! Vielleicht ist ein Unterschied spürbar im Vergleich mit dem anderen Bein?
- Spannen und entspannen Sie nacheinander Bein-, Arm-, Gesäß-, Bauch- und Rückenmuskulatur. Konzentrieren Sie sich zwischen den Spannungsphasen auf Ihre Atembewe-

gung! Das Gesicht bleibt völlig gelöst, die Augen sind ruhig geschlossen.

- Öffnen Sie die Augen!
- Formen Sie bei geschlossenen Lippen ein großes, rundes O so lange, bis Sie gähnen!
- Räkeln Sie sich mit Genuß, und stehen Sie langsam auf!

8.8 Yoga

Yoga ist ein in Indien entwickeltes philosophisches System, das durch völlige Herrschaft über den Körper die Befreiung des Geistes lehrt. Das Einnehmen bestimmter Körperstellungen und die Regelung des Atmens sind nur zwei der insgesamt acht Heilswege des Yoga, die als *Hatha Yoga* bekannt sind. Bei konsequenter und sachgerechter Anwendung des Hatha Yoga führt er zu Entspannung und körperlicher Elastizität. Die Übungen sind genau beschrieben, ihr Aufbau ist fein abgestuft, so daß selbst ältere und untrainierte Menschen mit Yoga beginnen können. Die Bewegungen erfolgen langsam und schonend, ruhiges Atmen gehört zur Regel.

Wenn Sie den Namen Yoga hören, sollten Sie damit also nicht gleich die Vorstellung von schlangenartig ineinander verschränkten Gliedmaßen verbinden. Yoga ist keine physikalisch-therapeutische Maßnahme, die Ihnen der Arzt verordnen könnte, Elemente aus dem Yoga haben aber in manche krankengymnastische Entspannungstechniken Eingang gefunden. Sie sollten jedoch – wie vor Beginn jeder ungewohnten körperlichen Aktivität – Ihren Arzt fragen, ob Sie sich an einem Yoga-Kurs beteiligen können!

9 Auswirkungen des Sports am Haltungs- und Bewegungsapparat

9.1 Die Bedeutung des Sports für den Bewegungsapparat

9.1.1 Allgemeine Gesichtspunkte

9.1.1.1 Körperliche Bewegung und seelische Gesundheit. In dem Begriff »Sport« ist eine breite Skala von körperlichen Aktivitäten enthalten. Sie reicht vom gelegentlichen *Feiertagswandern* über den *Breitensport* bis zum *olympischen Wettkampf*. Für den größten Teil der Menschen ist der Sport glücklicherweise jedoch ein *Freizeitvergnügen*. Die sportliche Betätigung ist ein wichtiger Ausgleich zur einseitigen körperlichen und geistigen Überbeanspruchung oder zur körperlichen Bewegungsarmut (Abb. 9-1). Sie dient in hohem Maße der Erhaltung der Leistungsfähigkeit und damit dem Wohlbefinden und der Gesundheit.

Als gemeinsamer Ausgangspunkt jeder sportlichen Entwicklung muß der *Schulsport* angesehen werden. Während des Sportunterrichtes soll das Kind die vielfältigen Ausdrucksformen körperlicher Bewegung entsprechend seinem körperlichen und seelischen *Reifegrad* kennenlernen. *Der natürliche Bewegungsdrang des Kindes soll im Sportunterricht gelenkt, gebahnt und genutzt werden.* Zweifellos hat die natürliche, nicht übertriebene Bewegung einen entscheidenden Einfluß auf das *Wachstum* und auf die *Entwicklung* der Organe.

Nur ein kleiner Teil begeisterter *Schulsportler* geht den harten Weg zum *Hochleistungssport*. Der hierbei erforderliche Einsatz bedingt erhebliche Einschränkungen der sonstigen Ver-

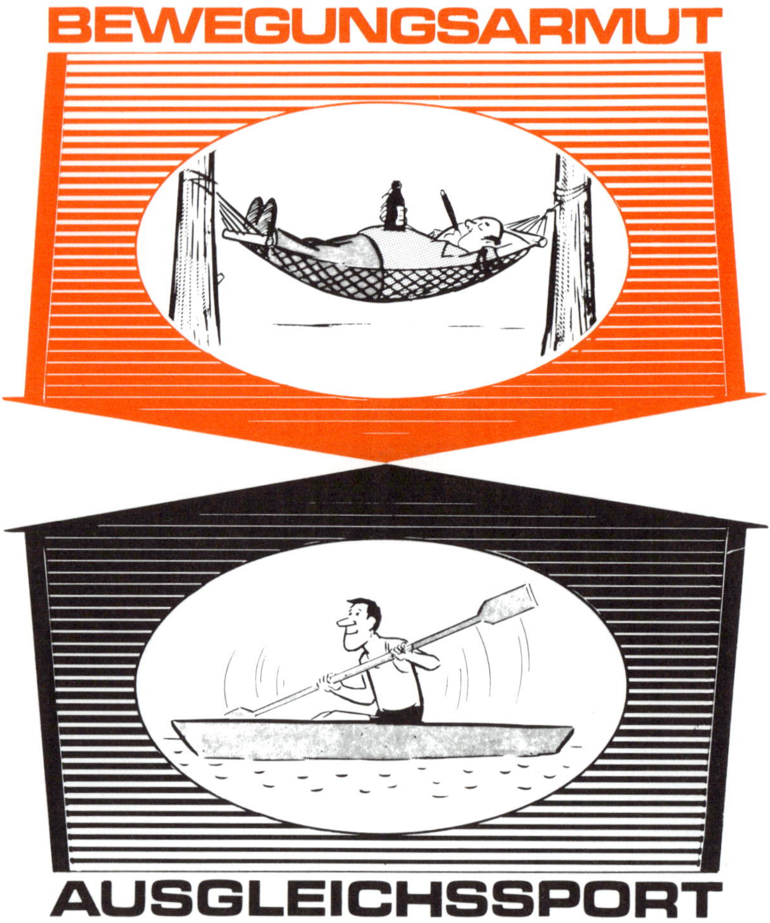

Abb. 9-1

pflichtungen (Familie, Schule, Studium, Beruf und Hobby). Hochleistungstraining und Wettkampf setzen einen absolut gesunden und hochaktiven Funktionszustand des Körpers voraus. Die ständig wechselnden und sich wiederholenden

Belastungsphasen des Individuums erfordern, abgesehen von der wichtigen Motivation, eine *dynamische Persönlichkeit mit sehr guter psychischer Anpassung.* Es ist eine bekannte medizinische Erkenntnis, daß bei jungen Sportlern, deren körperliche und geistige Entwicklung dem Leistungsdruck des Hochleistungstrainings nicht standhält, *ernste physische und psychische Störungen* auftreten können.

Nun stellt sich die Frage, *ob und inwieweit man überhaupt Ausgleichs- oder Leistungssport betreiben soll.* Die meisten Ärzte, Psychologen und Pädagogen sind sich darüber einig, daß der *sportliche Wettstreit einen positiven Einfluß auf die charakterliche Entwicklung des jungen Menschen hat.* Voraussetzung ist, daß die Verantwortlichen (Trainer, Ärzte und Eltern) den jungen Sportler richtig beraten und motivieren. Der jugendliche Athlet muß in die Lage versetzt werden, seine eigene Leistungsfähigkeit und die des Gegners richtig einzuschätzen. Er muß außerdem lernen, seinen Konkurrenten zu respektieren. Es geht in jedem Falle mehr um die Teilnahme am Wettkampf als um den Ehrgeiz zu gewinnen. »Dabeisein ist alles.«

9.1.1.2 Auswirkungen der körperlichen Bewegung auf Gelenke und Wirbelsäule. Die Grundlagen der funktionellen Gelenkanatomie wurden bereits in vorausgegangenen Kapiteln beschrieben. Wir wissen inzwischen, daß Gelenke ebenso wie die Muskulatur zur Erhaltung eines optimalen Funktionszustandes einer regelmäßigen Belastung bedürfen. Die Kraftleistung eines durch sportliches Training stärker gewordenen Muskels kann nur durch regelmäßiges Training aufrechterhalten werden. Wird ein Gelenk nach einem Arm- oder Beinbruch über einen gewissen Zeitraum ruhiggestellt, so können in Abhängigkeit von der Dauer erhebliche Schäden auftreten. *Die das Gelenk umgebende und stabilisierende Muskulatur schwindet infolge unzureichender Beanspruchung.* Die Muskelführung des Gelenkes wird daher schwächer. Weitere negative Folgen sind Schrumpfung der Gelenkkapsel mit herabgesetzter Durchblutung sowie ein Verlust der Elastizität durch Faserschwund der äußeren und inneren Gelenkbänder. *Hierdurch wird die Beweglichkeit des Gelenkes zunehmend eingeschränkt.*

Ferner treten *Inaktivitätsschäden* an den gelenknahen *Knochen* (Entkalkung) und am *Gelenkknorpel* (Wasserverlust) auf. Die geschrumpfte und schlecht durchblutete *Gelenkkapsel* produziert nicht mehr genügend Gelenkflüssigkeit, so daß das Gelenk trockenläuft. Durch die Änderung des Schmiermodus können vorzeitige Verschleißschäden auftreten.

Inaktivitätsschäden können auch am Knochen, an den Gelenken und der Muskulatur der *Wirbelsäule* entstehen. Sie haben eine Minderung der Belastbarkeit und der funktionellen Leistungsfähigkeit zur Folge.

Es steht somit fest, daß Gelenke und Weichteile an Armen, Beinen und an der Wirbelsäule nicht wiedergutzumachende Schäden erleiden können, wenn sie nicht beansprucht werden.

Sportmedizinische Untersuchungen haben umgekehrt gezeigt, daß man durch eine kontrollierte, wohldosierte und den körperlichen und geistigen Fähigkeiten angepaßte sportliche Betätigung vorzeitigen Gelenkverschleiß verhindern oder einen bereits eingetretenen Prozeß bremsen kann.

9.1.1.3 Gelenkbeanspruchung beim Sport. Zunächst muß die Frage gestellt und beantwortet werden: *Ist die von mir beabsichtigte oder bereits ausgeübte sportliche Tätigkeit nützlich oder schädlich?*

Hierbei soll das Augenmerk sowohl auf den Haltungs- und Bewegungsapparat als auch auf das Herz- und Kreislaufsystem gerichtet werden. Man muß bedenken, daß ihre Belastbarkeit in Abhängigkeit von Alter, Geschlecht und Gesundheit sehr unterschiedlich sein kann.

Betrachten wir in diesen Zusammenhang das Gelenk, so ist an diesem Organ eine Belastungsgrenze nicht exakt zu bestimmen. *Wir sind nicht in der Lage, zum Beispiel für den Gelenkknorpel oder für die Gelenkkapsels genau festzulegen, was nützlich oder zuviel ist.* Es steht jedoch fest, *daß Bewegungsarmut (Inaktivität) eher schädlich als nützlich ist.*

Will man einer Schädigung rechtzeitig vorbeugen, so muß im

Hinblick auf die sportliche Tätigkeit eine dem Alter, dem Geschlecht und dem Allgemeinzustand entsprechende Auswahl getroffen werden. Ferner kann die Dosierung einer Belastung von entscheidender Bedeutung sein.

9.1.2 Trainings- und Bewegungsformen

9.1.2.1 Hauptbeanspruchungsformen des Bewegungsapparates. Nochmals: »Wer rastet, der rostet!«

Die insgesamt 326 verschiedenen Skelettmuskeln wollen bewegt sein! Sind sie gut trainiert, haben sie fast das doppelte Gewicht wie bei einem untrainierten Menschen. Jedoch nicht nur Muskeln, sondern auch Sehnen, Bänder, Knochen, Knorpel und damit Gelenke sind trainierbar. Ein gut trainierter Mensch ist wesentlich weniger verletzungsanfällig.

Bewegung ist eine der wichtigsten Voraussetzungen für ein gesundes Leben. Körperliche Bewegung gibt uns die Möglichkeit, biologisch jünger zu bleiben.

In Fitneß-Programmen wie beim Leistungstraining sind *fünf Hauptbeanspruchungsformen des Bewegungsapparates* von besonderer Bedeutung (Abb. 9-2):

1. Koordination
2. Gelenkigkeit
3. Kraft
4. Schnelligkeit
5. Ausdauer

1. Die Gewandtheit als gesamtmotorische und die Geschicklichkeit als feinmotorische **Koordination** sind in jedem Lebensabschnitt – auch bis ins hohe Alter – trainierbar. Ein verbessertes Reaktionsvermögen ist nicht nur im Sport, sondern in allen Lebensbereichen von großem Vorteil. Gerade der Sport aber bietet hier vielfältige Übungsmöglichkeiten. Ballspiele, Gymnastik mit Schnur oder Springseil sowie Geräte- oder Balanceübungen sind besonders günstig.

2. Die **Gelenkigkeit** ist ebenfalls von großer allgemeiner Wichtigkeit. Die Frühgymnastik zu Hause am offenen Fenster mit Bewegen von Wirbelsäule, Armen und Beinen ist ein ebenso einfaches wie bewährtes Rezept. Weitere Möglichkeiten – meist unter kundiger Anleitung – sind die Ganzkörpergymnastik oder eine speziell auf eine Sportart ausgerichtete Zweckgymnastik. Selbst schmerzhafte oder eingesteifte Gelenke sind mit einem gezielten, durch Arzt oder Krankengymnast kontrollierten Übungsprogramm oft erheblich in ihrem Bewegungsspielraum zu verbessern.
   Vorsicht geboten ist jedoch *bei älteren Menschen* mit weniger elastischen Sehnen und Muskeln. Passive Dehnübungen sind wegen der leichten Rißgefahr zu vermeiden. Ein ausgiebiges Aufwärmen ist unbedingt notwendig.
3. Die **Kraft** war und wird zu allen Zeiten für viele eine besonders erstrebenswerte Eigenschaft sein. Eine *statische Haltekraft* ist hier von einer *dynamischen Bewegungskraft* zu unterscheiden. Gerade die Muskulatur ist nach neueren Erkenntnissen bis ins hohe Alter trainierbar. Einseitiges Krafttraining jedoch – wie vielfach beim *Bodybuilding* ausgeübt – *führt nicht zu allgemeiner körperlicher Fitneß* und ist insbesondere beim älteren Menschen abzulehnen. Durch zu raschen Muskel- und Kraftzuwachs kann es außerdem beim Leistungssportler zu einer verstärkten Belastung der Gelenke und damit eventuell zu vorzeitigen Verschleißerscheinungen kommen. So wird es Gewichthebern erst durch eine äußerst kräftige Oberschenkelmuskulatur möglich, Lasten von über fünf Zentnern zu heben. Dabei jedoch wird der Kniescheibenknorpel mit Druckkräften bis zu 2000 kp (Kilopond) an die Oberschenkelrolle gepreßt, woraus Knorpelschäden und Arthrose resultieren können.
4. Die **Schnelligkeit** ist vorwiegend durch eine Verbesserung der Koordination und der Kraft bei bestimmten Bewegungsabläufen zu trainieren. Diese Übungen stellen große Anforderungen an Herz und Kreislauf. Die Gelenke werden durch die häufig stoßartig einsetzenden Schnellkräfte besonders stark belastet. Für den *Älteren* entsteht hierdurch auch die

Gefahr von Muskelzerrungen oder *Rissen von Muskeln und Sehnen*.

5. Die **Ausdauer** zu trainieren ist für die Erhaltung der Gesundheit und der Leistungsfähigkeit des Freizeitsportlers am wichtigsten. Die Bewegungsabläufe sind hierbei harmo-

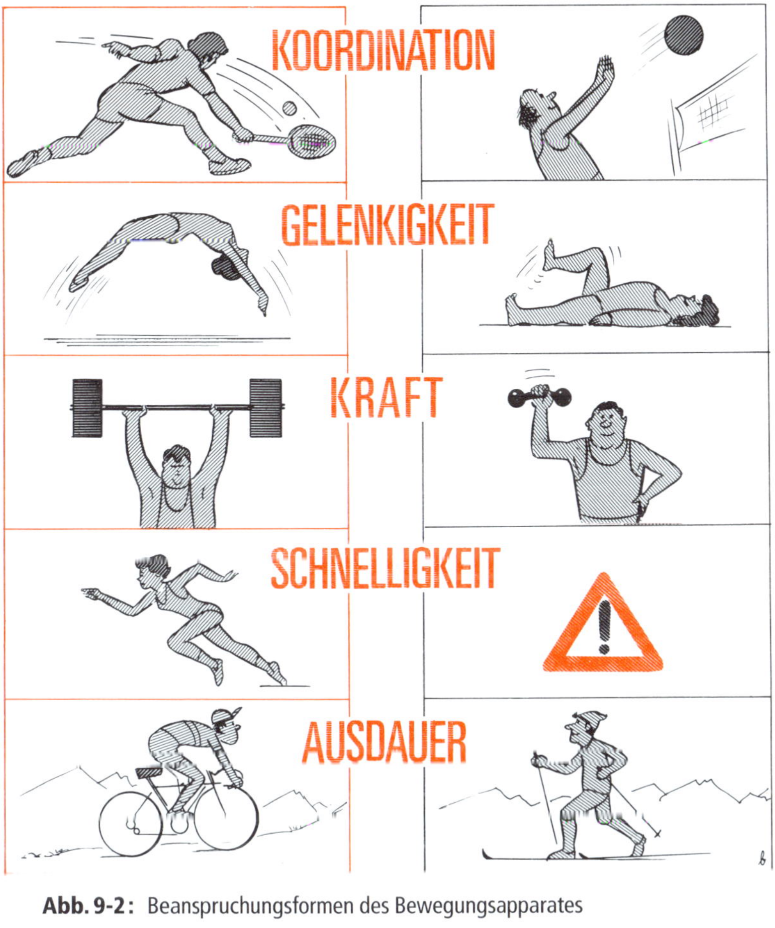

Abb. 9-2: Beanspruchungsformen des Bewegungsapparates

nisch, Herz und Kreislauf arbeiten äußerst ökonomisch. Voraussetzung jedoch ist eine dynamische Beanspruchung von möglichst großen Muskelgruppen. Die Kreislaufbelastung sollte dabei mindestens 50 % der individuellen Höchstbelastbarkeit betragen. *Zehn Minuten tägliches Training sind dann ausreichend*, um eine allgemeine körperliche Fitneß zu erreichen und zu erhalten. Als Richtwert für ein wirksames Training kann die *Pulsfrequenz* gemessen werden:

Mindestpulsfrequenz = 180 minus Lebensalter in Jahren.

Laufen als Ausdauertraining ist besonders günstig für die Gelenke. Auf weichem Gras-, Wald- oder Sandboden ist es selbst bei bereits vorhandenen Verschleißerscheinungen durchaus möglich. Schwimmen, Radfahren, Skilanglauf, Wandern oder Rudern sind weitere sehr zu empfehlende Disziplinen.

9.1.2.2 Was ist isometrisches und isotonisches Krafttraining, was bedeutet Intervall-, was Zirkeltraining? Beim Krafttraining kann man zwei Hauptformen unterscheiden:

Bei der **isotonischen Muskelarbeit** (Abb. 9-3a) werden Bewegungen ausgeführt, bei denen es aktiv zur Verkürzung oder Entspannung der Muskelfasern kommt. Die meisten Kraftübungen, Expandertraining und auch Gewichtheben sind hier einzureihen.

Beim **isometrischen Training** (Abb. 9-3b) dagegen erfolgt reine Haltearbeit, da der Muskel sich durch äußere Fixierung nicht verkürzen kann. Er wird zunehmend angespannt, seine Länge verändert sich jedoch nicht, und es werden auch keine Widerstände bewegt. Beim Festhalten an der Tischkante zum Beispiel können wir die Armmuskulatur anspannen, beim kräftigen Faustschluß die Hand- und Fingermuskeln. *Täglich fünf Wiederholungen bei maximaler Muskelanspannung und einer Haltezeit von 2–3 Sekunden sind ein voll ausreichendes Programm* für die zu trainierenden Muskelgruppen. Diese Übungsform erfordert damit wenig Zeit, führt nicht zur Muskelermüdung und bietet einen optimalen Effekt bei der reinen Ausbildung von Muskelumfang und Kraft. Anwendung findet sie besonders häufig beim Bodybuilding. *Herz und Kreislauf können* dabei durch Atemanhalten sowie die Preßatmung *ungünstig beeinflußt* werden.

Eine besondere Art, Kraft zu trainieren, ist ein **elektrisches Muskeltraining**. Durch Reizströme werden hierbei willkürlich Muskelkontraktionen ausgelöst. Gelegentlich wird diese Form der Elektrotherapie daher in der Nachbehandlungsphase nach Verletzungen angewandt.

Beim Krafttraining der Leistungssportler wird die isotonische Arbeitsweise bevorzugt. Dies insbesondere, wenn es um die Gewinnung von Schnellkraft geht. Nur bei Sportarten mit sehr hohen Widerständen, beispielsweise beim Gewichtheben, Turnen oder Hammerwerfen, wird auch isometrisch geübt. Für den Erfolg sind neben der reinen Trainingsform auch die weiteren Faktoren, wie *Alter, Geschlecht, Ernährung, hormonelle Situation und Jahreszeit*, von Bedeutung.

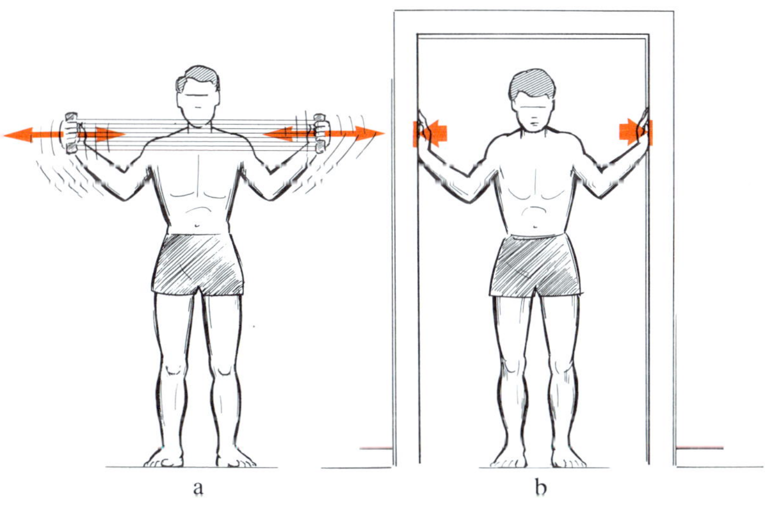

Abb. 9-3: isotonisches (a) und isometrisches (b) Muskeltraining

Ebenso wie das Krafttraining kann auch das **Lauftraining** nach unterschiedlichen Gesichtspunkten durchgeführt werden. Beim *Dauerprinzip* wird eine annähernd gleichmäßige Belastung über lange Zeit und ohne Erholungsphase durchgehalten. Der Organismus wird kontinuierlich ansteigend beansprucht. Pulsfrequenzen von 120–150/min. sollten dabei über 15 Minuten täglich erreicht werden. Diese Arbeitsform ist somit äußerst ökonomisch und auch für die Gelenke sehr günstig. Beim *Intervallprinzip* dagegen werden die Reize in Abständen gesetzt. Dazwischen liegen Pausen mit einer unvollständigen Erholung um etwa zwei Drittel. Als Meßwerte dienen die Atem- und die Pulsfrequenz. Es erfolgen hierbei viele Einzelbelastungen über kurze Strecken mit dazwischenliegenden Trabpausen. Die Dauer der forcierten Belastung sollte zwischen einer halben und 2½ Minuten liegen, und die Erholungsphase mit geringerer Aktivität sollte etwa gleich lang sein. Mindestens fünfmal täglich sollte man die Einzelreize wiederholen. Beide Trainingsformen werden besonders zur Verbesserung der Ausdauerleistungen angewandt. Bei einer dritten Form, dem *Wiederholungsprinzip*, erfolgt eine maximale Belastung unter Eingehen einer Sauerstoffschuld. Diese muß durch eine vollständige, längere Erholungspause wieder ganz ausgeglichen werden, bevor ein neuer Reiz gesetzt wird. Diese Art des Trainings wird bevorzugt zur Ausbildung von Kraft und Schnelligkeit eingesetzt. Bei bestehenden Verschleißerscheinungen älterer Leute ist sie wegen der extremen Beanspruchung keinesfalls angezeigt.

Das **Zirkel-(Circuit-)Training** (Abb. 9-4) ist im modernen Leistungssport heute in fast allen Disziplinen üblich und gewinnt auch im Breitensport immer mehr Anhänger. Hierbei handelt es sich um eine Zusammenstellung von sechs bis zehn Trainingsprogrammen, die im Rundgang (Zirkel) wiederholt und mit steigender Frequenz absolviert werden. Es wechseln dabei Sprünge, Partnerübungen, Gymnastik, Lauf- und Kraftübungen unter sportartspezifisch unterschiedlich gesetzten Schwerpunkten.

Das **Aufwärmen** vor Training und Wettkampf ist von ganz

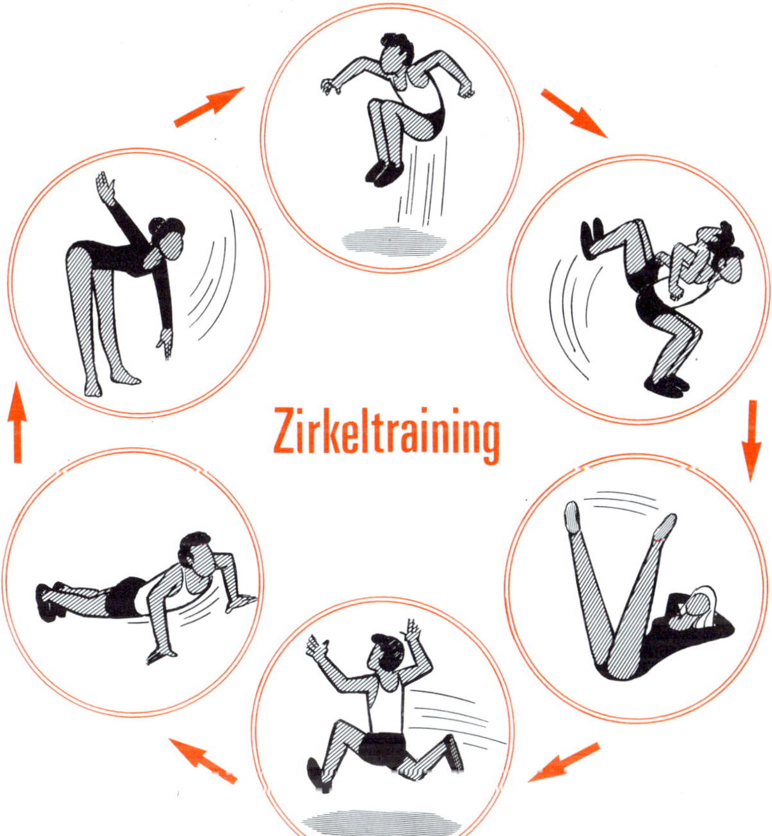

Abb. 9-4

besonderem, jedoch leider meist unterschätztem Wert. Es dient der Prophylaxe von Verletzungen, der Leistungsverbesserung und der psychischen Einstellung auf den Sport. Nicht nur bei Hochleistungssportlern lassen sich hierdurch vorzeitige Verschleißprozesse vermeiden, sondern auch im Freizeitsport ist das Warmmachen gerade bei vorhandenen Beschwerden eine unbedingt notwendige Vorbereitung. Hierbei können eine leichte Massage und auch eine heiße Dusche den Übungen vorhergehen. *Hautreizende*, zur Rötung führende *Salben dagegen sind abzulehnen*, da sie nur zur Erwärmung der Oberfläche und nicht der tieferliegenden Muskulatur führen. Nach diesen auch psychisch wichtigen Vorbereitungen soll man mit langsamen Bewegungen, am besten im Laufen, fortfahren. Es folgen eine leichte Gymnastik und eine kontinuierliche Steigerung der Bewegungsabläufe, bevor spezielle Übungen angeschlossen werden sollten. Wichtig ist, daß, den klimatischen Verhältnissen entsprechend, eine *wärmeerhaltende Kleidung* getragen und auch zwischen den einzelnen Übungen die Muskulatur weiter warmgehalten wird. *Durch dieses Aufwärmtraining werden die Durchblutung und die Temperatur und damit die Elastizität von Muskel und Sehne erheblich verbessert* und die Reaktionszeit von Nerven und Muskulatur herabgesetzt. Die Beweglichkeit der Gelenke kann durch leichte Dehnübungen gefördert werden.

9.2 Bedeutung sportlicher Betätigung zur Vorbeugung von Verschleißprozessen

9.2.1 Haltungsschäden und Sport

Unter der *Ruhehaltung* eines gesunden Menschen versteht man die individuell charakteristische, gewöhnliche Haltung, die normalerweise ohne besondere Muskelaktivität eingenommen wird. Die aufrechte Stellung des Menschen und die Schwerkraft sind dabei in ständigem Wettstreit um das Gleichgewicht. Die quergestreiften Skelettmuskeln des Rumpfes und der Extremitäten sind aber auch ohne äußerlich sichtbare Kontraktion oder Bewegung nicht völlig schlaff und inaktiv, sondern sie haben eine gewisse Ruhespannung, die man Muskeltonus nennt. Dieser ist abhängig vom *Konstitutionstyp* (große und schlanke oder kleine und rundliche Figur), von der *Ernährung* und dem *allgemeinen Gesundheitszustand*. Weiterhin spielen der Reizzustand des Nervensystems (erwartungsvolle Anspannung oder Ermüdung) sowie auch hormonelle Faktoren eine Rolle. Die *Haltungsform* ist in der Regel keine angeborene menschliche Eigenschaft, sondern sie entwickelt sich im Laufe des 1. und 2. Lebensjahres. Die Haltungsqualität schwankt zwischen der *schlaffen Haltung* mit Rundrückenbildung, der *Ruhehaltung* mit einem gesunden Muskelgrundtonus und der *aufgerichteten Haltung* mit zusätzlicher aktiver Muskelanspannung.

Je mehr sich der *Ruhehaltungstyp* der aufrechten Haltung nähert, desto positiver ist er zu bewerten.

Das allmähliche *Skelettwachstum während der Kindheit und Jugend* und der in diesen Wachstumsphasen sehr unterschiedliche Funktionsreiz der Muskulatur bedeuten eine mögliche Veränderung des Haltungstypus zum Guten oder zum Schlechten. Während sich in der frühen Sitzphase des Kindes die physiologische Krümmung, vor allem der Brust- und Lendenwirbelsäule, ausbildet, wird beim Übergang in die Stand- und Laufphase diese Totalkrümmung der Wirbelsäule wieder zugunsten einer vermehrten Streckung und Aufrichtung abgeflacht. Wichtig ist auch der Zusammenhang zwischen *Haltung und Atmung*. Eine maximale Atembreite, insbesondere die tiefe Einatmung, ist nur bei aufgerichteter, gestreckter Haltung möglich. Andererseits ist die maximale Ausatmung von einer kräftig entwickelten Bauchmuskulatur abhängig. Ein *Haltungsschaden* ist dann anzunehmen, wenn das aktive Aufrichtungsvermögen vermindert, die muskuläre Ermüdbarkeit gesteigert, die Bauchmuskulatur schlaff und unterentwickelt und die Atmungsbreite eingeschränkt ist. Das Muskelrelief bei diesen Menschen ist gegenüber dem Normalbefund deutlich vermindert.

An *Haltungsfehlern des Rückens* kennen wir: *Flachrücken, Rundrücken, Hohlrundrücken* und *unsichere Haltung* (Abb. 9-5).

Während sich die Art der Fehlhaltung bei den ersten drei genannten Typen aus der Namensform ergibt, bedarf die letztere einer weiteren Erklärung: Die unsichere Haltung ist durch eine seitliche Wirbelsäulenverbiegung gekennzeichnet, wobei

Richtung und Ausmaß der Fehlform sich rasch ändern können. Sie muß von der bleibenden seitlichen Wirbelsäulenverbiegung (Skoliose) abgegrenzt werden.

An Armen und Beinen sind unter anderem häufige »Haltungsfehler«: Gelenküberstreckbarkeit, und O-Beinstellungen, Knick-, Senk- und Spreizfüße.

Gehäuft treten Haltungsschäden zwischen dem 5. und 7. sowie zwischen dem 11. und 14. Lebensjahr auf. In diesen Altersphasen erfolgt der Gestaltwechsel vom kleinen zum großen Kind und kurz vor der Pubertät vom Kind zum Jugendlichen. Eine gewisse Haltungsschwäche in diesen Jahren kann noch als normal angesehen werden. Eine Befreiung vom Sport und eine generelle Vermeidung von muskulärer Betätigung sind auf keinen Fall angezeigt. Dem Kind oder Jugendlichen sollte man in diesem Altersabschnitt jedoch größere Ruhe- und Erholungsphasen zubilligen.

Will man einem Haltungsschaden vorbeugen, so sollten Kinder und Jugendliche nicht zu körperlichen Belastungen angeregt werden, die ihre individuelle und altersmäßige Leistungsfähigkeit überschreiten. Im Spielalter des Kindes darf der natürliche Bewegungsdrang nicht gehemmt werden. Eine Überernährung (Fettsucht) der Kinder muß auf alle Fälle vermieden werden. Sie behindert nicht nur die aufrechte Haltung, sondern hat auch später weitere Erkrankungen zur Folge. Liegt bei einem Kind eine unharmonische Reifung vor, halten motorische Entwicklung und Bewegungsbelastung nicht miteinander Schritt, so muß jede stärkere Beanspruchung unterbleiben. Ein gezieltes orthopädisches Sonderturnen sollte bei auffallenden Haltungsschäden verordnet werden. Zuviel Therapie kann ein Kind psychisch erheblich strapazieren.

Will ein haltungsschlaffes Kind von sich aus am Schulsport oder auch an Wettkämpfen teilnehmen, so sollte man es ihm aus medizinischer Sicht keinesfalls verbieten. Auch mit einem *Haltungsschaden* kann es Sport treiben. Ärztliche Kontrollen sind jedoch angezeigt. Kampfsportarten (Boxen, Judo, Ringen) und Kraftsport sind nicht zu empfehlen. Sportarten mit einseitig betontem Körpereinsatz (Kegeln, Stechpaddeln, Speer-

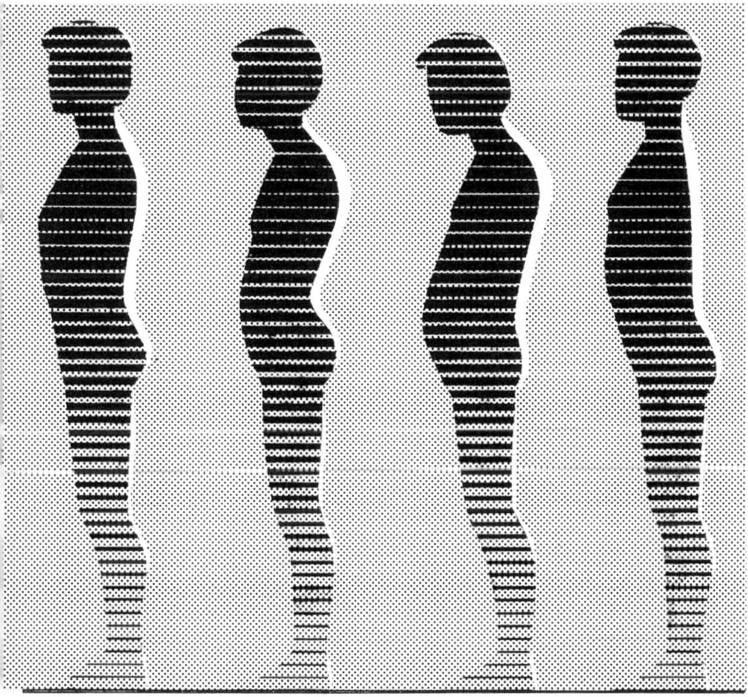

normal hohlrund rund flach

Abb. 9-5: Haltungsformen

werfen) sollten nicht im Übermaß betrieben werden. Disziplinen mit stärkerer Überdehnung der Wirbelsäule (Kunstturnen, Turm- und Trampolinspringen) sollten erst nach ärztlicher Untersuchung aufgenommen werden. Kanufahren, Rudern oder Rennfahren sind wegen der starken Vorwärtsbeugung der Wirbelsäule für den Haltungsschwachen ungeeignet.

Bei der Aufstellung eines *Trainingsprogrammes* muß berücksichtigt werden, daß der Haltungsschwache leichter ermüdet und längere Erholungspausen benötigt. Eine maßvolle sportliche Aktivität ist andererseits für den Haltungsgeschädigten die einzige Chance, diesen Fehler zu beheben oder zumindest in seinem Ausmaß zu vermindern. Nur durch körperliche Bewegung und Belastung kann eine Steigerung der muskulären Kraft erreicht werden. *Geeignet* sind besonders *Sportarten* mit Kräftigung zahlreicher Muskelgruppen und ohne ausgeprägte einseitige Belastungen (turnerische Gymnastik, Hand-, Basket- und Volleyball, Schwimmen und Leichtathletik). Besonderer Wert muß auf eine Steigerung der Atmungstiefe, eine aufrechte Körperhaltung sowie eine systematische Kräftigung der Rücken-, Bauch- und Gesäßmuskulatur gelegt werden.

9.2.2 Vorbeugung des Überlastungsschadens

Was kann der einzelne tun, um einem Überlastungsschaden vorzubeugen?

Besteht irgendein Zweifel an der physischen Leistungskraft und Einsatzfähigkeit eines Sportlers, so sollte unbedingt eine ärztliche Voruntersuchung stattfinden. Nur so kann unter Umständen vermieden werden, daß nicht bekannte Erkrankungen des Bewegungsapparates oder der inneren Organe sich möglicherweise während der Sportausübung verschlimmern. Erkrankungen können so auch rechtzeitig erkannt und behandelt werden. Für den Freizeit- und Ausgleichssportler jeden Alters gilt, daß bei guter körperlicher Verfassung eine regelmäßige sportliche Betätigung mit sehr hoher Wahrscheinlichkeit nicht zu einem *Überlastungsschaden* führt. Ist dagegen die *Leistungsfähigkeit* eingeschränkt, so muß in jedem Fall durch ärztliche Untersuchung festgestellt werden, welche Teile des Bewegungsapparates funktionell geschwächt sind und wie sich dieser Befund mit dem beabsichtigten Sport vereinbaren läßt. Sind angeborene oder erworbene Skeletterkrankungen, Knochenzerfallsprozesse, Entzündungen oder Erkrankungen der Gelenkweichteile bekannt, so ist neben einer schlechteren Gelenkführung auch eine verminderte Belastungsqualität des Gelenkknorpels und des Knochens vorhanden. In diesen Fällen müssen *Sportarten*, die überwiegende Kraft- und Gewichtsbelastungen, hohe Dehn- und Zugkräfte einschließlich Scherwirkungen mit sich bringen, unterlassen werden (zum Beispiel Gewichtheben, Delphinschwimmen, Wurfdisziplin der Leichtathletik oder Turmspringen).

Auf die besonderen Verhältnisse beim Kind und Jugendlichen muß geachtet werden. Die rücksichtslose Ausschöpfung der *Leistungsreserven* eines Heranwachsenden ohne Berücksichtigung der *altersabhängigen Leistungsfähigkeit* (zum Beispiel primäre Haltungsschäden) kann zu einer bleibenden Schädigung des Bewegungsapparates mit vorzeitigem Gelenk- und Wirbelsäulenverschleiß führen. Hier kann die Grenze der Belastbarkeit des Bewegungsapparates schon beim Gesunden erreicht werden. Eine entscheidende Rolle spielt die Tatsache, daß bei Hochleistungssportlern immer wiederkehrende, mit höchster Intensität durchgeführte Bewegungsabläufe sich abspielen. Bei diesen Spitzenbelastungen ist eine regelmäßige sportärztliche Kontrolle anzuraten. Besteht der Verdacht auf eine beginnende *Gelenkschädigung*, muß das weitere Trainingsprogramm entsprechend gestaltet werden. Gegebenenfalls muß auch mit aller Klarheit die Notwendigkeit der Beendigung des Hochleistungssportes besprochen werden.

9.2.3 Die Bedeutung sportärztlicher Vorsorgeuntersuchung und Überwachung

»Treibe Sport und bleibe gesund.«

Dieser Satz sollte oberstes Gebot jeglicher sportlichen Betätigung sein. Wesentliche Voraussetzung dafür sind die Vermeidung von Übertreibungen sowie absolute Fairneß. Eine sportärztliche *Untersuchung* läßt Vorschäden erkennen und ermöglicht eine rechtzeitige und gezielte Behandlung von Verletzungen. Wichtig ist auch die laufende *Überwachung* in Training und Wettkampf.

Sportärztliche Untersuchung

9.2.3.1 Das Kind. *Kinder sind keine Erwachsenen in Kleinformat.* Bei der Untersuchung und Betreuung von sporttreibenden Kindern muß man sich diese Binsenweisheit immer vor Augen halten. Die Entwicklung der Organe erfolgt zu unterschiedlichen Zeiten und in verschiedenem Ausmaß. Während das Nervensystem und das Gehirn bei der Geburt weit entwikkelt sind und die Reifung bereits im Jugendalter abgeschlossen ist, erlangt die Muskulatur erst im Erwachsenenalter ihre volle Entwicklung. Die inneren Organe wachsen entsprechend der Zunahme der Körperoberfläche. Die Kenntnis *der wichtigsten Wachstumsphasen* und deren Verhältnis zur körperlichen Belastbarkeit und Trainingsbeeinflussung ist daher wichtig:

1. Säuglings- und Kleinkindesalter (1 Monat bis 5 Jahre)
   Phase der Gewöhnung
2. Kindes- und Spielalter (5–9 Jahre)
   Spielphase – Koordinationsschulung
3. Vorpuberale Phase (9–12 Jahre)
   Lernzeit

Im *Breitensport* führen wir sportärztliche Untersuchungen routinemäßig bisher nur bei Fußballspielern durch. Die Jüngsten sind in der E-Jugend 7–8 Jahre alt. Neben der Erhebung eines internistischen Befundes erfolgt eine sehr genaue Kontrolle des Bewegungssystems. Geprüft werden Haltung und Körperbau. Auf Abweichungen von der Norm ist besonders an der Wirbelsäule zu achten, um Seitverbiegungen auszuschließen. X- und O-Beine, überstreckbare Knie- und Sprunggelenke sowie Fußdeformitäten sind als Zeichen einer oft allgemeinen Bindegewebsschwäche zu beachten.

Leistungssport: In bestimmten Sportdisziplinen hat sich das Leistungsalter schon weit in die Kinderjahre vorverlagert. Das oft erstaunliche motorische Gedächtnis der Kinder selbst für schwierige Bewegungsabläufe wird dabei genutzt. Will man zur Weltspitze gelangen, so muß man in Sportarten wie Eiskunstlauf oder Turnen mit dieser Koordinationsschulung schon so früh beginnen. Eine erste Auswahl erfolgt bereits mit 6 Jahren mit *ausführlicher Prüfung der Gesundheit.* Anschließend wird eine motorische Testung der Grundeigenschaft und vielfach auch eine psychologische Untersuchung vorgenommen.

Eine große Gefahr besteht in diesem Alter durch ein forciertes und einseitiges Training bestimmter Wirbelsäulen- oder Gelenkabschnitte. Besonders gefährdet sind bei jungen Mädchen die Lendenwirbelsäulensegmente, da es hier leicht zu Lockerungen kommen kann.

9.2.3.2 Der Jugendliche. In den meisten Sportdisziplinen liegt im Jugendalter der Schlüssel zum späteren Erfolg. Für eine optimale Entwicklung der inneren Organe wie für Muskulatur und Knochensystem sind Belastungsreize notwendig. Es sind hier die folgenden *Altersphasen* zu unterscheiden:

4. Erste puberale Phase (12–14 Jahre)
   systematische Bewegungserziehung
5. Zweite puberale Phase (14–18 Jahre)
   Leistungstraining
6. Reifungsphase (ab 18 Jahren)

Breitensport: Besonders in der Jugend sollte *viel und vielseitig* Sport betrieben werden. Neben allen Ballspielen sind Schwimmen und Leichtathletik günstig, aber auch Tennis, Skilaufen oder Reiten. Bei einer Untersuchung sind die in der Pubertät oft disharmonischen Körperproportionen zu beachten. Das Skelett von Wirbelsäule, Armen und Beinen ist in diesem Alter häufig gefährdet. Die Wachstumsfugen sind noch nicht knöchern durchbaut und empfindlich gegen Überbelastung. Haltungsschwäche und Haltungsschäden können in dieser Phase entstehen. Erinnert sei dabei an die Scheuermannsche Erkrankung, das Pubertäts-X-Bein oder Deformitäten. Insbesondere sind sehr hagere und im Wachstum sehr beschleunigte Jugendliche gefährdet. *Ein Gesunder ist im Freizeitsport im Hinblick auf Überlastungsschäden* weniger gefährdet.

Leistungssport: Eine wöchentliche Trainingszeit von 30–40 Stunden ist bei Jugendlichen in manchen Sportarten keine Seltenheit. Oft werden hier bereits sehr einseitige Belastungen oder ein forciertes Krafttraining gefordert. Daher ist in diesem Alter vor Aufnahme jeglichen Hochleistungstrainings eine *gezielte sportärztliche Untersuchung dringend notwendig.* Die Belastungswerte in Training und Wettkampf sind möglichst genau anzugeben und alle durchgemachten Verletzungen und Erkrankungen zu registrieren. Herz und Kreislauf, Atemvolumen und Blutdruck sowie Ruhe- und Belastungs-EKG werden untersucht. Der Haltungs- und Bewegungsapparat ist sehr exakt zu überprüfen. Bei Erstuntersuchungen sind auch die in der betreffenden Sportart extrem belasteten Körperabschnitte zu röntgen. Bereits bestehende Erkrankungen, eine ungünstige Konstitution oder Neigung zu Entwicklungsstörungen sind nämlich eine sehr häufige Ursache für »Sportschäden«, wenn die Belastungsextreme im Leistungssport wirksam werden.

9.2.3.3 Der Erwachsene. Vom jungen Mann bis ins hohe Alter reicht das breite Spektrum der Sporttreibenden in dieser Gruppe. Hierzu gehören der regelmäßig trainierende Breitensportler und der Spitzenathlet genauso wie der Wochenend- und Urlaubssportler oder der Reaktivierte.

Breitensport: Der junge Erwachsene kommt selten in den Vorteil einer gezielten ärztlichen Untersuchung. Ausbildung, Beruf, Beschwerdefreiheit und fehlende Information oder Steuerung durch die Verbände sind mit die Ursachen. Da Erkrankungen der Bewegungsorgane seltener beim jüngeren Erwachsenen beginnen, ist bei der Sportauswahl insbesondere auf alte Verletzungen oder Erkrankungen aus der Jugend zu achten. Besonders ungünstig kann sich auch ein abrupter Start von einer arbeitsreichen Tätigkeit ohne entsprechende Vorbereitung in ein Aktiv-Sportwochenende oder in einen Sporturlaub auswirken (Abb. 9-6). Bei bestimmten Sportarten, zum Beispiel Tauchen, Fliegen, ist eine vorherige Gesundheitskontrolle dringend zu empfehlen. Die Devise sollte hier lauten: »Mach mit – bleib fit.«

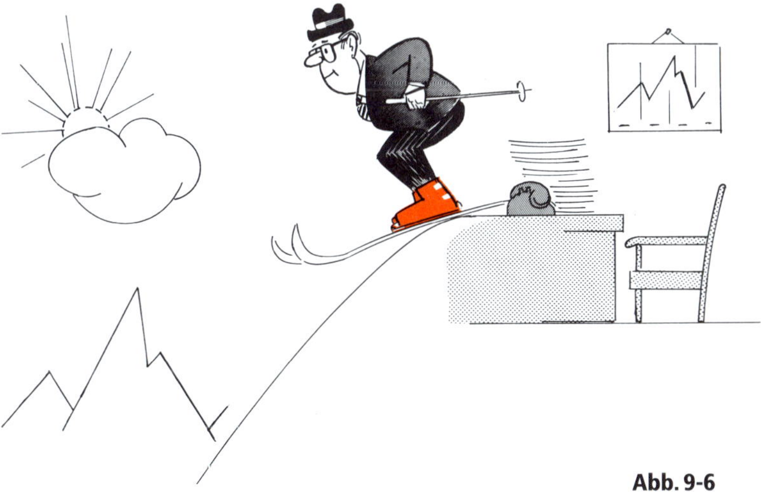

Abb. 9-6

Leistungssportler: Der erwachsene Leistungssportler ist besonders zwischen dem 20. und 30. Lebensjahr verletzungsgefährdet. Erfolgsstreben, extreme Trainings- und Wettkampfbedingungen sind wesentliche Faktoren. Fast ketzerisch klingen die Worte eines Sportarztes: *»Der Leistungssport ist der kürzeste Weg zur Invalidität.«* Um das Risiko zu mindern, sind diese Sportler äußerst gewissenhaft und in regelmäßigen Abständen zu untersuchen. Bei Kaderathleten besteht heute dazu die Möglichkeit in 16 sportmedizinischen, meist Bundesleistungszentren angeschlossenen Untersuchungsstätten. Die bereits vorerwähnten Richtlinien und Möglichkeiten der Diagnostik sind hier kritisch und umfassend einzusetzen.

Alterssportler: Ältere Menschen sind heute auf den Sportplätzen und bei Volksläufen keine Seltenheit mehr. Um hier Schäden zu vermeiden, müssen Herz- und Kreislaufverhältnisse beachtet werden. Wirbelsäule und Gelenk, insbesondere Hüfte und Knie, sind genau zu beobachten, um eine Verschlimmerung bereits vorhandener, eventuell stummer Verschleißprozesse zu vermeiden. In Zweifelsfällen sollte eine Röntgenuntersuchung erfolgen.

Reaktivierte Sportler: Ähnlich den Sporturlaubern ohne Vorbereitung sind auch die zu plötzlicher Aktivität erwachten ehemaligen Leistungssportler gefährdet. Werden diese in Prominentenkämpfen oder Altherrenmannschaften wieder aktiv und erwacht der Ehrgeiz, an alte Leistungen anzuknüpfen, so finden wir bei jetzt mangelhaftem Vortraining oft schwerwiegende Verletzungen und Schäden. Eine genaue Beurteilung des Gesundheitszustandes ist vor entsprechender erneuter Betätigung zu empfehlen.

Sportärztliche Überwachung

Beim *Freizeitsportler* sind entsprechend seinem Alter *regelmäßige Kontrolluntersuchungen* im Abstand von zwei oder mehr Jahren ausreichend. Der Leistungssportler sollte dagegen neben einer Betreuung in Training und Wettkampf jährlich routinemäßig untersucht werden. Eine enge Zusammenarbeit zwischen Sportarzt, Trainer und Wettkämpfer ist dabei notwendig.

Ein guter Sportarzt muß die sportartspezifischen Belastungen und Schädigungsmöglichkeiten genau kennen, um den jungen Sportler auch im Hinblick auf die Auswahl bestimmter Sportarten beraten zu können. Am Anfang einer sportlichen Laufbahn kann vom Arzt bei bestehenden körperlichen Schäden noch mit guten Aussichten regulierend eingegriffen werden. Sind jedoch erste sportliche Lorbeeren verdient, so ist der Wettkämpfer, um weitere Erfolge zu erringen, oft bereit, jegliches gesundheitliche Risiko auf sich zu nehmen. Gut gemeinte Warnungen werden dabei meist überhört. Beim erwachsenen Leistungssportler ist nach gewissenhafter Untersuchung eine Beratung unter Berücksichtigung vorhandener Schäden oder durchgemachter Verletzung notwendig. Bei ihm sind *genaue Anweisungen für Training und Wettkampf* besonders wichtig.

9.3 Verletzungen und Schäden durch Sport (Was sollen wir nicht tun?)

9.3.1 Verletzungen bei der Sportausübung und Spätfolgen

Gesteigertes Gesundheitsbewußtsein, rasche Verbreitung neuer Sportarten und eine immer produktionsbereite Sportartikelindustrie führten besonders in den letzten Jahren zu einer rapiden Zunahme der Sporttreibenden. Diese Faktoren im Breitensport einerseits und extreme Beanspruchung im Hochleistungssport andererseits erklären auch den Anstieg der Sportunfälle an Schweregrad und Zahl.

Groh schätzt, daß auf *40 Sportler im Jahr ein Unfall kommt, auf 4000 ein Invaliditätsfall und auf 40000 ein Todesfall* (Abb. 9-7). Über *20 Millionen organisierte Sporttreibende* gibt es derzeit in der BRD. Berücksichtigt man dabei nur die vielzitierte Zahl von 1,5% Sportverletzungen bei Sporttreibenden, so bedeutet dies insgesamt etwa 300000 pro Jahr. Glücklicherweise handelt es sich zu *75% um leichtere Verletzungen.*

Eine Analyse der Orthopädischen Universitätsklinik Heidelberg zeigt, daß insgesamt 20% aller behandelten Unfälle beim Sport entstehen. Die Verletzungsarten und deren Verteilung auf die Körperregionen sind aus den Abbildungen zu ersehen (Abb. 9-8, 9-9). Ursache können Gegnereinwirkung in den Kampf- und Ballsportarten sein, defekte Geräte oder eine unzweckmäßige Kleidung. Ungünstige Witterungsverhältnisse,

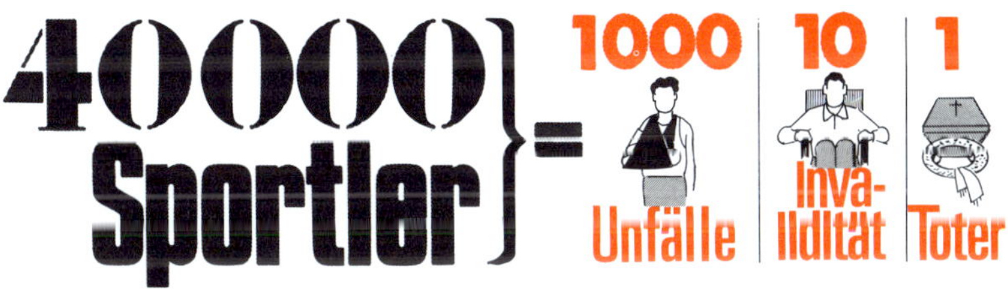

Abb. 9-7

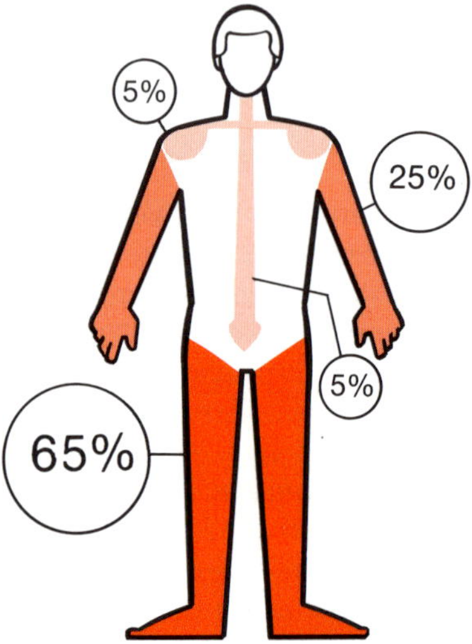

Abb. 9-8: Häufigkeitsverteilung von Sportverletzungen bezogen auf die Körperregionen

Ermüdung und verminderte Konzentration sind weitere Unfallursachen.

Besonders häufig haben wir es in der Sportambulanz mit Verletzungen in den *»gefährlichen« Volkssportarten* Fußball und Skilauf zu tun. Aber auch in der Leichtathletik, bei Hand- und Basketball, Tennis und Reiten besteht ein erhebliches Verletzungsrisiko. Jede Verletzung birgt, abhängig von ihrem Schweregrad und der Behandlung, die Gefahr eines Spätschadens in sich. Besonders gefahrvoll sind Gelenkverletzungen, bei denen Knorpel, Knochen oder Bänder betroffen sind.

Die **Beine** sind in rund zwei Dritteln betroffen. Bei den bereits erwähnten *Fußballern und alpinen Skiläufern* finden sich die meisten Verletzungen Meniscusläsionen sind besonders typisch. Beim Fußballer entstehen sie, wenn bei fixiertem Ober- oder Unterschenkel Drehkräfte auf das gebeugte *Kniegelenk* einwirken. Sowohl bei der Ballannahme als auch beim Abschuß oder infolge Gegnereinwirkung – zum Beispiel durch ein »stehengelassenes Bein« – kann es zu dieser Verletzung kommen. Vorzeitige Verschleißprozesse können die Folge sein.

Beim Skilaufen in modernen Hochschaftstiefeln sind Unterschenkel und Kniegelenke trotz Sicherheitsbindung verletzungsanfällig. Auch bei Rugby, Gewichtheben und in den Sprungdisziplinen der Leichtathletik finden sich häufig Kniebeschwerden.

Das *Sprunggelenk* ist bei Fußballern ebenfalls stark belastet. Wiederholte Zerrungen und Stauchungen mit Blutergußbildung können Ursache einer vorzeitigen Abnutzung sein. Auch beim Volley- und Basketball sowie beim Trampolinspringen finden sich hier häufig Verletzungen. Beim Skilaufen dagegen sind sie mit Änderung der Fahrtechnik und der Ausrüstung und vor allem dank der höheren Skistiefel deutlich rückläufig.

Die **Arme** sind vorwiegend bei anderen Sportarten gefährdet. Rugbyspieler oder Handballer erleiden ebenso wie Eishockeyspieler und Reiter häufig *Schulterverletzungen*. Der *Ellenbogen* ist insbesondere in den Kampfsportarten Ringen und Judo Verletzungen ausgesetzt. Bei Ballspielen dagegen treten häufig *Hand- und Fingerverletzungen* auf. Gerade an den Fin-

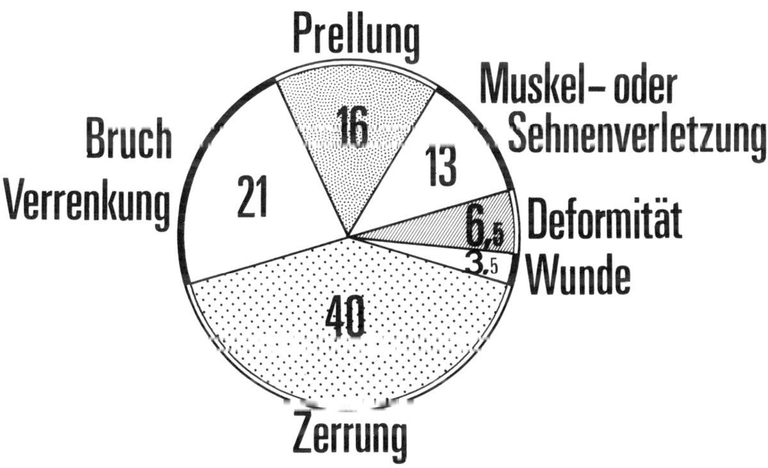

Abb. 9-9: Häufigkeit von Sportverletzungsarten

gern sind Gelenkverletzungen über längere Zeit schmerzhaft und führen später auch sehr leicht zu Bewegungsbehinderungen. Eine frühe Behandlung ist daher notwendig und jede Vernachlässigung wegen der Spätfolgen gefährlich.

Die **Wirbelsäule** ist beim Sport prozentual weit weniger gefährdet als Arme und Beine. Die erlittenen Verletzungen können bisweilen schwerwiegende Folgen haben. Die fast immer durch Leichtsinn verursachten *Badeunfälle* mit Kopfsprung in zu flaches Gewässer oder die »Spezialsprünge« können beim Aufprall leicht zu Halswirbelbrüchen mit Schädigung des Rükkenmarks und damit zur Querschnittlähmung führen. Nicht oft genug muß hiervor gewarnt werden. Am häufigsten finden sich im Bereich des Rückens jedoch schmerzhafte Muskel- und Bänderzerrungen. Der *»typische Hexenschuß«*, eine äußerst schmerzhafte Verspannung der Rückenmuskulatur, kann die Folge plötzlicher unkoordinierter Bewegungen sein. Druck auf die Bandscheibe oder Einklemmungen in den kleinen Wirbelgelenken können ebenfalls schlagartig zu erheblichen Beschwerden führen. Ein echter Bandscheibenvorfall, der nur selten durch Sport verursacht wird, ist durch entsprechende gezielte Untersuchungen auszuschließen. Die Beschwerden der Muskulatur und die Beschwerden im Ausstrahlungsgebiet der Wirbelgelenke sind durch Wärme, entspannende Medikamente und chiropraktische Handgriffe meist rasch zu lindern.

9.3.2 Überlastungsschäden durch Sport

Weniger beim Freizeitsportler als ungleich mehr beim Leistungssportler kann es durch gleichförmige, extreme Bewegungsabläufe nach Jahren unbemerkt zu Überlastungsschäden kommen: *»Spitzensportler sind programmierte Frührentner«* (Ausspruch eines bekannten Sportmediziners).

Ohne Zweifel sind die *Belastungen im modernen Hochleistungssport extrem.* Gewichtheber haben ein tägliches Pensum von 60 bis 80 Tonnen. Trampolinturner absolvieren während der Wettkampfzeit täglich 1000 bis 2000 Sprünge, Kunst- und Turmspringer über 200000 während ihrer aktiven Laufbahn.

Schwimmer haben ein Tagespensum von bis zu 20 km. 30- bis 40stündiges wöchentliches Training ist in vielen Sportdisziplinen keine Seltenheit.

Das Motto im Leistungssport lautet: *»Citius – altius – fortius (schneller – höher – weiter)«.*

Ein extremes Mißverhältnis zwischen Belastung und Belastbarkeit kann zu vorzeitigem Verschleiß führen. Beim Gesunden sind dafür aber ganz erhebliche und langdauernde Fehlbeanspruchungen erforderlich. *Vorgeschädigte Gelenke sind jedoch besonders gefährdet.* Knorpelschäden, ungünstige Achsenstellung oder anlagebedingte Veränderungen können so durch starke Zusatzbelastungen im Sport zu frühzeitigem Verschleiß führen. Hat diese Entwicklung einmal begonnen, so ist sie nur schwer aufzuhalten.

9.3.2.1 Allgemeine Überlastung. Es gibt Verschleißprozesse, die nicht unmittelbar das Gelenk betreffen. Bekannt sind die *Ermüdungsbrüche von Knochen durch Überbelastung.* Bei Soldaten kennt man sie im Mittelfuß als sogenannte Marschfrakturen, bei Läufern sind sie gelegentlich im Fersen- und Wadenbein zu finden. Langstreckenläufer in der Leichtathletik zeigten nach starker Belastung diese Veränderungen sogar in den Beckenknochen, am Scham- und Sitzbein. Diese Störungen werden oft nur zufällig erkannt und heilen meist von selbst. In der Wirbelsäule finden sich ähnliche Umbauprozesse mit Spaltbildungen an den Wirbelbögen. Sportler, deren Disziplin eine erhebliche Hohlkreuzbildung mit gleichzeitiger Verdrehung erfordert (Speerwerfer, Turner), waren hiervon auffällig häufig betroffen.

Überlastungsschäden an den Sehnenansätzen können beim Sportler bevorzugt auftreten. Bekannt sind die Begriffe »Tennis- und Werferellenbogen«, *»Fußballerleiste«* oder *»Brustschwimmerknie«*. Der Querschnitt einer Sehne ist um das 100- bis 200fache kleiner als der dazugehörige Muskelbauch (Abb. 9-10). Die Sehne strahlt über eine faserknorpelige Zwischenschicht fast punktförmig in den Knochen ein. Durch monotone Überbeanspruchung kann es dabei zu extremen Zug-

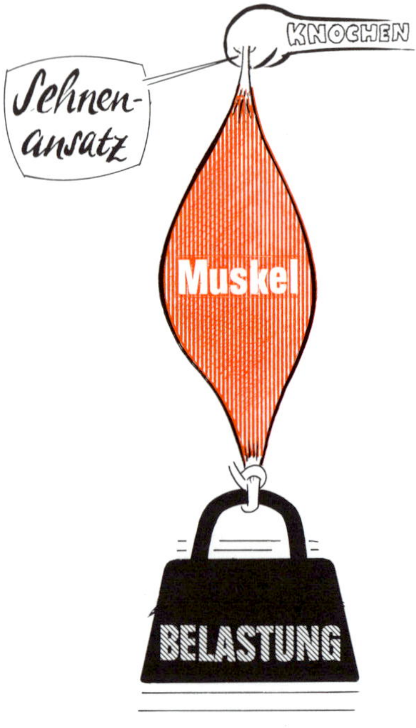

Abb. 9-10: Verhältnis von Sehnen- und Muskelquerschnitt

Scherbelastungen mit mikroskopisch kleinen Verletzungen kommen, aus denen schmerzhafte Reizzustände resultieren können. Aus der Art der Verankerung ist auch verständlich, daß zunächst die Sehne, später der Knorpel und schließlich der Knochen von Verschleißprozessen betroffen werden können.

Ein typisches Beispiel für diesen Überlastungsschaden ist der *»Tennisellenbogen«*. An der Außenseite des Oberarms, am Ansatz der Strecksehnen treten erhebliche, ausstrahlende Beschwerden auf (Abb. 9-11). Betroffen von dieser Erkrankung werden besonders Anfänger, ferner Sportler, die früher viel Tischtennis oder Badminton gespielt haben und den Ball meist aus dem Handgelenk schlagen.

Anfällig sind auch plötzlich vom Ehrgeiz gepackte, untrainierte und technisch nicht versierte Spieler. Wenig elastische Schläger, sehr harte Bespannungen oder nicht passende Griffe sind weitere Ursachen. Ähnliche Beschwerden treten beim Sport auch bei Diskuswerfern oder bei Fechtern auf.

Beim *»Werferellenbogen«* dagegen sind die Ansätze der Beugemuskulatur auf der Innenseite des Ellenbogens sowie die Gelenkkapsel betroffen. Speerwerfer, aber auch Hand- und Volleyballer, Kugelstoßer, Golfer und Baseballspieler klagen hier häufig über Schmerzen. Vielfach finden sich schwerste Verkalkungen mit ganz erheblichen Bewegungseinschränkungen im Gelenk. Beim Speerwerfen kommt es beispielsweise von der Aushol- in die Abwurfphase in der 90-Grad-Position zu einer starken Beanspruchung des Ellbogengelenkes. Das innere Seitenband und die Gelenkkapsel werden dabei überdehnt, und kleinste Einrisse sind möglich. Jedoch nur durch diese Extremposition mit einem anschließend peitschenschlagartigen Vorschleudern des Armes kann die bei Würfen über 80 m erforderliche Anfangsgeschwindigkeit des Speeres von 100 km/h er-

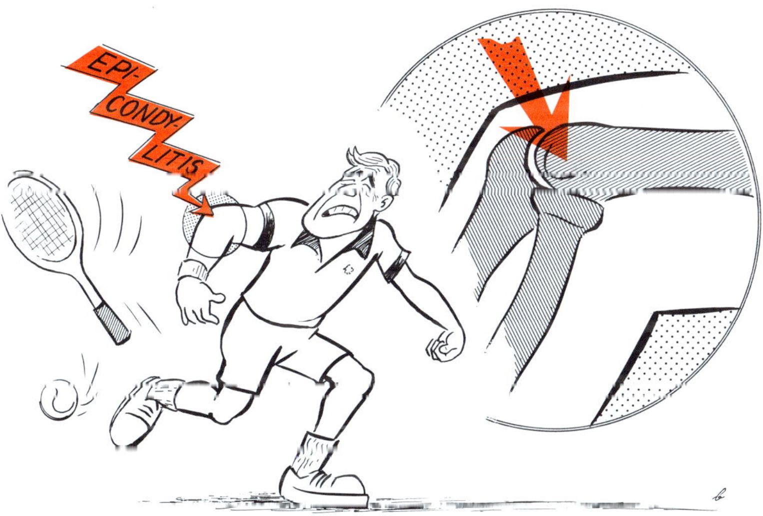

Abb. 9-11: Tennisellenbogen

reicht werden. *Auch an den Beinen können Sehnenbeschwerden infolge Überbeanspruchung auftreten.* Bekannt ist der *»Leistenschmerz«* am Ansatz der Hüftanspreizmuskeln (Akkuktoren). Die Ursache ist bei Fußballern besonders das Hineingrätschen in den Ball. Hoch- und Weitspringer, Sprinter und Hürdenläufer haben an dieser Stelle ebenfalls Beschwerden. Extreme Kräfte wirken in zahlreichen Sportarten auf die *Sehnen im Kniebereich.* Als Anpassungsprozeß finden sich am oberen Kniescheibenpol bisweilen erhebliche knöcherne Umbauprozesse. Basekt- und Volleyballspieler, aber auch Hochspringer (Flop) und Gewichtheber sind von diesen Veränderungen betroffen. Fußballer und Leichtathleten (der Sprungdisziplinen) klagen über Schmerzen an der unteren Kniescheibenspitze und am Ansatz der Strecksehne des Schienbeinkopfes. Die Erklärung ist einfach, wenn man sich vor Augen hält, daß bei Gewichthebern am Sehnenansatz der Kniescheibe Zugbelastungen von über 1000 kp auftreten.

Die Karriere eines Fußballers oder Leichtathleten wird vielfach durch den *chronischen Reizzustand der Achillessehne* beendet. Im gesunden Zustand hat sie zwar eine hohe Zugfestigkeit, jedoch eine nur geringe Dehnbarkeit. Nach Belastungen wird die Elastizität vorübergehend erheblich gemindert – nach Schnellkraftleistungen über den Zeitraum einer halben Stunde, nach extremen Dauerbelastungen sogar über eine Stunde. Entsprechende Pausen zur Vermeidung von Schädigungen sind daher im Anschluß dringend notwendig. Ungünstig für die Achillessehne sind weiterhin zu hartes Schuhwerk, Kunststoffbahn oder feste Pisten, Kälte, Nässe oder allgemeine Übermüdung.

Überlastungsschäden an Sehnen zeigen sich zunächst nur durch *Schmerzen bei Belastungen* an. Später kommt es auch zu *Ruhe- und Nachtschmerzen*; es folgen Bewegungseinschränkungen sowie Kraftlosigkeit. Verschlimmernd wirken andauernde Unterkühlung, verminderte Durchblutung, zusätzliche Verletzungen oder Infektionen mit Streuherden, beispielsweise bei einer Angina.

9.3.2.2 Der Gelenkverschleiß. Einen vorzeitigen Gelenkverschleiß findet man bei *Leistungssportlern* häufig bei wiederholten Verletzungen oder extremer, gleichförmiger Überbelastung. *Fuß-, Knie- und Ellenbogengelenke sind besonders betroffen*, aber auch die kleinen Wirbelgelenke und Bandscheiben können Veränderungen zeigen.

Beine

In den *Sprunggelenken* hatten Fußballprofis in über 90 % und Hochspringer in über 50 % nach langjähriger Laufbahn Verschleißerscheinungen. Bewegungsbehinderung, Gehbeschwerden und erhebliche röntgenologische Veränderungen waren die Merkmale. Immer häufiger zeigen sich beim Sportler Veränderungen am *Kniegelenk*. Der Druck, mit dem der Kniescheibenknorpel auf die Oberschenkelrolle gepreßt wird, beträgt in der 90-Grad-Stellung über 500 Kilopond (kp = kg). Bei Kniebeugung mit maximaler Schnellkraftbewegung werden sogar Werte über 2000 kp erreicht. Dies bedeutet flächenhafte Druckwerte von 150 kp pro cm^2. Untersuchungen beschreiben Schäden des Knorpels bereits bei 50 kp pro cm^2 Belastung. Der Schmierfilm des Gelenkes hält solchen Belastungen nicht mehr stand, und die verstärkte Reibung führt zwangsläufig zu Veränderungen. Sehr hohe Andruckkräfte treten bei Gewichthebern, Fußballern und auch Skifahrern in der Hocktechnik »Jet-Stil« auf (Abb. 9-12). Das *Hüftgelenk* hat eine relativ gute Abfederung durch das vorgeschaltete Knie- und Sprunggelenk. Sportbedingte Verschleißschäden sind daher relativ selten. Bei Langstreckenläufern konnte auch nach jahrelanger Belastung kein auffälliger Knorpelverschleiß festgestellt werden. Dagegen wird ein vorgeschädigtes Hüftgelenk in Abhängigkeit von der sportlichen Belastung frühzeitig Veränderungen zeigen.

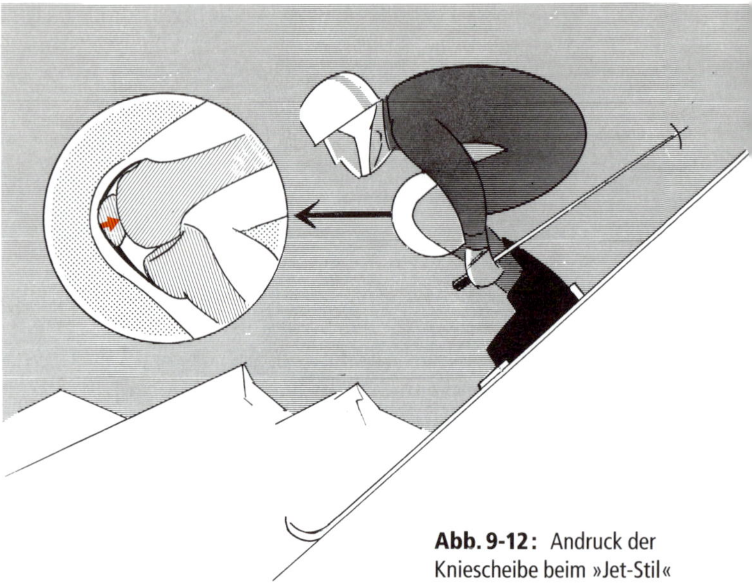

Abb. 9-12: Andruck der Kniescheibe beim »Jet-Stil«

Schulter-Arm-Region

In den *Handgelenken* finden sich gelegentlich Verschleißprozesse bei Kugelstoßern und Boxern. Wesentlich häufiger jedoch sind Veränderungen am *Ellbogengelenk*, der bereits erwähnte Werferellenbogen ist hierfür beispielhaft. Das *Schultergelenk* ist besonders beim Sportler mit Verrenkungsneigung (habituelle Luxation) von frühzeitigen Abnutzungserscheinungen betroffen.

Wirbelsäule

Inwieweit Verschleißprozesse an der Wirbelsäule sportbedingt sind, ist nur schwer zu beweisen. Während der aktiven Laufbahn bestehen zwar häufig Beschwerden, jedoch nur selten sind Umbauprozesse klinisch und röntgenologisch sichtbar. In zahlreichen Sportarten führen extreme Rückneigung mit gleichzeitiger Drehung allerdings zu einer starken *Belastung der kleinen Wirbelgelenke*. Durch 1000fach sich wiederholenden, gleichartigen Schermechanismus kann es zu Veränderungen des Knorpels kommen. Sportarten wie *Turnen, Kunst-, Turm- und Trampolinspringen oder Speerwerfen sind daher besonders belastend* (Abb. 9-13).

Auf die Bandscheiben wirken oft erhebliche Kräfte ein. In aufrechter Stellung ruht auf der 5. Lendenbandscheibe ein Druck von 100 kp. Bei Vorneigung um 90 Grad steigt er bereits auf 180 kp. Wird zusätzlich eine Last von 50 kp angehoben, so kommt es rasch zu einem weiteren Druckanstieg auf 250 kp. Ruckartige Beschleunigungen erhöhen diese Werte noch ganz erheblich. Diese Werte müssen in Relation zur Belastbarkeit gewertet werden. In *Längsrichtung* ist diese bei der Wirbelsäule *sehr gut*. Kompressionskräfte von über 1000 kp werden ohne Schädigungen vertragen. Beim *Vorneigen* ist jedoch die Belastungsfähigkeit auf 500 kp *beschränkt*, und bei der *Rückneigung* mit gleichzeitiger Scherwirkung sind bereits 100 kp als *kritische* Grenze anzusehen (Abb. 9-14). Daher sind – wie schon angeführt – alle Sportarten mit Stauchung in Rückneigung ungünstig, wobei eine zusätzliche Drehung das Risiko noch weiter erhöht. Bei Turnern und Trampolinspringern finden sich bei einem hohen Prozentsatz Verschleißerscheinungen an den Bandscheiben. Auch bei Golfern, Tennisspielern und Skifahrern, besonders bei extremer Verwindungstechnik, ist die Wirbelsäule bei *langjähriger Überbelastung* im Hochleistungssport gefährdet.

9.4 Behandlung von Sportverletzungen und Sportschäden

Eine **Sportverletzung** kann allgemein Folge eines Unfalls bei sportlicher Tätigkeit sein, gelegentlich ist sie auch ganz sportartspezifisch. Gegner, Sportgerät und Bodenverhältnisse spielen ebenso wie unkoordinierte körpereigene Reflexe oder Ermüdung eine ursächliche Rolle.

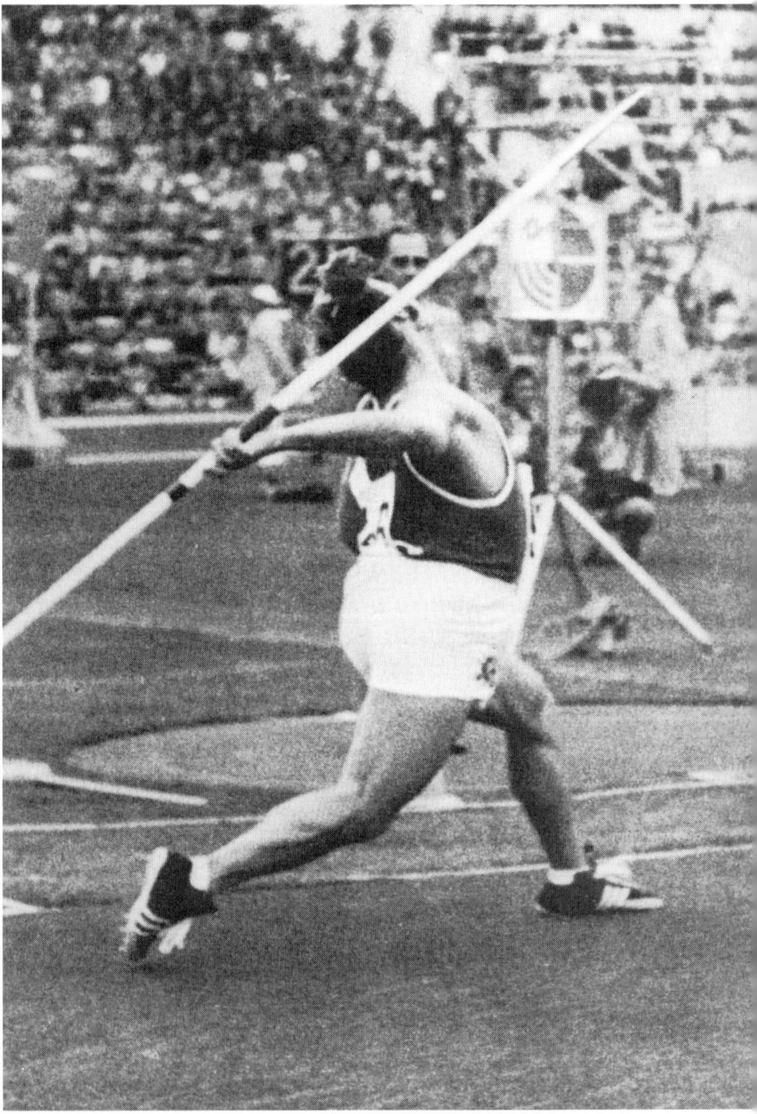

Abb. 9-13: Verdrehung der Wirbelsäule beim Speerwurf

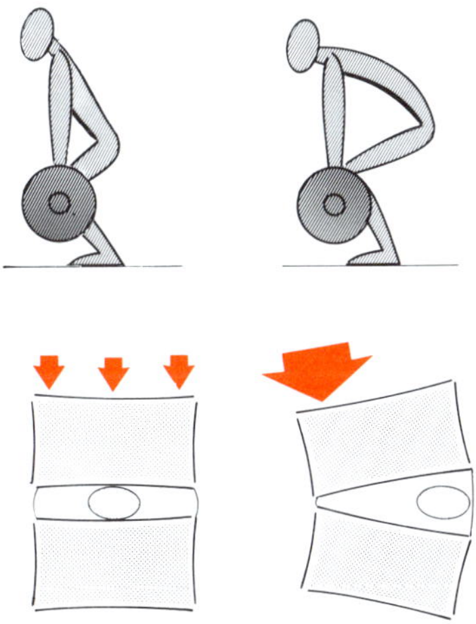

Abb. 9-14: Ungleichmäßige Bandscheibenbelastung bei ungünstiger Hebetechnik

Unter einem **Sportschaden** versteht man im engeren Sinn die vorwiegend beim Leistungssportler aufgetretenen Folgen zahlreicher Mikrotraumatisierungen. Diese Summation kleinster Verletzungen wird vom Athleten meist bagatellisiert oder nicht bemerkt. Auch die *bleibenden Folgen nach einer typischen Sportverletzung bezeichnet man als Sportschaden.*

Die ärztlichen Vorstellungen von der Behandlung stehen oft im krassen Gegensatz zu den Wünschen des Sportlers und zu den Interessen des Vereins. Der Leistungssportler dissimuliert während seiner aktiven Laufbahn häufig seine Beschwerden um den Preis des Erfolges. Am traurigen Ende steht oft der »Sportinvalide«. Beim verletzten Sportler stehen drei *Behandlungsziele* im Vordergrund:

1. Völlige Wiederherstellung;
2. Wiederherstellung in kürzester Zeit;
3. Wiederherstellung ohne Risiko.

Die Behandlung von Erkrankungen des Bewegungsapparates allgemein ist in den Kapiteln 5 und 7 abgehandelt. *Spezielle*

Probleme des Sportausübenden sollen hier kurz angedeutet werden:

Bagatellverletzungen sind sehr häufig, sie werden jedoch nicht immer ausreichend behandelt und können daher Ursache von späteren Schäden sein.

Bei *Hautverletzungen*, insbesondere Schürfungen, muß immer an die Möglichkeit einer Infektion und an den Wundstarrkrampf gedacht werden. Neben der lokalen Versorgung der Wunde (Erste Hilfe am Unfallort – steriler Verband) ist auf einen ausreichenden Impfschutz zu achten.

Bei *Prellungen* steht meist ein ausgeprägter Bluterguß im Vordergrund. Die Behandlung sollte daher sofort mit Eis oder kühlen Umschlägen und mit einem festen Druckverband beginnen. Aufsaugende (resorptionsfördernde) Salben sowie Wärme sollten erst nach 1 bis 2 Tagen angewandt werden. Jegliche Massage ist vor allem wegen der Gefahr von Verkalkungen der Muskulatur zu unterlassen (Abb. 9-15).

Zerrungen haben oft eine Verletzung von Gelenkkapsel und Bändern zur Folge. Eine frühzeitige ärztliche Abklärung ist daher notwendig. Die Erstbehandlung erfolgt ebenfalls mit Kälte und Kompression. In leichteren Fällen wird später eine Übungsbehandlung mit speziellen Pflasterverbänden (Tapeverband) günstig sein. Hierdurch sind geführte Bewegungen des verletzten Gelenkes möglich. Der Stoffwechsel – und damit der Abtransport der Ergußflüssigkeit – kann verbessert und der Muskelschwund verhindert werden. Bei schwereren Verstauchungen ist eine Ruhigstellung im Gipsverband notwendig. Größere Bandverletzungen erfordern eine operative Behandlung, um ein stabiles Gelenk wiederherzustellen.

Bei einer echten *Verrenkung (Luxation)* ist ein Gelenk »ausgekugelt«. Sofortige Einrenkung und anschließende Ruhigstellung sind notwendig, damit die Gelenkkapsel heilen kann und gewohnheitsmäßige (habituelle) Verrenkungen vermieden werden. Alle *Brüche (Frakturen)* erfordern selbstverständlich eine möglichst rasche ärztliche Behandlung. In Abhängigkeit des Befundes kommen konservative Maßnahmen (Gips, Spezialverbände) oder eine wiederherstellende Operation in Frage.

Muskel- und Sehnenverletzungen sind besonders an den unteren Gliedmaßen häufig. Bei einer *Zerrung* werden nur kleinste Muskelfasern, bei einem *Riß* dagegen größere Faserbündel beschädigt. Auch hier ist sofort ein kühler Druckverband anzulegen, um Schmerz zu lindern und um stärkere Blutungen zu vermeiden, die später zu funktionsuntüchtigen und damit verletzungsanfälligen Narbenbildungen führen können. Medikamente können zusätzlich die Schmerzen vermindern, die Muskulatur entspannen und den Bluterguß rascher aufsaugen. Je nach Lokalisation und Ausmaß der Verletzungen ist eine mehr-

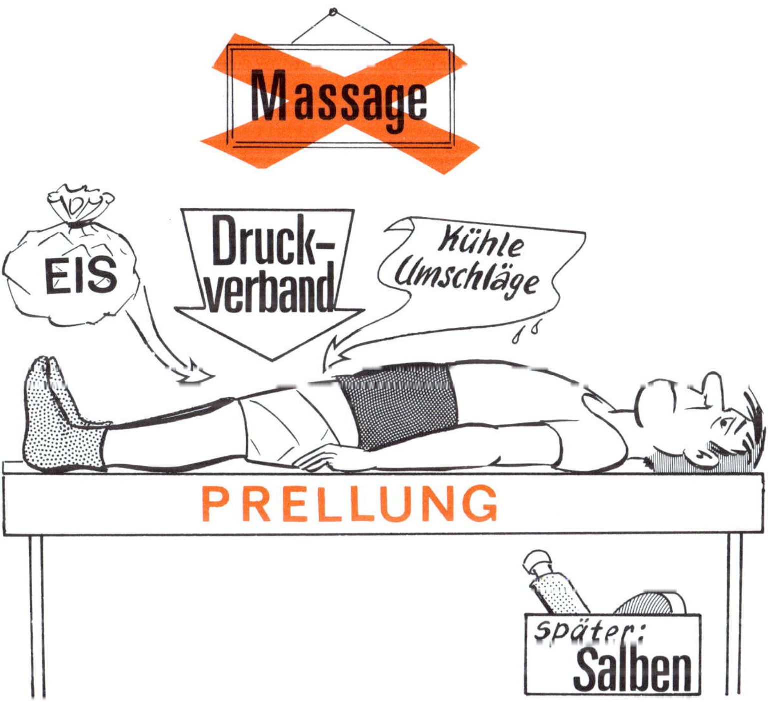

Abb. 9-15

wöchige Ruhigstellung erforderlich. Physikalische Maßnahmen wie Bestrahlungen kommen erst nach 5 bis 6 Tagen in Frage (keine Kurzwelle oder Ultraschall). Bewegungstraining ist in Abhängigkeit vom Befund im allgemeinen erst nach 2 bis 3 Wochen möglich. Auch hier sind Spezialverbände (Tape) beim Sportler sowohl in der akuten Phase und als Nachbehandlung als auch zur Verletzungsprophylaxe angezeigt. Während bei *Teileinrissen* noch eine konservative Behandlung (Ruhigstellung ungefähr 6 Wochen) möglich ist, ist bei größeren oder kompletten *Muskel- und Sehnenrissen* eine operative Behandlung erforderlich.

Extrembelastungen im modernen Hochleistungssport können zu sportarttypischen Verschleißerscheinungen führen. Überlastungsschäden an den Sehnenansätzen (Tendopathien) fanden bereits Erwähnung. Typische Beispiele sind der »Tennisellenbogen«, der Leistenschmerz am Ursprung der Anspreizmuskeln oder Achillessehnenreizzustände. Die Behandlung ist dabei oft schwierig und langwierig.

Tennisarm: Neben der üblichen Therapie (Einreibungen, Bestrahlung, Ruhigstellung oder Injektionen) haben sich beim Sportler als zusätzliche Maßnahme bewährt: die Überprüfung der Griff- oder Schlagtechnik, Wechsel von Schläger, Besaitung oder Bällen. Einreibungen mit Eis und zur Unterstützung der folgenden Überwärmungsphase, eine tiefe Friktionsmassage sowie eine Auflockerung der oft verspannten Unterarmmuskulatur durch spezielle Knetung sind Möglichkeiten der Therapie. Wärmende Spezialschaumstoffverbände oder entlastende Unterarmbandagen werden empfohlen. Cortisoninjektionen sollten nur ausnahmsweise in der akut schmerzhaften Phase zur Anwendung kommen.

Typische Leistenschmerzen (Gracilis- und Adduktorensyndrom) finden sich am Ursprung der Oberschenkelanspreizmuskeln. Eishockeyspieler, Fußballer, Hochspringer, Hürdenläufer oder Turner sind besonders betroffen. Ursächlich hierfür sind Überlastung, harter Boden oder schwere Bälle sowie unzureichende Vorbereitung oder Kälte. Neben Vermeidung der ursächlichen Faktoren kommen örtlich gezielte Infiltrationen und Bestrahlung, am besten kombiniert Ultraschall mit Diadynamik, in Betracht.

Achillodynie (Reizzustand) der Achillessehne ist ein häufiges Beschwerdebild bei forciertem Training auf Kunststoffbahnen. Kleine Verletzungen, schlechte Fußstatik oder unzureichendes Schuhwerk sind weitere Faktoren. Fußballer, Leichtathleten, aber auch Skiläufer und Tennisspieler sind häufiger betroffen. Charakteristisch ist ein starker Schmerz der Sehne bei Belastung oder auf Druck. Bei der Behandlung bewährt haben sich eine vorübergehende Entlastung der Achillessehne durch Absatzerhöhung um 1–2 cm oder auch spezielle Schuhe. Örtliche Zweiphasenverbände (zunächst Überwärmung, anschließend durchblutungsfördernde Salben), Elektrotherapie und in hartnäckigen Fällen Röntgenbestrahlung sind weitere Therapiemöglichkeiten. Vorsicht ist beim Einspritzen von Cortison geboten, da infolge Umbau des Sehnengewebes Risse möglich sind.

Verschleißprozesse des Gelenkknorpels sind äußerst schwierig zu behandeln. Beim Sportler treten sie häufig im Kniescheibengleitlager auf, selten im Ellbogen- oder Hüftgelenk. Zu empfehlen sind wenig belastende, gradlinige und gut steuerbare Bewegungsübungen. Eine Verbesserung der Durchblutungsverhältnisse durch Wärme oder Bestrahlung ist günstig. Eine Anregung der Stoffwechselaktivierung durch Einspritzungen von bestimmten Präparaten in das Gelenk sollte nur vom Spezialisten nach kritischer Abwägung durchgeführt werden. In sehr ausgeprägten Fällen kommen zur Entlastung des erkrankten Bezirkes auch operative Maßnahmen in Betracht.

9.5 Sport bei Verschleißprozessen (Was können wir uns noch zumuten?)

9.5.1 Sport nach Verletzungen

Alle Bestandteile der Funktionseinheit *Gelenk* sind durch Zerrungen, Verstauchungen, Risse, Verrenkungen und Brüche verletzbar (vgl. Abschnitt 9.3.1). Die *Belastbarkeit* des Gewebes wird durch die Unfalleinwirkung mehr oder weniger vermindert. Diese Tatsache muß vom Sportler, Trainer und Sportarzt berücksichtigt werden. Eine Fortsetzung der sportlichen Aktivität trotz einer Sportverletzung setzt den Sportler der Gefahr aus, daß sich eine ursprünglich geringfügige Verletzung verschlimmert. Dies wiederum bedeutet ein erhebliches Risiko einer sekundären Verletzung an benachbarten oder anderen Körperstellen. *Die Erstverletzung verhindert also die Harmonie und Elastizität erlernter Bewegungsabläufe, und die Unfallgefahr ist daher erhöht.* Wenn trotz einer primären Verletzung weiter Sport getrieben wird, besteht außerdem die Gefahr der Heilungsverzögerung oder der unvollständigen Heilung (Defekt). Eine derartige Defektheilung führt zu einer *bleibenden Funktionsminderung* des betreffenden Körper-(Gelenk-)Abschnittes. Bevor nach einer eingetretenen Verletzung wieder Sport gestattet werden darf, sollten alle betroffenen Gewebe ausgeheilt sein. Der Zeitraum, in dem das erfolgt, richtet sich unter anderem nach der Art des verletzten Gewebes (Band, Kapsel, Muskel, Sehne, Knochen, Knorpel) und der Schwere der Verletzung. Längste Schonfristen ergeben sich bei Knorpel- oder Knochenverletzungen, die oft eine Sportunterbrechung von 3 bis 4 Monaten auch bei regelrechtem Heilungsverlauf erfordern können. *Schmerzfreiheit allein ist kein Beweis wiedererlangter voller Funktions- und Belastungsfähigkeit.* Die volle Belastbarkeit ist erst dann wieder gegeben, wenn das verletzte Gewebe völlig ausgeheilt und auch seine spezielle Feinstruktur wiederhergestellt ist. Ebenso können unsachgemäße Behandlungsmaßnahmen eine Schädigung bewirken, zum Beispiel zu frühzeitige Massage. Neben der Gefahr von Muskelverkalkungen droht schlimmstenfalls eine schwere Gewebestoffwechselstörung mit bleibenden Funktionseinbußen (Sudecksche Erkrankung).

Ist es nach einer Verletzung zu einer bleibenden, therapeutisch nicht mehr beeinflußbaren Funktionsminderung eines Teiles des Bewegungsapparates gekommen, so muß dieser Befund bei der weiteren Sportausübung berücksichtigt werden. Andernfalls kann es durch einen gestörten Funktionsablauf des

Gelenkes zu einem *vorzeitigen Gelenkverschleiß* kommen. Wie die Sportpraxis bei einer Funktionsminderung umgestellt werden muß, sollte zwischen dem Sportler, dem Arzt und dem zuständigen Trainer besprochen werden.

Die Wertigkeit des sportlichen Einsatzes und der körperlichen Gesunderhaltung muß in jedem Falle detailliert abgewogen werden.

9.5.2 Sport bei Erkrankungen des Bewegungsapparates

Sportunabhängige Erkrankungen der Gelenke und der Wirbelsäule, die bereits vor Beginn oder während der sportlichen Tätigkeit auftreten, können eine verminderte Belastbarkeit des Bewegungsapparates in unterschiedlichem Ausmaße bewirken. Man unterscheidet *allgemeine*, das heißt den ganzen Bewegungsapparat erfassende Erkrankungen von *lokalen*, die nur umschriebene Körperregion oder nur Teile eines Gelenkes betreffen.

Allgemeine Skeletterkrankungen
In dieser Gruppe findet man eine Reihe von angeborenen Knorpel- und Knochen-, Entwicklungs- und Reifestörungen. Diese machen sich einerseits bereits äußerlich in sichtbaren Skelettfehlstellungen bemerkbar, zum anderen bedeuten sie eine Gewebsminderwertigkeit. Diese reduzierte Belastbarkeit führt beispielsweise schon bei alltäglichen Gelenkbeanspruchungen zum *vorzeitigen Gelenkknorpel- oder Bandscheibenverschleiß*. Vermehrte Gefahr jedoch droht bei zusätzlicher sportlicher Belastung. Auch angeborene Hohlraumbildungen (Zysten) des Knochens unterschiedlicher Größe sind hier zu nennen. Sie bergen die Gefahr von Spontanbrüchen, die ohne oder bei nur geringfügiger äußerer Krafteinwirkung auftreten. Sowohl die Röhrenknochen als auch die gelenkbildenden Knochenabschnitte können von einer solchen Hohlraumbildung betroffen sein. Diese Knochen sind einer Sprung- und Stoßbelastung (Lauf-, Spring- und Kraftsportart) keinesfalls gewach-

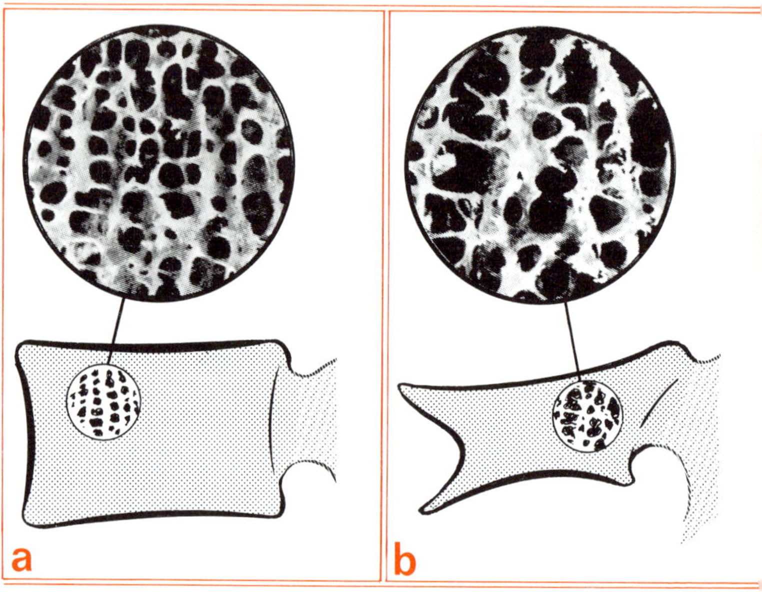

Abb. 9-16: Knochenstruktur
a normale Struktur; b Osteoporose

sen. Eine erworbene verminderte Tragkraft des Knochens besteht bei Vitamin-D-Mangel (Rachitis) und bei Stoffwechselstörungen (Kalksalzmangel, Osteoporose) (Abb. 9-16). Bei der Rachitis kann eine unsachgemäße Skelettbelastung zur bleibenden Verformung führen (Sitzbuckel, O-Beine). Bei Kalksalzmangel ist die Bruchgefahr des Knochens wesentlich größer.

Spontaner Knochenzerfall

Hierunter versteht man *das Absterben von Knorpel-Knochen-Bezirken ohne äußere oder ohne bakterielle Einwirkung.* Betroffen sind die gelenkbildenden Anteile der Röhrenknochen und Wirbelkörper, die Knochenansatzpunkte der Muskelseh-

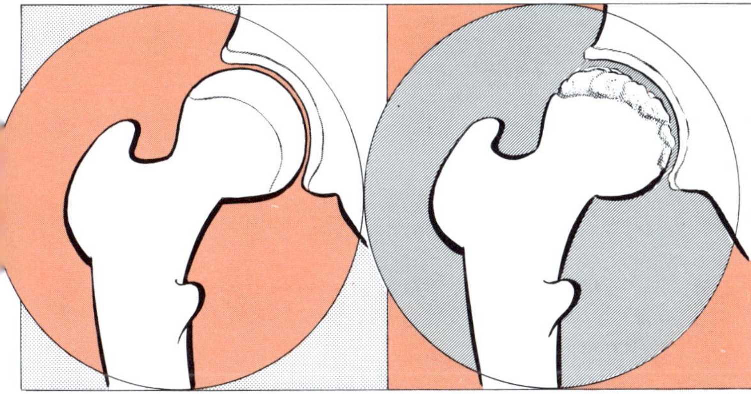

Abb. 9-17: Normales Hüftgelenk (links); Knochenzerfallsprozeß des Hüftgelenkes (rechts)

nen und Teile der Gelenkflächen. Der befallene Knorpel-Knochen-Bezirk geht infolge einer örtlichen Durchblutungsstörung allmählich zugrunde (Abb. 9-17). Es kann auch zur Abstoßung von Teilen in die Gelenkhöhle kommen (freier Gelenkkörper = Gelenkmaus, Abb. 7-30). Wird in dieser Phase die sportliche Belastung fortgesetzt und dabei der erkrankte Gelenkabschnitt unter Druck oder Zug gesetzt, so kann zeitlebens eine Verformung der Gelenkflächen zurückbleiben. *Freie Gelenkkörper* können den Gelenkknorpel abschleifen. Auch Kapselreizung, chronische Ergüsse und Einklemmungen der Gelenke können verursacht werden. In diesen Fällen wird eine zusätzliche sportliche Belastung des erkrankten Skelettabschnittes zu einer Schädigung der Gelenkfläche führen.

Erkrankungen der Muskeln, Sehnen und Nerven

Akute und chronische Muskelentzündungen bewirken eine verminderte Gelenkstabilisierung oder eine eingeschränkte

Gelenkbeweglichkeit. Gleiches gilt prinzipiell für akute und chronische Sehnen- und Nervenerkrankungen. Ein Gelenk mit einer mangelhaften Stabilität weist sehr häufig eine Fehlbelastung der Gelenkflächen infolge Inkongruenz auf. Die Gefahr besteht in einer *vorzeitigen Knorpelabnutzung*. Die Bewegungseinschränkung des Gelenkes dagegen führt primär nicht zu einem vorzeitigen Verschleiß, wohl aber zu einer merklichen Minderung der Gebrauchsfähigkeit.

Erkrankung der Arterien und Venen
Arterien führen das Blut vom Herzen in die Körperperipherie. Ein verminderter Blutstrom dorthin, zum Beispiel durch Arterienverengungen (Arteriosklerose), führt zum Sauerstoff- und Nährstoffmangel im Versorgungsbezirk. Sind davon Gelenke und ihre Hilfsorgane betroffen, so entsteht eine verminderte funktionelle Belastbarkeit. Dem muß bei der Sportausübung Rechnung getragen werden.

Bei Venenerweiterungen (Krampfadern) sollten statische Muskelbelastungen (reines Krafttraining, Stillstehen) vermieden werden. Erwünscht dagegen ist eine *Kräftigung der Muskelpumpe* durch rhythmischen Wechsel zwischen Muskelanspannung und Erschlaffung.

9.5.3 Sport bei Gelenkverschleiß (Arthrose)

Verschleißerscheinungen finden wir normalerweise bevorzugt beim älteren Menschen. Es besteht jedoch keine unbedingte Altersabhängigkeit, denn es können infolge extremer Überbeanspruchung, nach Verletzungen oder Entzündungen auch an den Gelenken jüngerer Menschen Abnutzungsprozesse auftreten. *Der Sport bei Arthrose ist daher nicht unbedingt dem Alterssport gleichzusetzen.* Bestehen Verschleißerscheinungen, so wäre es ein Fehler, überhaupt keinen Sport mehr zu treiben. Vielmehr können durch gezielte und nicht übertriebene Beanspruchung der Stoffwechsel des Gelenkes gefördert, der Abbauprozeß gebremst und die Beweglichkeit erhalten werden. Eine Art *Gesundheitssport* kann man *fast immer befürworten*, während vom *Leistungssport auf alle Fälle abzuraten ist.* Die sportlichen Möglichkeiten sind oft abhängig von der Körperlokalisation der krankhaften Veränderungen.

Schulter und Arme

Verschleißprozesse in dieser Region sind relativ selten und meist nicht so schwerwiegend. Am *Schultergelenk* können sie Unfallfolge sein, aber sie können auch nach gewohnheitsmäßiger (habitueller) Schulterverrenkung auftreten. Wegen der Schmerzen, der zusätzlichen Verletzungsgefahr und der Möglichkeit eines raschen Fortschreitens des Verschleißes sollten alle extrem beanspruchenden Sportarten vermieden werden. In der Leichtathletik sind somit alle Wurf- und Stoßübungen auszuschalten. Besonders ungünstig sind die Kampfsportarten und die meisten Ballspiele sowie Geräteturnen.

Am *Ellenbogen* können Verschleißprozesse Unfallfolge sein, durch freie Gelenkkörper entstehen oder Folge von Überbelastung im Leistungssport sein. Jegliche Form der Schwerathletik sowie Werfen und Stoßübungen sind auch hier zu vermeiden. Auch sollte man wegen der Unsicherheit bei allen Stützübungen nicht am Gerät turnen. Beim »Tennisellenbogen« sollten in der Phase des akuten Reizzustandes alle sportlichen Belastungen unterbleiben. Der »Speerwerferellenbogen – als Berufskrankheit« bedeutet oft eine erhebliche Bewegungseinschränkung und Behinderung auch bei alltäglichen Verrichtungen.

Bei schmerzhaften Arthrosen im *Handgelenk* scheiden alle Wurfübungen, Kampf- und Ballsportarten aus. Selbst Schwimmen kann durch diese Veränderungen erschwert werden.

An den *Armgelenken* lassen sich *Verschleißprozesse relativ gut behandeln*, da hier keine statische, sondern eine reine Bewegungsbelastung besteht. Die betroffenen Gelenke selbst können mit Bewegungsübungen und leichter Gymnastik therapiert werden. Eine Änderung der Wurf- oder Schlagtechnik beim Sport wirkt oft Wunder. *Als Ausgleichssport können zahlreiche andere Sportarten betrieben werden.* Besonders bietet sich *Lauftraining* auf weichem Boden an. Alle Laufdisziplinen in der Leichtathletik und auch *Fußballspielen* sind möglich. *Radfahren* und *Reiten* belasten im allgemeinen die Armgelenke wenig. Bei entsprechend vorsichtiger und dosierter Fahrweise sind sogar *Skiwandern* und *Skilaufen* möglich.

Becken und Beine

Verschleißvorgänge an den Beingelenken können neben vielen anderen Ursachen auch durch Sport entstehen. Schwere Veränderungen an Knie- und Sprunggelenken bei Fußballern sind ebenso bekannt wie bei Hoch- und Dreisprungathleten. Gewichtheber haben häufig Aufbraucherscheinungen an der Kniescheibe. *Ein Verschleiß der Beingelenke kann die sportliche Aktivität ganz erheblich einschränken.* Abgrenzungen zwischen Lokalisation, Schmerzart und eventueller Instabilität oder Bewegungsbehinderung sind dabei vorzunehmen.

Keinesfalls geeignet sind *Kampfsportarten*, wie Ringen, Boxen oder Judo. Die unvorhersehbaren und vielfältigen, oft plötzlich einsetzenden Belastungen sind sehr ungünstig. Bei den *Ballspielen* kommt es zu kurzzeitigen hohen Beanspruchungen der Knie- und Sprunggelenke. Es besteht auch hier neben der Gefahr eines rasch fortschreitenden Verschleißprozesses die einer zusätzlichen Verletzung. *Schwerathletik* jeglicher Form mit extremem Beugen und Aufstehen aus der Hocke unter Belastung bedeutet eine erhebliche Überbelastung. Auch *alpiner Skilauf* und *Wasserskilauf* sind bei vorgeschrittenem Verschleiß nach Möglichkeit zu vermeiden. Unvorhersehebare Stürze, Stauchungs- und Scherkräfte können den Zustand verschlimmern.

Dem Sportbegeisterten bieten sich trotz Schmerzen und verschleißbedingter Bewegungseinschränkung *dennoch zahlreiche Sportmöglichkeiten. Ärztlicher Rat ist dabei jedoch unbedingt einzuholen.* Beim *Skilanglauf* können größere Muskelgruppen geradlinig eingesetzt werden, und die Gelenke werden nur mäßig belastet. Sehr günstig ist auch *Radfahren* mit ganz ähnlichen Bewegungsabläufen. Da das Körpergewicht vorwiegend auf dem Sattel ruht, werden Knie- und Hüftgelenke gut entlastet. Die Bewegungen sind zudem linear und auch gut dosierbar. *Sportwandern* oder gar leichtes *Waldlaufen* ist bei Verschleißprozessen an den Knie- und Sprunggelenken ebenfalls bis zu einem gewissen Grad möglich. Sehr bewährt hat sich auch *Schwimmen* in temperiertem Wasser. Dosiertes *Reiten* ist ebenfalls häufig ohne zusätzliche Beschwerden möglich. Im Schritt kommt es nur zu Minimalbewegung im Knie- und im Sprunggelenk, und auch im Trab oder Galopp kann man durch Aussitzen forcierte Gelenkbewegungen vermeiden. Dagegen werden besonders die Kniegelenke im leichten Sitz und beim Jagdgalopp sehr stark beansprucht.

Wirbelsäule

An der Wirbelsäule können neben den kleinen Wirbelgelenken auch Wirbelkörper und Bandscheiben von Verschleißprozessen betroffen sein. Man muß die sportartspezifischen Belastungen kennen und sie im Verhältnis zu den normalen Krümmungen und Seitabweichungen der Wirbelsäule sehen. Einige Disziplinen erfordern und fördern damit beispielsweise die Ausbildung eines *Rundrückens*. Man spricht vom *Turnerbuckel* oder vom *Rundrücken der Boxer und Radfahrer* (Abb. 9-18). Auch beim *Rudern* und *Kanufahren* wird durch extreme Vorbeugung die Brustwirbelsäule stärker gekrümmt. Beim *Delphinschwimmen*, in bestimmten *Laufdisziplinen* der Leichtathletik, beim *Fußball* und auch beim *Krafttraining* kann es ebenfalls zu einer verstärkten Rückenrundung kommen. *Alle diese Sportarten sind daher* bei bereits bestehendem anlage- oder wachstumsbedingt stärker ausgeprägtem Rundrücken (zum Beispiel Bechterew, Scheuermann) nicht zu empfehlen.

Ganz *andere Sportarten belasten die Lendenwirbelsäule:* Hohlkreuzbildung durch falsche Technik beim *Gewichtheben* oder beim *Delphinschwimmen*. Den Verschleiß dieser Region fördern auch Sportarten, bei denen in der Überstreckhaltung noch zusätzlich Dreh- und Stauchungskräfte wirksam werden. Diese Extrempositionen sehen wir, wie bereits erwähnt, bei

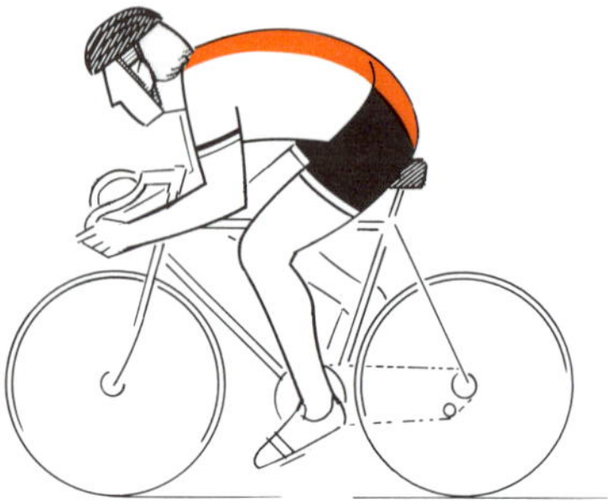

Abb. 9-18:
Radfahrerrundrücken

Speerwerfern, Kunst- und Turmspringern, Turnern, Stabhoch- und Fosburyspringern.

Verschleißprozesse der Wirbelsäule bedeuten jedoch keine Sportuntauglichkeit.

Bedeutungsvoll ist eher eine zusätzliche *Kräftigung des Muskelkorsetts*, wodurch die Schmerzen gelindert werden und die Wirbelsäule stabilisiert wird. Hier haben sich die Ansichten der Ärzte in den letzten Jahren sehr gewandelt. War vor wenigen Jahren die Scheuermannsche Erkrankung noch Anlaß zur Befreiung vom Sport und Wehrdienst, so ist man heute der Meinung, daß nur in der akuten Phase oder in sehr ausgeprägten Fällen ein Sportverbot angezeigt ist.

Bei einer *Seitverbiegung der Wirbelsäule (Skoliose)* kann es durch Verdrehung der kleinen Wirbelgelenke zu frühzeitigem Verschleiß kommen. Sportarten mit einseitiger, monotoner Belastung sind zu meiden. Zu nennen sind hier Rudern, Schießen, Speerwerfen oder Tischtennis. Eine gezielte Wirbelsäulengymnastik, gut geleitetes Schwimmtraining und variabler Ausgleichssport sind zu empfehlende Behandlungsmaßnahmen. Je nach Ausmaß der Verbiegung sind Ballspiele wie Golf oder Tennis möglich, und auch Reiten oder Skilaufen, dosiert betrieben, bringen im Wechsel Be- und Entlastung.

Wirbelgleiten bei einer Spaltbildung im Wirbelbogen (Spondylolisthese; Abb. 9-19) ist häufig ein röntgenologischer Zufallsbefund. Treten jedoch Schmerzen auf, besteht ein fixierter Hohlrücken oder kommt es zu starken schmerzhaften Muskelverspannungen, so wird eine Behandlung erforderlich. Daher dringend ärztlichen Rat einholen! Wichtig sind primär eine Kräftigung der Bauch- und Rückenmuskulatur sowie gleichzeitige Lockerungsmassagen verspannter Muskelgruppen. Gezieltes Krafttraining und Gymnastik können einen günstigen Einfluß haben. Als Freizeitsport sind nicht nur das besonders zu empfehlende Radfahren, Skiwandern oder Schwimmen, sondern auch fast alle anderen Sportarten möglich. Im Lei-

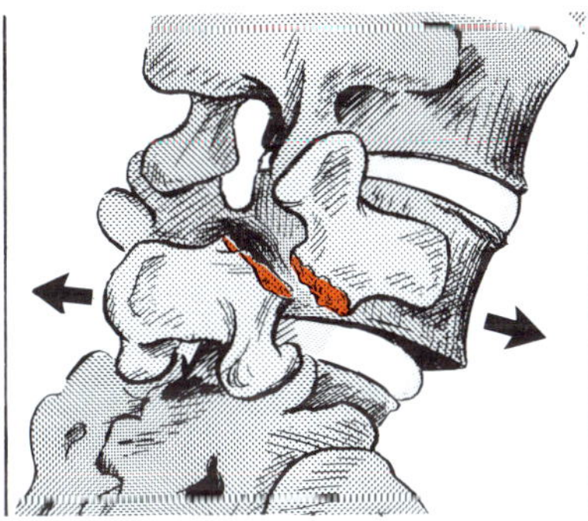

Abb. 9-19: Wirbelgleiten des 5. Lendenwirbels infolge Spaltbildung im Wirbelbogenbereich (Spondylolyse)

stungssport hingegen sind alle Disziplinen zu meiden, die eine verstärkte Rückneigung der Wirbelsäule mit gleichzeitiger Verdrehung oder Stauchung bringen. Speerwerfen, Hoch- und Stabhochspringen, Turnen oder Delphinschwimmen gehören hierzu.

Auch bei *Bandscheibenschäden* kann Sport Linderung bringen. Da die Zwischenwirbelscheibe vorwiegend durch Diffusion ernährt wird, fördert der Wechsel zwischen Be- und Entlastung den Stoffwechselaustausch (Abb. 9-20). Langes Sitzen oder

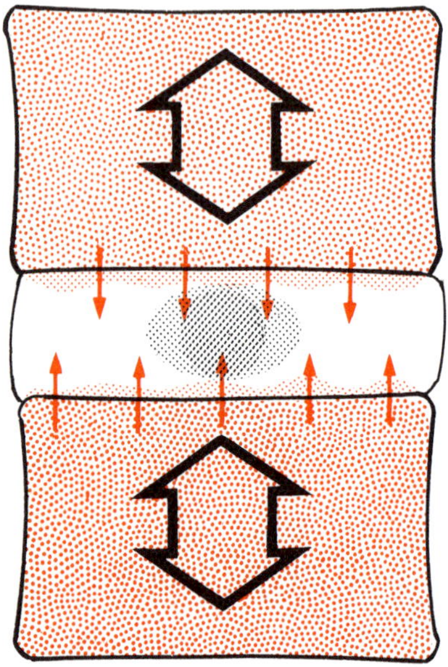

Abb. 9-20: Ernährung der Bandscheibe unter Wechseldruckbelastung

Stehen sowie falsches Heben in gebückter Haltung sind daher besonders ungünstig. Durch Kräftigung der Rumpfmuskeln und bei straffem Bandapparat hingegen kann eine sehr gut geführte Bewegung erfolgen. Gymnastische Übungen im Liegen unter Entlastung, im Wasser oder auf dem Schrägbrett sind besonders zu empfehlen. Radfahren, Skilanglauf oder Wasserwandern sind weitere Möglichkeiten. Selbst Reiter haben gelegentlich eine Besserung der Beschwerden angegeben.

Insgesamt kann bei zahlreichen Verschleißprozessen der Wirbelsäule durch gut geführte Gymnastik und Muskeltraining eine Beschwerdelinderung erreicht werden. Genaue ärztliche Anweisungen sind jedoch zu befolgen.

Übungen in Bauchlage als *dynamisches Bewegungstraining* oder auch isometrische Anspannung gegen Widerstand sind sehr günstig. Zu empfehlen ist auch *Schwimmen* in warmem Wasser. Hierdurch werden die Muskulatur entspannt und die Wirbelsäule entlastet und durch den Wasserwiderstand die überschießenden Bewegungsabläufe gut abgebremst. Wichtig ist jedoch ein gut kontrollierter Schwimmstil. Bei falscher Atemtechnik kommt der Kopf zu weit aus dem Wasser, wodurch sich die Nackenmuskulatur verspannt und eine Hohlkreuzbildung gefördert werden kann. *Rückenschwimmen* in flacher Körperlage ist daher besonders gut. *Radfahren*, am besten allerdings auf einem Standgerät mit hoch gestelltem Lenker, führt zu aufrechter Körperhaltung mit minimaler Wirbelsäulenbelastung. *Lauftraining* sollte bei Wirbelsäulenbeschwerden wegen der Stauchung möglichst auf weichen, elastischen Bahnen, Wald- oder Sandboden erfolgen. Die Schrittlänge soll relativ kurz und flach sein. Keinesfalls darf auf geteerten Wegen oder mit zu harten, wenig dämpfenden Schuhen gelaufen werden.

9.5.4 Sport bei künstlichem Gelenkersatz

Durch Einsetzen von künstlichen Gelenken konnte vielen Menschen mit Verschleißprozessen geholfen werden. Die Älteren sind oft dankbar, von Schmerzen und Beschwerden befreit, wieder allein gehen zu können. Jüngere Patienten mit künstlichen Gelenken versuchen sich häufig erneut sportlich zu betätigen. Hier ist jedoch *wegen der Gefahr der Auslockerung und von Materialbrüchen Vorsicht geboten.* Nach schwingungstechnischen Untersuchungen sind besonders Schock- und Stoßbelastungen durch abrupte Start- und Sprungübungen gefährlich. Auch langdauernde rhythmische Belastungen sind zu vermeiden. Eine gezielte Kräftigung der Becken- und Oberschenkelmuskulatur hingegen ist besonders wichtig.

Ersatz von *Armgelenken ist die Ausnahme.* Es können dabei alle Sportarten, die keine besondere Belastung der Arme erfordern, ausgeübt werden. *Kniegelenksprothesen* lassen meist keine sportliche Betätigung zu. Bei einem *künstlichen Hüftgelenk* (Abb. 9.21) sind alle Kampf- und Ballsportarten äußerst riskant. Auch beim Tennisspielen sowie beim alpinen Skilauf ist wegen der oft ruckartigen Bewegungen und der nicht kontrollierbaren Bewegungsabläufe Vorsicht geboten.

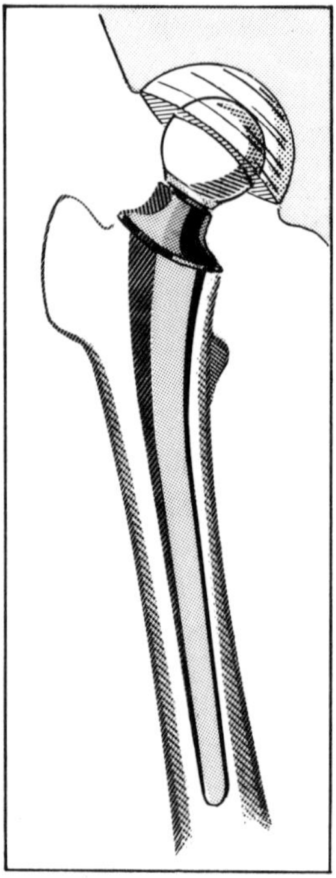

Abb. 9-21:
Künstliches Hüftgelenk

Zu empfehlen ist nach einem Gelenkersatz neben muskelkräftigender *Gymnastik* besonders das *Schwimmen* in warmem Wasser (Thermalbäder). Beim Kraulen können im Knie- und Hüftgelenk die Bewegungen scharnierförmig erfolgen. Jegliches forcierte Abspreizen oder starke Rotieren beim Brustschwimmen ist zu meiden. *Radfahren* bedeutet ebenfalls eine Entlastung der Gelenke und ist daher günstig. In dieser Sportart kann die Bewegung geradlinig ablaufen und sehr gut abgestimmt werden. Auch das *Skiwandern* bietet eine Möglichkeit, wieder Freude am Sport zu erlangen. Ein gewisses Risiko ist jedoch, insbesondere mit den schmalen Langlaufskiern, die Sturzgefahr. Viele Patienten wurden zu begeisterten *Wanderern*; Distanzen zwischen 20 und 30 km sind hier keine Seltenheit. Auch leichte, lockere *Waldläufe*, eventuell mit speziell dämpfenden Schuhen, sind möglich. Insgesamt ist es wichtig, daß besonders der Patient mit einem künstlichen Gelenkersatz weiter in *Bewegung bleibt und Herz und Kreislauf dabei fordert.*

9.6 Spezielle Sportarten

Arndt-Schulze stellte die bekannte Regel auf:

> »Der Gebrauch erhält,
> die Anstrengung fördert,
> die Überanstrengung schadet.«

Diese Faustregel ist sicher auf die meisten Sportarten anzuwenden. Es muß jedoch zwischen besonders gefährlichen Disziplinen und solchen ohne größeres gesundheitliches Risiko unterschieden werden. Wandern ist nicht gleich Football und Yoga nicht Karate.

Es gibt die bereits erwähnten sportartspezifischen, typischen Verletzungen und unterschiedlichen Belastungen. Deshalb können bei *ungünstigen physischen Voraussetzungen* oder bereits bestehenden Beschwerden eben *nur ausgewählte Sportarten* betrieben werden. Der Devise von Coubertin »All sports for all« sind damit zumindest aus ärztlicher Sicht Grenzen gesetzt.

Um schädigende Mißverhältnisse zwischen Belastbarkeit und Belastungen durch die gewählte Sportart möglichst klein zu halten, sollte der *Rat eines informierten Arztes* eingeholt werden. Bei Kenntnis der Details kann er Sportarten empfehlen oder von ihnen abraten, differenzierte Trainingshinweise erteilen oder richtige Behandlungsmaßnahmen einleiten.

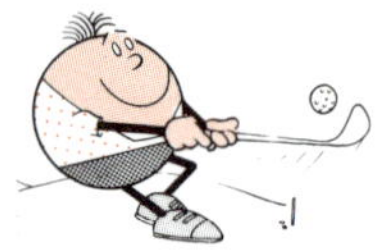

9.6.1 Golf

In der Bundesrepublik Deutschland haben Beliebtheit dieses Sports und Zahl der Golfspieler in den letzten Jahren stark zugenommen. Während wir in unserer ersten Auflage 1983 von 40000 Golfspielern sprachen, waren es Anfang 1993 ca. 185000. Die Zahl der Golfplätze ist von 214 (1985) auf 380 (1993) gestiegen, und es ist weiterhin mit einer jährlichen Steigerungsrate in zweistelligem Prozentbereich zu rechnen.

Golf ist eine Kombination aus Bewegungs- und Denksport. Richtiges Einschätzen von Gelände, Entfernung, Wind und Schlägerart sind genauso wichtig wie eine gute Schlagtechnik. Der Golfsport kann von der Kindheit bis ins hohe Alter ausgeübt werden. Er bietet Naturerlebnisse, bedeutet ein gewisses Training für Herz und Kreislauf, hat eine entspannende Wirkung und ist eine *Leidenschaft, die keine Leiden schafft.* Die Runde über einen Platz mit 18 Löchern beträgt zwischen 5 und 6,5 km, dauert 3 bis 5 Stunden und erfordert daher etwa die Kondition eines rüstigen Spaziergängers. Durch häufige Stehpausen entsteht die Gefahr einer Unterkühlung.

Mangelhafte Körperhaltung und Schwungtechnik sowie unkontrollierte Grasschläge sind mögliche Ursachen eines »Golferellenbogens«. Bei bereits bestehenden Verschleißerscheinungen der Hals-, Brust- oder Lendenwirbelsäule kann es bei zu starker Verdrehung oder Vorneigung beim Auf- oder Abschwung zu Beschwerden in den betroffenen Wirbelsäulenabschnitten kommen. Die Ursachen sind einmal die Überbeanspruchung der verspannten Muskulatur oder die zu einseitige Belastung der Bandscheiben und Wirbelgelenke.

Die »Golf-Schulter« ist eine Überbeanspruchung oder ein entzündlicher Reizzustand an den Venen und Muskeln des Schultergelenkes. Betroffen sind meist ältere Spieler, deren Sehnengewebe bereits altersbedingt vorgeschädigt ist.

Physikalische Maßnahmen (Wärme, Massage, Bewegungsübungen, Elektrotherapie) sowie eine Änderung der Technik bringen rasche Besserung.

Verletzungen beim Golfspielen sind relativ selten. Gelegentlich können Stauchungen oder Zerrungen der Schulter-Arm-Region, beispielsweise beim Schlag gegen ein Hindernis, auftreten.

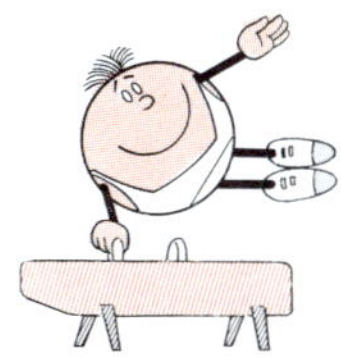

9.6.2 Gymnastik – Turnen

Der ursprüngliche Begriff des Turnens umfaßt alle Formen natürlicher Leibesübungen, das heißt Laufen, Werfen, Springen, Schwimmen und anderes. Im speziellen Sinne soll hier über Geräte- und Bodenturnen sowie Gymnastik in Form der körperbildenden und haltungsverbessernden Übungen gesprochen werden.

Die *Verletzungshäufigkeit* beim Turnen ist sehr gering, nur etwa 0,5% der Sportler erleiden Verletzungen. Diese entstehen meist bei Spiel und Gymnastik sowie bei Sprungübungen an Geräten (Pferd, Kasten, Bock) und beim Barrenturnen. Auffällig ist die Anhäufung der Verletzungen gegen Ende der Übungsstunden und in der Altersgruppe der etwa 12- bis 25jährigen. Die häufigsten Verletzungen finden sich an den oberen und unteren Gliedmaßen (Finger, Knie- und Sprunggelenk, Fuß). Dabei handelt es sich teils um Verletzungen der Muskeln, Sehnen und Bänder, teils aber auch der Knochen. Besondere Beachtung verdient die *Wirbelsäule des Turners*. Bei Bewegungsausschlägen im Rahmen turnerischer Übungen können in kürzester Zeit statische und dynamische Kräfte auf die Wirbelsäule einwirken, die die normale Alltagsbelastung um das Doppelte steigern – speziell dann, wenn Turnen mit einem Hantel-Krafttraining kombiniert wird. Unter *chronischen Spitzenbelastungen* der Wirbelsäule bei spezialisierten Bewegungsabläufen von Hochleistungssportlern (Turnern, Turm- und Trampolinspringern) wurden etwa doppelt so häufig wie bei

Durchschnittssportlern die *Scheuermannsche Erkrankung* und etwas häufiger das *Wirbelgleiten* beobachtet. Ein *vorzeitiger Bandscheibenverschleiß* ist gleichermaßen bei Turnern, Trampolinspringern und alpinen Skiläufern im Hochleistungssport festgestellt worden. Besteht von vornherein eine Scheuermannsche Erkrankung, müssen alle *Sportarten* mit stärkerer Vorwärtsbeugung der Wirbelsäule (Turnen, Turmspringen, Rudern, Kanufahren, Rennradfahren) vermieden werden. Auch Kampf- und Kraftsportarten (Boxen, Judo, Ringen, Gewichtheben) sind in diesen Fällen ungeeignet.

Die *Aufrichtung der Wirbelsäule* sollte durch gezielte gymnastische Kräftigung der Wirbelsäulenstreck-, Gesäß- und Bauchmuskeln angestrebt werden. An *sportlichen Betätigungen* sind neben der obengenannten Gymnastik besonders Brust- und Rückenschwimmen (kein Delphinstil) zu empfehlen.

Wenn *Wirbelgleiten* vorliegt, sind alle die Wirbelsäule maximal nach vorn und hinten überdehnenden Übungen (Boden-, Geräteturnen, Turm- und Trampolinspringen), Kraft- und Kampfsportarten nicht geeignet. Eine *gute muskuläre Stabilisierung der Wirbelsäule* sollte durch gymnastische Übungen der Streckmuskulatur erreicht werden. Zu empfehlen sind weiterhin Mannschaftsspiele (Handball, Basketball, Volleyball) sowie Reiten und Schwimmen. Bei *Wirbelsäulenverbiegungen* (Skoliosen) sollten Sportarten mit passiver Dehnung und Streckung vermieden werden (zum Beispiel Boden- und Geräteturnen). Für diese Patientengruppe gelten die gleichen Richtlinien wie für die mit der Scheuermannschen Erkrankung. Im Vordergrund stehen gymnastische Übungen zur Kräftigung der Wirbelsäulenmuskulatur.

Bindegewebsschwache Menschen werden hinsichtlich ihrer Sporttauglichkeit wie Sportler mit Wirbelgleiten beurteilt: maximale Dehn- und Zugkräfte sollen auf die Wirbelsäule nicht einwirken. Wünschenswert dagegen ist die gezielte Kräftigung der Rücken-, Bauch- und Gesäßmuskeln.

Eine umfassende turnerische Ausgleichsgymnastik ist für den Freizeitsportler zur Verhinderung von Haltungsschäden sehr empfehlenswert.

9.6.3 Kampfsportarten (Boxen, Fechten, Judo, Karate, Ringen)

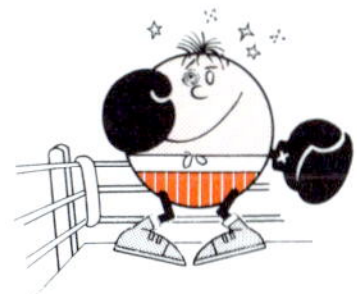

Unter Kampfsport versteht man zum einen den sportlichen Zweikampf beim Boxen, Fechten, Judo, Karate oder Ringen. Zum anderen sind auch Mannschaftssportarten, wie Football und Rugby, hier einzureihen. Meistens werden alle diese Disziplinen in jüngeren Jahren ausgeübt, zumal sie fast immer wettkampfmäßig betrieben werden.

Boxen
Die Kunst der Selbstverteidigung geht bereits in das Olympia von 688 v. Chr. zurück. Das Training ist äußerst vielseitig und leistungsfordernd. Bei den nicht unerheblichen Gefahren sind gewissenhafte Vorbereitung, Wahrnehmung der möglichen Schutzmaßnahmen und ärztliche Betreuung notwendig. Vom Boxer werden blitzschnelles Reagieren und Geschicklichkeit ebenso erwartet wie Kraft und Härte, Kondition und Stehvermögen.

Zahlreich sind die Verletzungsmöglichkeiten und Sportschäden. Der krumme Boxerdaumen nach Mittelhandbruch, Verschleißprozesse in Hand- und Ellenbogengelenk durch die Arbeit am Sandsack sind nicht selten. Bekannt ist auch der Boxerrundrücken infolge konstanter Fehlhaltung. Wirbelsäulenbeschwerden, besonders Rückenschmerzen, werden bei wiederholten, plötzlichen Ausweichbewegungen beschrieben.

Fechten
Auch dieser Sport war schon in der Antike bekannt. Das Stockfechten wurde in Asien beschrieben, die Ägypter hatten bereits Parierschienen, die Griechen organisierte Fechtschulen. Fechten setzt eine Vielzahl geistiger und körperlicher Eigenschaften voraus. Neben Gewandtheit und Gleichgewichtssinn werden eine hohe Konzentration und Reaktionsschnelligkeit gefordert. Trotz Schutzmaßnahmen sind Verletzungen mit der

Waffe möglich. Sprunggelenkszerrungen sind relativ häufig; Florettfechter klagen oft über Beschwerden am Ellenbogen.

Judo

Seit über 3000 Jahren wird dieser Sport in Ostasien ausgeübt. Auch bei uns gewinnt der Judosport *immer mehr Anhänger, besonders bei Kindern und Jugendlichen.* Unter Ausschaltung aller gefährlichen Griffe oder Schläge ist er eine elegante Kunst der Selbstverteidigung. Konzentration, Reaktion und Geschicklichkeit sind erforderlich. Sehr wichtig sind ein systematischer Trainingsaufbau, eine gute Falltechnik und Einhaltung der Kampfregeln. Judo fördert Selbstvertrauen, Ausgeglichenheit und Sicherheit.

Häufig werden die Arme verletzt. Bei Stürzen sind neben dem Schlüsselbein besonders das Kahnbein der Hand und die Speiche gefährdet. Gelegentlich kommt es auch zu Verletzungen der Kniebänder und Meniscen.

Karate

Diese Sportart erfordert ebenfalls Kondition, Konzentration, Reaktionsschnelligkeit und Disziplin. Bei guter Ausbildung sind Verletzungen relativ selten, da alle Bewegungen vor dem Ziel gestoppt werden. Die Schlag- und Beintechnik verlangt explosiven Einsatz, die Abwehrtechnik schnelle Reaktion.

Ringen

Ringen hat eine jahrtausendealte Tradition. Die Balgereien der Kinder wie das Streben nach Kraft sind Anreize für das frühe Erlernen. Neben Reaktionsvermögen fordert dieser Sport Ausdauer, Kraft und Geschicklichkeit. Die Muskulatur wird gut durchtrainiert, Sehnen und Gelenke werden erheblich beansprucht.

Nicht gering ist die Verletzungsgefahr. Verrenkungen von Schulter- und Ellbogengelenken mit eventuellem Spätschaden sind genauso häufig wie Schlüsselbeinbrüche. Knie- und Sprunggelenksverletzungen findet man besonders beim Freistil. Gefährlich sind Brüche und Verrenkungen der Halswirbelsäule. Bekannt sind weiterhin die »Blumenkohlohren« infolge Verletzungen der Ohrmuscheln. Bei vielen Ringern findet man nach jahrelangem Kampfsport *erhebliche Verschleißerscheinungen*. Alle Verletzungen erfordern daher eine rechtzeitige und sorgfältige Behandlung.

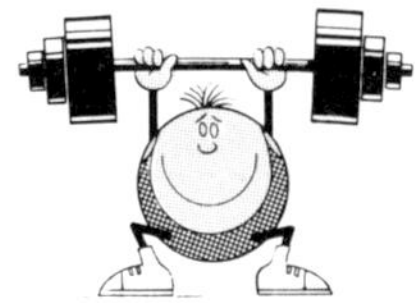

9.6.4 Kraftsport

Gewichtheben wurde im alten Ägypten ausgeübt, bei den Griechen gehörte es zu der besonderen Kraftschulung. Dieser Sport wird zunehmend populärer. Im Rahmen des Trainings vieler Sportarten ist Kraft- und Hanteltraining inzwischen unentbehrlich. Gewichtheber der Spitzenklasse bewegen beim täglichen Training über 70 Tonnen Eisen, beim Stoßen werden von Schwergewichtlern über 5 Zentner zur Hochstrecke gebracht.

Beim Krafttraining kennen wir bereits die zwei Hauptformen: Im *isometrischen (statischen) Training* werden gegeneinander wirkende Muskelgruppen gleichzeitig angespannt oder gegen einen festen Widerstand gedrückt. Es erfolgt dabei keine Bewegung, das Training kann man überall ausführen und dabei einen erheblichen Muskelzuwachs erzielen. Beim *isotonischen (dynamischen) Training* werden die Muskeln angespannt bewegt. Hierbei werden auch die Bänder und Sehnen gekräftigt.

Während spezialisierte Gewichtheber mit einem guten Aufbautraining und technischer Schulung relativ wenig gefährdet sind, *kommt es besonders beim Krafttraining der Sportler anderer Disziplinen zu häufigen Verletzungen*. Zerrungen der Schulter- und Handgelenke, Risse der Arm- und großen Brustmuskeln sowie der langen Rückenstrecker sind typisch. Bei fehlerhafter Technik ist die Belastung der Bandscheiben erheblich. Wichtig ist eine steilgestellte Lendenwirbelsäule mit gleichmäßiger axialer Verteilung des Druckes bei der Gewichtaufnahme. Die Oberschenkel- und Gesäßmuskeln sind kräftig ausgebildet, ein Schwachpunkt ist allerdings das Kniegelenk. In der Hocktechnik wird die Kniescheibe extrem angepreßt, knöcherne Umbauprozesse oder Beschwerden am Sehnenansatz können die Folge sein. Die durch Anabolika und eiweißreiche Kost übertrainierte Muskulatur erlaubt extreme Belastungen.

Gewichtheben bedeutet einseitiges Krafttraining, wenig Fitneß und keine Verbesserung der Ausdauer. Dieser Sport sollte nur nach genauer ärztlicher Untersuchung ausgeübt werden.

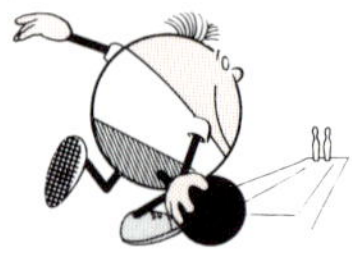

9.6.5 Kegeln

Beim Kegelsport werden besonders Schultergürtel, Ellbogengelenke, Handgelenke sowie die Beingelenke beansprucht.

Verletzungen treten relativ häufig im Bereich der Hand- und Fingergelenke auf. Der *gesundheitliche Nutzen* für den Bewegungsapparat ist begrenzt, da die Belastung überwiegend nur eine Körperseite betrifft, der Bewegungsablauf relativ monoton ist und zwischen den einzelnen Übungen eine ausreichende Durchwärmung des Körpers im Sinne der Leistungsvorbereitung nicht gewährleistet ist. Auch der *Herz-Kreislauf-Trainingseffekt* ist mäßig und in seinem Erfolg nur schwer abschätzbar. Der *Gesunde* hat einen *Aufbrauchschaden der Gelenke* nicht zu befürchten. Dieser Sport sollte jedoch bei vorhandenem Verschleiß (Halswirbelsäule, Schulter, Arm, Hand oder Bein) nicht begonnen werden.

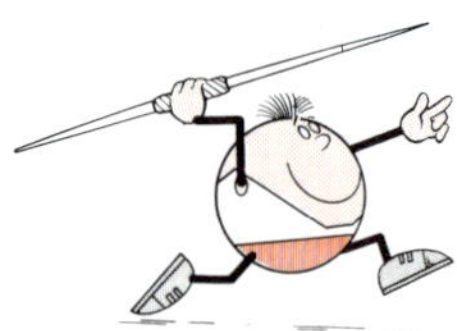

9.6.6 Leichtathletik

Sie umfaßt Lauf-, Sprung- und Wurfsportdisziplinen. Verletzungen entstehen bei diesem Sport besonders an Muskeln und an Sehnen sowie an den Fußgelenken. Die Weichteilverletzungen treten vor allem auf bei abruptem Start, Richtungswechsel oder plötzlichem Stoppen. Typisch sind Muskeleinrisse an Ober- und Unterschenkel, Sehnenabrisse am Darmbeinstachel und am kleinen Rollhügel des Oberschenkels sowie Risse der Achillessehne. Unter allen Leichtathletikformen kommen bei Sprungübungen die häufigsten Verletzungen vor. Hier ist besonders auf die Landung am Sprungende als Verletzungsmoment zu achten. Beim Hochleistungstraining treten vorzeitige *Aufbraucherscheinungen der Sprunggelenke* auf. Der typische Sportschaden der Wurfsportarten ist dagegen der Speerwerferellenbogen (S. 279).

Bei den Leichtathletikdisziplinen ist, abgesehen von der Möglichkeit einer akuten Verletzung bei den Sprungarten, die Verletzungshäufigkeit insgesamt relativ gering. Sie betrifft nur etwa 1% der Sporttreibenden. Auch die Wahrscheinlichkeit eines Gelenkaufbrauchschadens ist für den Ausgleichssportler wie für den Hochleistungssportler sehr gering. Insbesondere die Laufdisziplinen sind für den Ausgleichssportler sehr zu empfehlende Sportarten. Patienten mit Gelenkfehlbildungen der Hüft- und Beingelenke, schweren Beinachsenfehlern (X- oder O-Beine), freien Gelenkkörpern oder Knorpel-Knochen-Umbaustörungen der Hüft- und Beingelenke sollten jedoch diesen Sport nicht ausüben. Auch hier ist im speziellen Fall Rücksprache mit dem zuständigen Arzt notwendig.

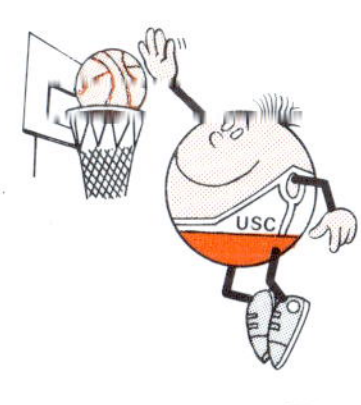

9.6.7 Mannschaftsspiele (Fußball, Handball, Basektball)

Diese Spiele erfreuen sich großer Beliebtheit in allen Schichten der Bevölkerung, gleichgültig auf welchem Leistungsniveau. Sie sind mit dem *Einsatz des ganzen Körpers verbunden*, haben somit von seiten der motorischen und auch der Herz-Kreislauf-Beanspruchung einen *sehr guten Trainingseffekt*. Die Verletzungshäufigkeit wird beim *Fußball* auf 10%, beim *Handball* auf 3%, beim *Basektball* auf 4,5% geschätzt. Knöcherne Verletzungen betreffen beim Fußball vorwiegend Zehen, Mittelfuß und Unterschenkel, beim Hand- und Basektball Finger- und Sprunggelenke. Beim Fußball betreffen Weichteilverletzungen vorwiegend Knie-, Sprunggelenk- und Oberschenkelregion, bei Hand- und Basketball Finger, Schulter und Achillessehne.

Die *Beanspruchung des Bewegungsapparates* bei den Ballspielarten ist teils dynamisch, teils statisch, setzt also für den Bewegungsapparat insgesamt einen *optimalen Funktionsreiz*. Anforderungen werden dabei an Schnelligkeit, Koordination, Kraft und Ausdauer gestellt. Das vorbereitende Training muß dementsprechend abwechslungsreich aufgebaut werden. Aufgrund seiner Vielseitigkeit kann der Ballspielsport dem *Freizeitsportler uneingeschränkt empfohlen werden*. Die relativ hohe Verletzungshäufigkeit beim Fußball ist durch gute Trainingsvorbereitung, adäquate Sportbekleidung (entsprechendes Schuhwerk!) und faires Verhalten auf ein Minimum zu reduzieren.

Bei Fußballprofis werden relativ häufig (rd. 40%) stärkere Verschleißprozesse der Sprung- und Kniegelenke festgestellt. Sie entstehen teils als Folge kontinuierlicher Überlastung, teils als Folge immer wiederkehrender kleinster *Gelenkknorpelverletzungen* bei Stößen und Prellungen. Sie führen zwangsläufig zur schmerzhaften *Funktionseinschränkung* und zur *Leistungsminderung*. Therapeutische Maßnahmen und den Sport betreffende Konsequenzen müssen in Abhängigkeit von der Situation mit dem Sportarzt besprochen werden. In diesen Sportarten sollten Menschen mit Fehlbildungen der Hüft- und Beingelenke (Hüftdysplasie, Kniescheibenverrenkung, X- oder O-Bein) leistungsmäßig nicht eingesetzt werden.

Leichte Fußfehlbildungen (Knick-, Senk-, Spreiz- oder Hohlfüße) stellen dagegen keinen Hinderungsgrund dar. Patienten mit einer gewohnheitsmäßigen Schulterverrenkung sollten Hand- und Basketball vermeiden.

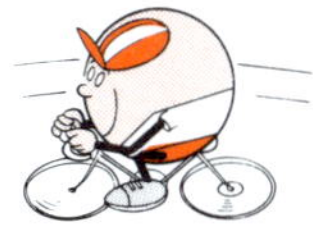

9.6.8 Radfahren

Verglichen mit anderen Sportarten ist die Verletzungshäufigkeit bei Radsportlern relativ gering. Sie liegt bei circa 0,7%. Allerdings muß berücksichtigt werden, daß es bei Stürzen vom Fahrrad im Einzelfall zu erheblichen Verletzungen kommen kann. Ungefähr ein Drittel der Radsportverletzungen sind Knochenbrüche. Vor allem treten Schlüsselbeinbrüche, Arm- und Sprunggelenksbrüche sowie knöcherne Abrisse am großen Rollhügel des Oberschenkels auf. Während der *Leistungssportler* in jedem Fall ein Rennrad benutzt, hat der *Freizeitsportler* die Wahl zwischen dem Sport-, Touren- und Klapprad. Das Rennrad ist für den Breitensport primär nicht so empfehlenswert, da die weit vornübergebeugte Haltung auf diesem Rad für alle Wirbelsäulenerkrankungen mit verminderter Belastbarkeit der knöchernen Wirbelkörper und des Muskel-Band-Apparates sehr ungünstig ist. Auch für leistungsmindernde, chronische und akute Herz-Lungen-Erkrankungen ist diese andauernde einseitige Oberkörperhaltung ungeeignet. Die Wahl zwischen Sport-, Touren- und Klapprad wird von den persönlichen Möglichkeiten und Wünschen bestimmt werden.

Die Sattelhöhe sollte so eingestellt werden, daß bei auf dem Pedal liegender Ferse das Knie annähernd gestreckt werden kann. Beim Fahren und Treten selbst soll dann jedoch der Vorfußballen die Pedale führen und treten. Der Sattel sollte nicht zu hart sein, um Harnröhrendruckschädigungen vorzubeugen. Radfahren hat zum Teil die *gleichen Vorzüge* wie der Schwimmsport, da das Gewicht des Rumpfes und der Arme abgestützt wird. Die Beine werden beim Treten also nur durch ihr Eigengewicht und den Widerstand belastet. Für Übergewichtige ist dies günstig, da die *Gelenkbelastung* stark reduziert wird. Ferner ist ein größerer Energieverbrauch beim zügigen Fahren möglich, um zum Beispiel eine Gewichtsreduktion zu erreichen. Becken- und Beinmuskeln, aber auch der Herzmuskel können intensiv trainiert werden. *Zum Ausgleich* der relativ einseitigen Körperhaltung sollte eine *Lockerungsgymnastik* durchgeführt werden, wobei Übungen empfohlen werden, die zu einer Aufrichtung und Streckung der Wirbelsäule führen.

Bei *Wirbelsäulenerkrankungen* mit verminderter funktioneller Belastbarkeit ist Radfahren möglichst zu vermeiden. Bei *Hüft-, Knie- und Sprunggelenksverschleiß* ist das Radfahren in seiner Wertigkeit zwischen Gehen und Schwimmen einzuordnen, da ein Teil des Körpergewichts dem Sattel aufliegt. Beim Schwimmen ist diese Entlastung noch günstiger, da hier der Auftrieb des Wassers einen erheblichen Teil des Körpergewichtes abfängt. Bei nicht ausgeheilter Scheuermannscher Erkrankung der Wirbelsäule, bei schweren Gelenkfehlbildungen oder schweren Achsenabweichungen der Beine (X- oder O-Bein) darf der Radsport nur nach Beratung mit einem Sportarzt ausgeübt werden.

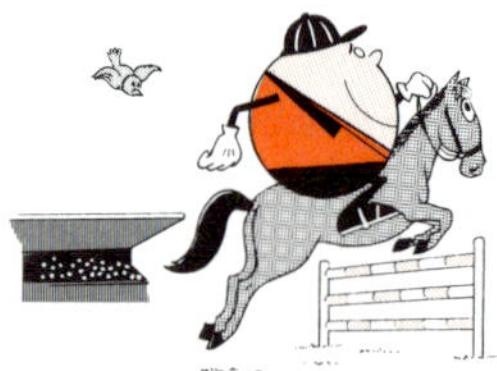

9.6.9 Reiten

Hochangesehen war der Pferdesport bereits in der Antike. So stammt das erste Handbuch der Dressur von den Hethitern aus Kleinasien aus dem 14. Jahrhundert v. Chr.

Etwa 1,5 Millionen Gelegenheitsreiter und etwa 350000 Organisierte haben dem Reitsport die ihm früher anhaftende Note der Exklusivität genommen. Vom Longieren über das gemächliche Dahinreiten, von der Dressur über das Springen bis zur Hohen Schule reichen die vielseitigen Möglichkeiten. Der Sport kann in der Jugend wie im Alter ausgeübt werden.

Reiten bedeutet Schulung der Konzentration, Erleben von Harmonie oder Disharmonie mit dem Pferd und die Möglichkeit zur Entspannung in der Natur. Die Muskulatur wird durch die konstanten Erschütterungen besser durchblutet, und der Wechsel zwischen Be- und Entlastung führt zu einer gesteigerten Durchblutung der Weichteile der Wirbelsäule. Besonders *günstig* ist dieser Effekt, *wenn* die *Lendenhohlschwingung durch die Anspannung des Kreuzes ausgeglichen wird.* Es konnte – so paradox das klingen mag – durch Reiten in technisch einwandfreiem Sitz vielfach eine Besserung von Rückenschmerzen erreicht werden. Auch Reiter mit Bandscheibenschäden oder ausstrahlenden Schmerzen in die Becken-Bein-Region können, nach Rücksprache mit dem behandelnden Arzt, den Sport weiterbetreiben. Selbst nach Bandscheibenoperationen kann nach einer entsprechenden Pause der Reitsport betrieben werden. Bei muskulären Verspannungen durch Aufbaustörungen der Brustwirbelsäule, bei Seitverbiegung und Verschleißprozessen ist Reiten bisweilen Therapie. Wegen der gradlinig ausgeführten Bewegungen mit Unterstützung durch den Wurf des Pferdes ist der Sport auch bei Arthrose der Hüft- und Kniegelenke auszuüben. Stärkere Belastungen beim leichten Sitz, beim Springreiten oder Renngalopp sind jedoch zu vermeiden.

Wenngleich forciertes Reiten eine erhebliche Anstrengung bedeutet, werden Herz und Kreislauf insgesamt nur mäßig gefordert. Auch am Bewegungsapparat werden nur spezielle Muskelgruppen und Gelenke stärker beansprucht. *Reiten ist nicht ungefährlich.* Nach unseren Untersuchungen sind die Verletzungen schwerer als bei anderen Sportarten. Schon bei einfachen Stürzen können durch die Höhe, Beschleunigung sowie ungünstige Bodenverhältnisse starke Aufprallkräfte wirksam werden. Brüche sind mit über einem Drittel der Verletzungen wesentlich häufiger als Prellungen oder Zerrungen. Groß ist die Zahl der Sturzverletzungen an den Armen beim Versuch des Abfangens. Schlüsselbein- und Oberarmbrüche sowie Schulterverrenkungen sind typisch. Auch die Knie- und Sprunggelenke sowie der Unterschenkel sind beim seitlichen Abrutschen oder Hängenbleiben in den Bügeln gefährdet. Wirbelsäulenverletzungen – vom einfachen Bruch bis zur Querschnittlähmung – kommen vor. Am häufigsten ereignen sich die Unfälle beim Ausreiten im Gelände, bei Jagden oder beim Galoppieren in der Halle. Unachtsamkeit des Reiters und heftiges Gerangel der Pferde bei Gruppenritten sind meist Ursache der Stürze.

Gewissenhafte Vorbereitung, fundierte Ausbildung durch einen guten Reitlehrer, Sicherheitsausrüstung mit festen Kappen und Stiefeln sind ebenso wichtige Voraussetzungen wie hohe Reitdisziplin und Konzentration. Der Anfänger sollte ein möglichst zahmes und ruhiges Pferd reiten. Ausritte sollten erst erfahreneren Reitern erlaubt werden.

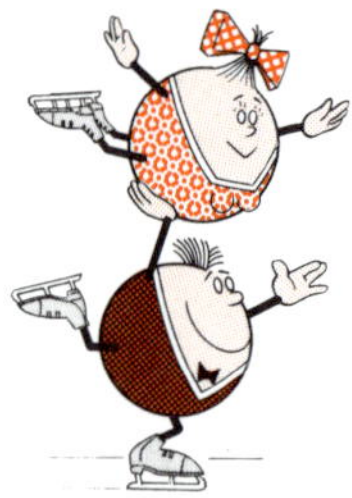

9.6.10 Rollschuhlauf – Eislauf

Rollschuhfahren und Eislaufen sind in ihren Vor- und Nachteilen für den Bewegungsapparat als gleichwertig zu beurteilen. Der Bewegungsablauf bei diesen beiden Sportarten ermöglicht, wie auch beim Laufen, eine *vielseitige, dynamische Beanspruchung der Beingelenke.* Der Bewegungsablauf ist somit bei beiden Sportarten als günstig anzusehen. Extreme Belastungsspitzen treten nur sehr selten auf. Das Schlittschuhlaufen war bereits in frühgeschichtlichen Zeiten üblich. Ganzmetallschlittschuhe wurden jedoch erstmalig im Jahre 1850 in Amerika verwendet. Rollschuhe sind etwa seit dem Jahre 1800 entwickelt worden.

Die Verletzungshäufigkeit bei diesen beiden Sportarten liegt etwa bei 4 %. Typischerweise handelt es sich dabei um Handgelenksverstauchungen oder -frakturen. Weniger häufig sind Verletzungen an den Fußgelenken. Als Folge von Überanstrengung kann es auch zu Reizzuständen im Bereich der Achillessehne kommen.

Ungeeignet erscheint *diese Sportform* für Sportler mit Gelenkfehlbildungen der Beine, schweren Beinachsenfehlern sowie Knochenumbaustörungen in den Hüft- und Beingelenken.

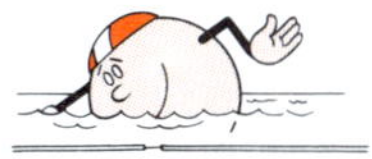

9.6.11 Schwimmen

In allen Kulturen gehörte Schwimmen zu den wichtigsten Körperübungen. Sicher betreiben viele Millionen Schwimmen als Freizeitsport. Vorteilhaft sind die billige Ausrüstung und die vielfältigen Gelegenheiten für diesen Sport.

Richtig ausgeübt, ist Schwimmen das *beste Training für die Entwicklung des Bewegungsapparates und der inneren Organe im Kinder- und Jugendalter. Zur Gesunderhaltung ist es bis ins hohe Alter zu empfehlen.* Es dient der Abhärtung, fördert die Durchblutung, beansprucht die Muskulatur vielseitig, schult die Koordination und trainiert die Ausdauer. Durch den Wasserauftrieb wird das Körpergewicht teilweise aufgehoben, und die Belastung von Wirbelsäule, Armen, Beinen, Gelenken und Bändern wird auf ein Minimum reduziert. Ideal ist die Vielseitigkeit der Bewegungen und die gute Dosierbarkeit. Bewegungsübungen im lauwarmen Wasser sind eine wichtige Maßnahme in der Nachbehandlung nach Operationen am Haltungs- und Bewegungsapparat. Bei Verschleißprozessen an Gelenken und Wirbelsäule ist diese Sportart daher besonders zu empfehlen. Auch der Stoffwechsel wird bei richtiger Voraussetzung angekurbelt.

Gelegentlich kommt es durch das Chlor zu Bindehautentzündungen, infolge Auskühlung zu Blasen- und Nierenreizzuständen. Wegen der guten Leitfähigkeit des Wassers wird dem Körper relativ rasch Wärme entzogen. Dabei können Muskelkrämpfe auftreten. Wichtig ist eine gute Kenntnis der einzelnen Schwimmarten. Durch Übertreibung und falsche Technik kann es zu unterschiedlichen Beschwerdekomplexen kommen. Beim *Brustschwimmen* führt krampfhaftes Überwasserhalten des Kopfes zu Verspannungen der Nacken- und Lendenmuskulatur. Günstig ist eine lange Gleitphase mit dem Kopf unter Wasser. Die Stoßgrätsche mit extremer Beinspreizung kann gelegentlich zu Beschwerden im Hüftgelenk führen, die Schwunggrätsche bedeutet Beanspruchung an der Innenseite des Kniegelenkes. Bei *Delphinschwimmern* können besonders beim Vorliegen eines Rundrückens Beschwerden im Lenden-Kreuzbein-Übergang auftreten. Die wechselseitige, symmetrische Streckung der Wirbelsäulenmuskulatur beim *Kraulen* ist vorteilhaft. Therapeutisch sehr nützlich ist bei Haltungs- und Verschleißschäden der Wirbelsäule das *Rückenschwimmen. Zu warnen ist vor unüberlegten Sprüngen in unbekannte Gewässer.* Der Aufprall kann zu schwersten Wirbelsäulenverletzungen mit Querschnittlähmungen führen.

Wird Schwimmen als Therapie angewendet, ist eine vorherige Konsultation mit dem behandelnden Arzt notwendig.

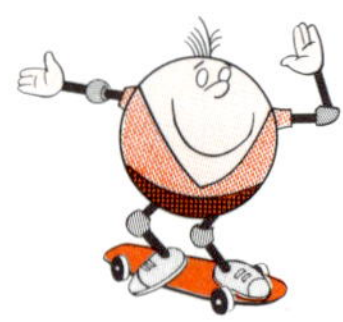

9.6.12 Skateboard

Sicherlich ein packender, aber auch ein gefährlicher Sport. In den USA gibt es bei ungefähr 10 Millionen Skateboardfahrern jährlich rund 200000 Verletzte. Geschwindigkeiten bis zu 90 km/h können erreicht werden. Dieser Sport schult besonders bei Kindern Gleichgewichtssinn, Bewegungsgefühl, Reflexe und Reaktionsvermögen.

Die Verletzungsgefahr durch Stürze ist erheblich. Häufig sind Ellenbogen, Unterarm- und Handgelenke, jedoch auch Unterschenkel und Sprunggelenke von Brüchen und Verrenkungen betroffen. Groß ist die Zahl der Hautabschürfungen und Prellungen. Eine korrekte Ausrüstung mit Sturzhelm und allgemeiner Schutzkleidung ist prophylaktisch genauso wichtig wie das Trainieren von Stürzen. *Für ältere Leute ist dieser Sport nicht geeignet.*

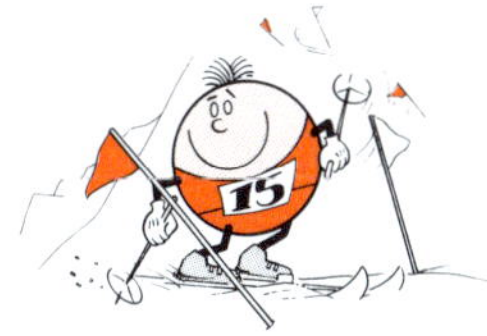

9.6.13 Alpiner Skilauf

Auf 5 bis 7 Millionen schätzt man die Zahl deutscher Skiläufer. Mit etwa 5 Milliarden DM jährlich werden die unfallbedingten Schäden beziffert, weshalb man auch vom »teuren Gipsbein der Nation« spricht. Unter den jährlich etwa 100000 bundesdeutschen Skiverletzten findet man besonders häufig Anfänger und Kinder.

Dynamik, Naturerlebnis, intensive Erholung einerseits – Hektik auf den Pisten, Verletzungen, Dauerschäden andererseits sind für den Skisport typisch. Er bietet Möglichkeiten zur körperlichen Ausarbeitung, erhöht das Lebensgefühl in frischer Luft und Sonne. Herz und Kreislauf können bei entsprechend aktivem Einsatz durchaus trainiert werden.

Trotz aller inzwischen eingeführten Sicherheitsmaßnahmen ist alpiner Skilauf nicht immer von ungetrübter Freude. *Ursachen der häufigen Unfälle* sind zum einen *äußere Faktoren*, wie schlecht gepflegte Pisten, ungünstige Schnee- und Sichtverhältnisse, aber auch die zunehmende Zahl von Kollisionen. Hinzu kommen *persönliche Momente*, wie Überforderung oder *mangelhafte Ausrüstung*. Sehr wichtig ist eine *gute Prophylaxe*. Die gefährliche Anfängerphase kann durch Ausbildung in einer Skischule verkürzt werden. Durch frühzeitige Skigymnastik zu Hause, gewissenhafte Vorbereitung und Konditionstraining, ausreichendes Aufwärmen vor der Abfahrt und kritische Selbsteinschätzung der Fähigkeiten wird das Risiko ganz erheblich vermindert. Die Verletzungsgefahr kann durch eine optimale Ausrüstung reduziert werden. Kürzere Ski bedeuten eine Verringerung des Drehwiderstandes. So bewirken bereits 10 cm Verkürzung eine Reduktion der beim Sturz einwirkenden Kräfte um 15 %. Der Kompaktski in Körpergröße ist relativ leicht und sicher zu fahren. *Ein gut passender Schuh und eine optimal eingestellte Sicherheitsbindung sind sehr wichtig.* Durch

Änderung der Ausrüstung und Fahrtechnik haben sich die Skiverletzungen gewandelt. Höhere Geschwindigkeiten bewirken eine Zunahme der Verletzungen der oberen Extremitäten. Bekannt ist besonders der *»Skidaumen«*, eine Kapselbandverletzung des Daumengrundgelenkes. Auch Schulterverrenkungen sind nicht selten. Durch moderne Hochschaftstiefel ist die Zahl *schwerer Sprunggelenksverletzungen rapide zurückgegangen.* Dagegen ist ein Ansteigen der *Kniegelenksverletzungen* zu verzeichnen. Unter dem *»Skipunkt«* versteht man einen umschriebenen Druckschmerz am Ansatz des Knieinnenbandes. Hohe Stiefel und Rücklagetechnik beim Jet- oder Schleuderschwung brachten zugleich eine *Zunahme von Knieproblemen* mit sich. Druckwerte von über 1000 Kilopond können unter zusätzlicher Stoßbelastung auf die Knorpelflächen von Kniescheibe und Oberschenkelrolle einwirken. Die *Wirbelsäule* war besonders bei der »Arlbergverwindungstechnik« – dem »Wedeln« – belastet. Ältere und Übergewichtige kommen aus dem Urlaub oft mit Rückenschmerzen nach Hause.

Wegen der oft unvorhersehbaren Sturz- und damit Verletzungsgefahr, wegen der unphysiologischen Stauchung von Knie- und Hüftgelenken sowie der Wirbelsäule sollte man *bei Beschwerden und Verschleißerscheinungen* dieser Regionen vor dem Skifahren einen Arzt befragen.

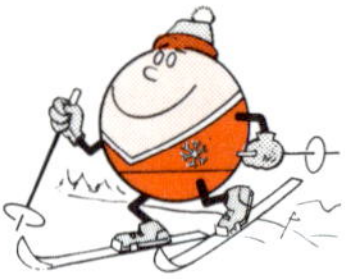

9.6.14 Skiwandern, Skilanglauf

»Langläufer leben länger« (LLL). Dieser Slogan war Startschuß für eine Sportart, die heute über eine dreiviertel Million Bundesbürger ausüben. Zunächst waren es nur ältere Herrschaften, heute gehen auch zunehmend Jüngere in die Loipe. Von der Industrie gefördert, von der Trimmaktion propagiert, von den Ärzten empfohlen, ist der Skilanglauf inzwischen fast zum Volkssport geworden.

Eine relativ preisgünstige Ausrüstung und leichte Erlernbarkeit sind Vorteile dieses Sports, der durch seine Naturerlebnisse ein *idealer Ausgleich für alle Alltagsbelastungen ist*. Die ganze Familie, vom Kind bis zum Großvater, kann ihn wegen der gut dosierten Belastungen ausüben.

Trainiert wird besonders die allgemeine Ausdauer. Ganze Muskelgruppen werden rhythmisch und harmonisch beansprucht. Geschult wird die Koordination. Besonders günstig können Herz und Kreislauf beeinflußt werden. Die Wirbelsäule wird in verschiedenen Positionen im Wechsel be- und entlastet. Selbst bei Arthrosen der Beingelenke ist Langlauf durch die Dosierbarkeit und den harmonischen Bewegungsablauf möglich. Die Bewegungen sind gleitend und damit sehr ökonomisch. Der Effektivitätsgrad ist gegenüber dem normalen Laufen um 10–20% höher.

Sehr wichtig sind eine *gute technische Schulung* sowie eine konditionelle Vorbereitung. Durch schmale Skier, durch gelegentlich etwas vereiste oder verspurte Loipen und kleinere Abfahrten besteht auch bei diesem Sport ein meist nicht beachtetes Sturz- und damit Verletzungsrisiko. *Gefährlich ist jegliche Teilnahme an Volksläufen oder Wettkämpfen bei nicht ausreichender Vorbereitung.* Übertriebener Ehrgeiz und Leistungswille sollten auf jeden Fall vermieden werden.

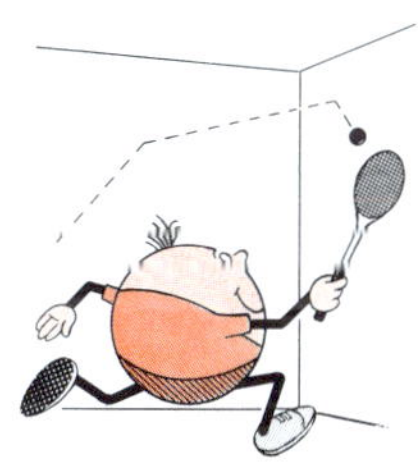

9.6.15 Squash und Badminton

Badminton als turniermäßig ausgetragenes Federballspiel und Squash als Kabinett-Tennis sind besonders schnelle Spiele.

Badminton kann in der Halle oder im Freien gespielt werden, wobei der Federball mit einem dem Tennisrackett ähnlichen Schläger über das Netz gespielt wird.

Squash bedeutet wörtlich übersetzt »Patscher«. Der Sport entwickelte sich aus dem baskischen Pelotaspiel. Heute schießen Squash-Zentren wie Pilze aus dem Boden. Zwei Spieler schlagen abwechselnd einen Vollgummiball mit einem Rackett gegen die Stirnwand der Squashzelle. Der Ball erreicht Geschwindigkeiten bis zu 200 km/h.

Beide Spiele sind für Männer und Frauen jeglichen Alters geeignet. Auch Kinder und Jugendliche begeistert dieser Sport rasch, denn er bringt bald erste Erfolgserlebnisse. Besonders Squash erfordert blitzschnelle Reaktion und hohe Konzentration. Die Muskeln und Gelenke werden trainiert, und durch den erheblichen Bewegungseinsatz kann das Spiel außerdem schlank machen.

Squash ist ein physisch sehr anstrengendes Spiel und führt zu hoher Herz- und Kreislaufbelastung. Gefahren drohen vor allem dem Untrainierten. Wirbelsäule und insbesondere Sprunggelenke werden durch abrupte Sprints und Stops stark belastet. Sprunggelenksverstauchungen kommen häufig vor. Besonders bei Untrainierten besteht auch die Gefahr von Wadenmuskel- und sogar Achillessehnenrissen. Die Schläge aus dem Handgelenk belasten ganz erheblich die Unterarmmuskulatur. Viele Sportler klagen auch über den »Tennisellenbogen«.

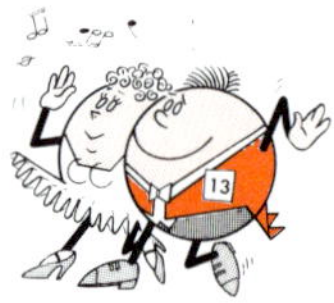

9.6.16 Tanzen

Seit dem ersten Jahrzehnt dieses Jahrhunderts hat der Tanzsport mit der Durchführung von Amateurweltmeisterschaften ein immer größeres Interesse unter den Sportbegeisterten gefunden. Als Ausgleich wie auch als Turniersport betrieben, umfaßt er in der Regel die zehn Standardformen des Gesellschaftstanzes. Der Tanz ist als eine ursprüngliche Ausdrucksform des Menschen anzusehen. Er birgt *sehr verschiedenartige Bewegungsabläufe* des gesamten Körpers in unterschiedlichen Kombinationen in sich.

Verletzungen sind ausgesprochen selten. Sie entstehen nur beim Sturz, zum Beispiel auf zu glattem Parkettboden. Sie können jedoch nicht als sporttypisch angesehen werden. Die Vielfältigkeit der Bewegungsabläufe schließt eine einseitige Überbelastung und damit Schädigung des Bewegungsapparates weitgehend aus. Bei regelmäßigem Turniertraining läßt sich neben der Muskelkräftigung auch eine Steigerung der Herz-Kreislauf-Leistung erreichen. Wenn auch die abwechslungsreiche, dynamische Beanspruchung des gesunden Bewegungsapparates eine Schädigung unwahrscheinlich macht, so sollten Sportler mit allgemeinen, belastungsmindernden Skeletterkrankungen, Wirbelsäulenverschleiß, Gelenkfehlbildungen des Hüft- und Beinbereiches sowie hochgradigen Beinachsenfehlstellungen die leistungsmäßige Ausübung dieses Sportes vermeiden. Als Freizeitsport ist das Tanzen in jeder Hinsicht zu empfehlen.

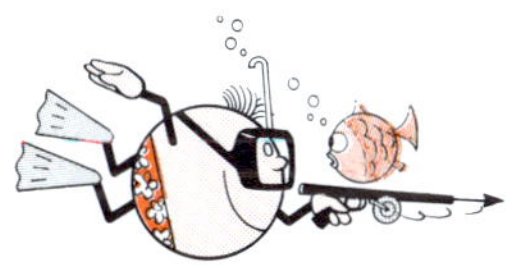

9.6.17 Tauchsport

Über 100000 Deutsche frönen dem Hobby des Schnorcheltauchens. Von den geschätzten 25000 Gerätetauchern sind knapp 10000 Mitglieder in Vereinen.

Beim Gerätetauchen muß der Ausübende gut geschult, ausgerüstet und verantwortungsbewußt sein. Tauchtechnik, -physik und -physiologie müssen ebenso wie Gefahren und zu ergreifende Sicherheitsmaßnahmen im Detail bekannt sein. Es darf grundsätzlich nie allein getaucht werden.

Tauchen kann einmalig schöne Erlebnisse und Abenteuer bieten – sei es das Beobachten der Natur unter Wasser, die Fotografie, archäologische Ausflüge oder Fischjagden. Schnorcheltauchen ist abgesehen von der Gefahr der Unterkühlung oder Verletzung an Felsen, Muscheln, Seeigeln oder durch Boote mit keinem größeren Risiko verbunden. Die Ausbildung in manchen sogenannten Tauchzentren ist nicht ausreichend. Der Schüler lernt die Gefahren nicht in der Theorie, sondern gleich in der Praxis kennen. Leichtsinn läßt diese

Sportart zu einem größeren Risiko werden. Allein in Deutschland verunglücken jährlich weit über 100 Taucher tödlich.

Beim Tauchen mit Atemanhalten (Weltrekord 84 Meter Tiefe) kann durch Sauerstoffmangel im Gehirn die *Gefahr der Ohnmacht (Schwimmbad-Blackout)* drohen. Hyperventilation (übermäßiges Atmen) vor dem Tauchvorgang täuscht das Atemzentrum.

Beim Tieftauchen muß der erhöhte Wasserdruck (pro 10 m zusätzlich 1 atm) sowohl beim Ab- wie beim Auftauchen ausgeglichen werden. Wird dies nicht beachtet, so kann bei Unterdruck in den Körperhohlräumen ein »*Barotrauma*« entstehen. Trommelfellriß, Innenohrverletzung, Sehstörungen, Zahnschmerzen oder akute Lungenblähung können die Folge sein. Eine weitere Gefahr droht durch den *Tiefenrausch (Stickstoffnarkose)*. Der Anteil von Stickstoff mit etwa 70 Rel. % steigt in der Tiefe absolut an und kann zu narkoseähnlichen Wirkungen mit Euphorie oder Angstgefühl, Halluzinationen oder unkontrollierten panikartigen Handlungen führen.

Eine dritte Gefahr erwächst aus *Dekompressionsunfällen.* Das Atemgas wird unter dem erhöhten Druck in Blut und Gewebe gelöst und kann bei zu raschem Auftauchen wie aus einer geöffneten Sektflasche perlen. Hautmißempfindungen mit Kribbeln und Stechen (Taucherflöhe) können erste Anzeichen sein. Als Bends bezeichnet man die Beschwerden in den Gelenken. Im Schulter- und Ellbogen-, Hüft- und Kniegelenk kann es zu erheblichen Schmerzen oder auch zu Knochenzerstörungen kommen. Die schwersten Komplikationen sind Halbseiten- oder Querschnittlähmungen infolge Gas- oder Fettembolie.

Tauchen ist eine sehr schöne, aber auch gefährliche Sportart. Eingehende Tauglichkeitsuntersuchungen, gewissenhafte, verantwortungsvolle Schulung, regelmäßiges Training und Vermeidung jeglichen Rekorddenkens sind geboten.

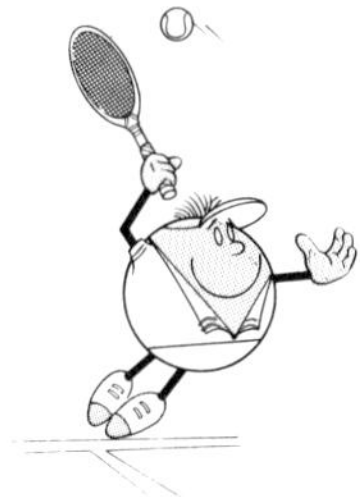

9.6.18 Tennis

Tennis wurde zum Volkssport. Millionen üben diesen Sport inzwischen aus. Das »Jeu de paume« war der Vorläufer im mittelalterlichen Frankreich. Später wurde der Sport vor allem vom Adel in Ballhäusern betrieben.

Tennis ist ein äußerst vielseitiger Sport, der sowohl Gelenkigkeit, Koordination und Reaktion als auch Kraft und Schnelligkeit erfordert. Es werden alle Bewegungsabläufe durchgespielt, vom Laufen über das Drehen, vom Strecken über das Bücken. Schulter-, Bein-, Bauch- und Rückenmuskulatur werden gleichermaßen beansprucht. Tennis beugt somit dem Bewegungsmangel vor und führt auch nicht zu einseitiger Ermüdung. Es ist ein *guter Ausgleichssport*, wegen der kurzen Startphasen jedoch *kein Ausdauersport*. Von der frühesten Jugend bis in das hohe Alter kann dieser Sport ausgeübt werden.

Wegen der oft schlechten Dosierbarkeit aller Kampf- oder Ballspiele birgt auch der Tennissport bei übertriebenem Ehrgeiz und unzureichender Vorbereitung Gefahren in sich. Überanstrengung und Überforderung gefährden Herz und Kreislauf. Die Bandscheiben werden durch die gleichzeitige Dreh- und Überstreckbewegung verstärkt belastet. Recht verletzungsanfällig sind die Beine. Es finden sich hier häufig Zerrungen der Sprunggelenke oder Sehnenrisse. Bekannt ist das »*Tennisbein*«. Bei plötzlicher Anspannung der Wade kann es zu einem Muskelfaserriß an der Innenseite mit fast »peitschenschlagartigem Zusammensinken« kommen. Auch die »Tennisferse« mit Schmerzen am Ansatz der Sehnen der Fußmuskeln wird oft beobachtet. Zerrungen und Bandverletzungen am Knie sowie Meniscusschäden sind weitere Verletzungsarten.

Eine der häufigsten Erscheinungen ist der *»Tennisarm«*. Durch plötzliche, stereotype und unkoordinierte Überlastung kommt es am Ansatz der Strecksehnen ellenbogennah zu heftigen und langanhaltenden Schmerzen. Unzureichendes Aufwärmen, falsche Schlagtechnik, ungünstiger Griff und zu hart bespannter Schläger sind mögliche Ursachen. Die häufigsten Verletzungen entstehen beim Start nach dem Ball oder beim unaufmerksamen Rückwärtslaufen. Ursache sind meist Übermüdung oder mangelnde Konzentration. Wichtige *vorbeugende Maßnahmen* gegen die Verletzungen und Schäden sind eine gute Ausbildung bei einem erfahrenen Tennislehrer sowie das Erlernen einer sauberen Schlag- und Lauftechnik. Vor jedem Spiel ist gutes Aufwärmen erforderlich. Vor Übermüdung muß gewarnt werden.

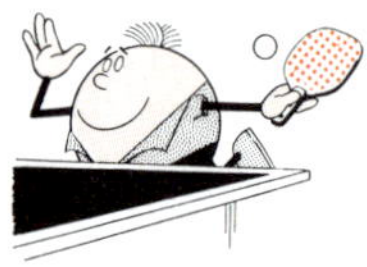

9.6.19 Tischtennis

»Ping Pong« war um die Jahrhundertwende ein Salonspiel, das sich dann rasant ausbreitete. Über eine halbe Million Deutsche betreiben diesen Sport heute in Vereinen. Auch hobbymäßig ausgeübt ist Tischtennis ein *sehr abwechslungsreicher Sport von gesundheitlichem Wert.* Der ständige Wechsel der Ballgeschwindigkeit auf winzigem Areal beansprucht Auge, Konzentrations- und Reaktionsvermögen. Das Verletzungsrisiko ist insgesamt gering. Beim turniermäßigen Spiel werden hohe körperliche und geistige Anforderungen gestellt. Schmetterbälle erreichen hier Geschwindigkeiten bis zu 170 km/h. Die oft etwas einseitige Haltung kann zu Überlastungsschäden an der Wirbelsäule mit Rücken- und Kreuzschmerzen führen. Die in Hüft-, Knie- und Sprunggelenken eingenommene Erwartungshaltung führt zu einer erheblichen Beanspruchung der Beinmuskulatur mit der Gefahr einer raschen Ermüdung. Gelegentlich werden Verletzungen der Sprunggelenke durch Übertreten oder der Arme beim Sturz beobachtet. Herz und Kreislauf werden im allgemeinen bei hobbymäßig ausgeübtem Spiel nur mäßig beansprucht.

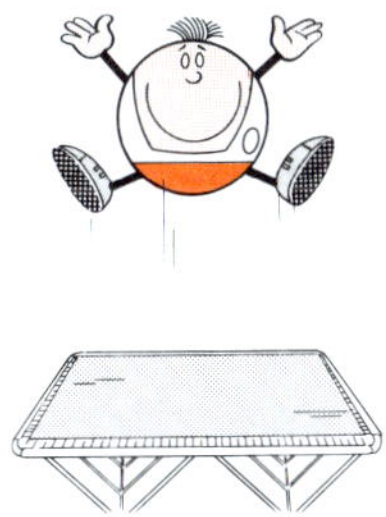

9.6.20 Trampolin

Das Trampolin entstand aus dem Schleuderbrett der Artisten und wurde nach einem französischen Luftakrobaten benannt. Erst Mitte der zwanziger Jahre dieses Jahrhunderts wurde auf dem Sprungtuch auch geturnt. Man schätzt in Deutschland etwa 50000 organisierte Sportler. Das Minitrampolin erfreut sich zunehmender Beliebtheit und wird häufig als Sprunghilfe beim Schulturnen benutzt. Sprungtücher werden auch in Vergnügungszentren für Kinder oder in Schwimmbädern in den Boden eingelassen. Auf dem großen Trampolin sind Sprünge über 5 m hoch bis zum dreifachen Salto mit mehrfacher Schraube möglich. Wettkämpfer absolvieren täglich bis zu 1000 Sprünge.

Vorteilhaft erscheint die allgemeine Förderung der Konzentration, Verbesserung der Sprungkraft, Schulung des Reaktionsvermögens. Der Sport dient dem Erlernen von Bewegungsabläufen schwieriger Übungen bei Kunst- und Turmspringen oder beim Turnen. Auch Leichtathleten in den Sprungdisziplinen benutzen es als Trainingsmöglichkeit. Das Gefühl des leichten Schwebens, das freie Fliegen bedeuten ein eindrucksvolles psychisches und körperliches Erlebnis. Die erheblichen axialen Stauchungsbelastungen der Wirbelsäule sind ungünstig. Es entstehen Bandscheibenbelastungen bis zum Fünffachen des Körpergewichtes. Drei Viertel aller aktiven Springer klagen in Abhängigkeit von Zahl und Art der Sprünge über Rückenschmerzen. Bei Jugendlichen werden sogar Entwicklungsschäden der Wirbelsäule erwähnt. Neben der Stauchung ist insbesondere die Überstreckung nach hinten von Nachteil. Verschleißprozesse an den kleinen Wirbelgelenken und an den Dornfortsätzen werden vermehrt beobachtet. Es besteht auch ein nicht zu unterschätzendes Verletzungsrisiko. Fehlerhafte Landungen können zu Verrenkungen und Brüchen der Arme führen. Häufig sind auch Zerrungen der Knie- und Sprunggelenke. Verkippte Bauch- und Rückenlandungen haben Prellungen zur Folge. Besonders gefährlich sind die Kopf- und Nackenlandungen, da sie zu schweren Wirbelsäulenverletzungen bis hin zur Querschnittlähmung führen können. *Umfangreiche Sicherungsmaßnahmen sind daher dringend erforderlich.* Bei allen Leistungssportlern muß in regelmäßigen Abständen eine genaue Untersuchung der Wirbelsäule erfolgen. Bei bereits bestehenden Verschleißprozessen an der Wirbelsäule oder Gelenken ist Trampolinspringen ebenso abzulehnen wie in höherem Alter bei verminderter Reaktionsfähigkeit.

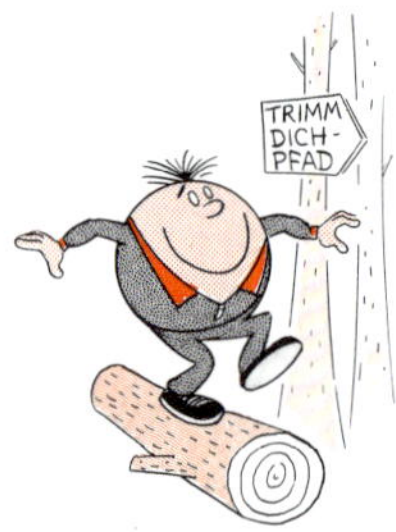

9.6.21 Waldlauf, Trimm-Dich, forciertes Wandern

Laufen ist eine der *natürlichsten Bewegungsformen*. Es hat somit einen hohen sportmedizinischen Wert. Nachdem der Sportpädagoge Diehm 1908 den Waldlauf populär gemacht hatte, gesellte sich etwa 1970 die Trimm-Dich-Aktion des Deutschen Sportbundes dazu, wobei das Lauftraining mit gymnastischen Lockerungs- und Kraftübungen kombiniert wurde. Das regelmäßige (etwa zweimal pro Woche) Lauftraining stellte einen sehr guten Funktionsreiz für das Herz-Kreislauf-System und den Bewegungsapparat dar. Günstig erscheint dabei, daß weder eine teure Ausrüstung noch besondere Trainingsstätten dazu erforderlich sind. Jeder kann also ohne aufwendige Vorbereitung teilnehmen.

Geachtet werden sollte auf einen leichten, bequemen, wärmeausgleichenden Trainingsanzug und paßgerechte Sportschuhe. Der *Laufstil* sollte locker und natürlich sein, unter rhythmischer Mitführung der Arme und gleichzeitig angepaßter *Atemtechnik* (betonte Ausatmung, möglichst tiefe Atemzüge).

Diese Trainingsmethode wird häufig als Fahrtspiel ausgeführt. Sie ist eine Kombination von Geländelauf mit abwechslungsreichen gymnastischen Zusatzübungen in frei gewählten Abständen. Ursprünglich stammt diese Trainingsform aus Skandinavien. Sie wird im oben geschilderten Umfang häufig von Freizeitsportlern, aber auch von Leistungssportlern ausgeführt. Die Vielfalt des Trainingsprogramms mit Traben, Slalomstrecken, Lockerungsübungen, Tempoläufen, Sprüngen, Kraftübungen schließt eine einseitige Überbelastung auch bei ausgedehnten Übungsprogrammen zum großen Teil aus. Als begrenzt leistungsfähig sind nur diejenigen anzusehen, bei denen fortgeschrittene Abnutzungsprozesse der Hüft- und Beingelenke vorliegen. Auch hier muß jedoch im Einzelfall nach *Konsultation des zuständigen Arztes* entschieden werden, ob eine Teilnahme möglich ist. Wenn zum Beispiel ein mildes Kreislauftraining aus allgemeinmedizinischen Gründen erwünscht ist, so sollten ein leichter Gelenkverschleiß der Hüfte, der Knie- und der Sprunggelenke oder eine leichte Achsenabweichung der Beine kein Hindernis für eine Trimm-Aktion darstellen.

9.6.22 Wasserwandern, Kanu, Rudern

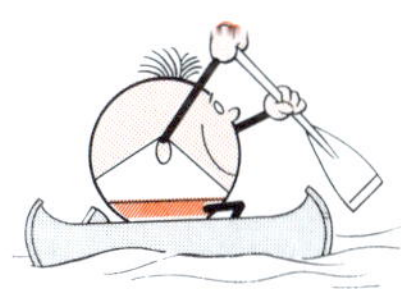

Sportspezifische Verletzungen entstehen zum Beispiel durch falsches Hantieren mit Rudern oder Paddeln. Schwere Unfälle sind jedoch selten. Örtliche Schäden betreffen die Hohlhandflächen, in denen bei plötzlicher Überbeanspruchung Blasenbildung auftreten können.

Rudern beansprucht alle großen Gelenke, *Paddeln* im wesentlichen die Wirbelsäule und die Armgelenke. Das Kreislauftraining ist beim Rudern und Paddeln (Wasserwandern) auf Ausdauer ausgerichtet, somit für alle Altersklassen günstig. Die *dynamische Belastung* der Bewegungsorgane ist vorteilhaft, jedoch nicht so vielseitig wie zum Beispiel bei den Ballsportarten oder beim Fahrtspiel. *Verschleißprozesse* durch Überbeanspruchung kommen so gut wie nicht vor. Fortgeschrittene Abnutzungsprozesse der Arm-, Hüft- oder Beingelenke sollten jedoch bei Aufnahme des Rudersportes nach Möglichkeit nicht vorliegen. Der Paddelsport erfordert primär gesunde Schulter- und Armgelenke. Eine wesentliche Beinarbeit ist nicht erforderlich. Sportler mit Scheuermannscher Erkrankung sollten wegen der einseitigen Wirbelsäulenvorwärtsbeugung diese Sportarten meiden.

Durchnässen sowie Verkühlungen zum Beispiel durch kalte Windströmungen und Temperaturschwankungen beim Wassersport belästigen den *chronisch Gelenkkranken* oft erheblich und lassen daher diese Sportart für diesen Personenkreis ungeeignet erscheinen.

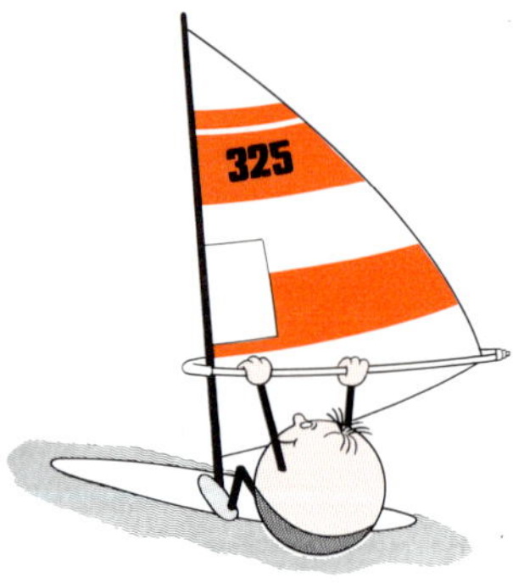

9.6.23 Wind- und Segelsurfen

Ein wahrer Boom dieser etwa zehn Jahre alten Sportart hat sich in den letzten Jahren entwickelt. Der Sport auf dem »Bügelbrett mit Segeln« – wie ihn konventionelle Segler auch bezeichnen – wird auf Seen, Flüssen und an der Küste von Anfängern wie von wahren Akrobaten betrieben – ein Sport, der die Elemente des Skilaufs, des Segelns, des Surfens wie die des Wasserskifahrens in sich vereint. Eine gute Ausrüstung mit Neopren-Anzug als Kälteschutz, rutschfesten Schuhen für besseren

Stand und zur Vermeidung von Fußverletzungen ist erforderlich.

Mit etwas Balance- und Bewegungsgefühl ist dieser Sport bei geringem Wind in wenigen Stunden zu erlernen. Das Gleichgewichtsgefühl wird gefördert, die gesamte Rumpf-, Arm- und Beinmuskulatur wird gekräftigt. Bei stärkerem Wind ist der Sport sehr aufregend und kräfteraubend. Der wassernahe »Kampf mit den Elementen« macht diesen Sport besonders reizvoll. Die Verletzungsgefahr ist, abgesehen von Schürfungen und Prellungen am Surfboard, nicht erheblich. Bei falscher Technik sind Verspannungen der Rückenmuskulatur mit erheblichen Beschwerden zu verzeichnen. Unter extremen Bedingungen in der Brandung kann es zu gefährlichen Schleuderstürzen kommen.

Sachregister